Anschrift des Verfassers:

Prof. Dr. med. Dr. rer. nat. Ulrich Borchard
Institut für Pharmakologie der Universität Düsseldorf
Moorenstraße 5
D-40225 Düsseldorf

Die Deutsche Bibliothek – CIP-Einheitsaufnahme
Borchard, Ulrich:
Klinische Pharmakologie der β-Rezeptorenblocker
(Beta-Rezeptorenblocker)/U. Borchard
(3., aktualisierte Auflage)
Basel: Aesopus-Verlag, 1996
(Pharmakologie Aktuell)
ISBN 3-905031-89-2

Ausdrücklich wird darauf hingewiesen, daß sich trotz größter Sorgfalt bei der Abfassung und Korrektur gerade bei Angaben über Dosis und Applikation bei einer derartigen Zusammenstellung Ungenauigkeiten einschleichen können. Jeder Leser wird daher aufgefordert, die den verwendeten Präparaten beigegebenen Beipackzettel, insbesondere für Dosierung und die Beachtung von Kontraindikationen, in eigener Verantwortung zu überprüfen.

ISBN 3-905031-89-2

© 1996 by Aesopus Verlag GmbH, Basel

Alle Rechte, insbesondere das der Übersetzung in fremde Sprachen, vorbehalten.
Nachdruck, auch auszugsweise, nur mit ausdrücklicher Genehmigung des Verlages.

Die Wiedergabe von Gebrauchsnamen, Handelsnamen, Warenbezeichnungen usw. in diesem Werk berechtigt auch ohne besondere Kennzeichnung nicht zu der Annahme, daß solche Namen im Sinne der Warenzeichen- und Markenschutz-Gesetzgebung als frei zu betrachten wären und daher von jedermann benutzt werden dürfen.

Gesamtgestaltung/Satz: Artmed, Basel
Druck: Spandel Druck, Nürnberg

Inhalt

1. Vorwort 5

2. Rezeptortheorie – ein geschichtlicher Überblick 7

3. Pharmakodynamik 9
   3.1 Organspezifische Funktionen der β_1- und β_2-Rezeptoren 9
   3.2 Zellulärer Wirkmechanismus der β-Rezeptorenblocker 11
   3.3 Chemische Struktur und pharmakologische Eigenschaften der β-Rezeptorenblocker 12
   3.4 Klinische Wertigkeit der pharmakodynamischen Eigenschaften 15
      3.4.1 Affinität 15
      3.4.2 β_1-Selektivität („Kardioselektivität") 15
      3.4.3 Intrinsische sympathomimetische Aktivität 18
      3.4.4 Physikalisch-chemische Eigenschaften 21
         3.4.4.1 Lipophilie, Hydrophilie, unspezifische Membranwirkung 21
         3.4.4.2 Bindung an Proteine 24
      3.4.5 Stereospezifität 24

4. Pharmakokinetik 27
   4.1 Resorption, Bioverfügbarkeit 29
   4.2 Metabolismus, Retardpräparate 29
   4.3 Plasmaeiweißbindung, Verteilung im Organismus 31
   4.4 Elimination 31
      4.4.1 Renale und hepatische Clearance 31
      4.4.2 Elimination bei Nieren- und Leberinsuffizienz, Hämodialyse 32

5. Indikationen und differentialtherapeutische Aspekte 35
   5.1 Arterielle Hypertonie 35
      5.1.1 Wirkmechanismus der β-Rezeptorenblocker 37
      5.1.2 Monotherapie mit β-Rezeptorenblockern: Dosierung, Plasmaspiegel, Wirkdauer 38
      5.1.3 Differentialtherapie 41
         5.1.3.1 Zusatzerkrankungen 42
         5.1.3.2 Prognoseverbesserung 43
         5.1.3.3 Verträglichkeit 44
      5.1.4 Das aktualisierte Stufenschema 44
      5.1.5 Kombinationstherapie 45
         5.1.5.1 β-Rezeptorenblocker und Diuretika 45
         5.1.5.2 β-Rezeptorenblocker und Vasodilatatoren 47
         5.1.5.3 Mehrfachkombinationen 48
      5.1.6 β-Rezeptorenblocker bei Schwangerschaftshochdruck 48
      5.1.7 Phäochromozytom 48

5.2 Portale Hypertension ... 50
5.3 Koronare Herzkrankheit ... 52
    5.3.1 Pathophysiologische Grundlagen der medikamentösen Therapie ... 52
    5.3.2 Pharmakotherapeutische Behandlungsprinzipien ... 53
    5.3.3 Wirkmechanismus der β-Rezeptorenblocker ... 54
    5.3.4 Monotherapie mit β-Rezeptorenblockern:
         Dosierung, Plasmaspiegel, Wirkdauer ... 57
    5.3.5 Differentialtherapie ... 60
    5.3.6 Kombinationstherapie ... 61
    5.3.7 Prävention des Sekundärinfarktes, Kardioprotektion beim akuten Herzinfarkt ... 62
5.4 Herzrhythmusstörungen ... 66
    5.4.1 Wirkmechanismus der β-Rezeptorenblocker ... 66
    5.4.2 Monotherapie mit β-Rezeptorenblockern:
         Dosierung, Wirkdauer, Applikationsform ... 66
    5.4.3 Differentialtherapie ... 69
    5.4.4 Kombinationstherapie mit β-Rezeptorenblockern ... 71
5.5 Kardiomyopathien ... 73
    5.5.1 Hypertrophische Kardiomyopathien ... 73
    5.5.2 Idiopathische dilatative und ischämische Kardiomyopathie ... 74
5.6 Funktionelle kardiovaskuläre Störungen ... 78
    5.6.1 Hyperkinetisches Herzsyndrom ... 78
    5.6.2 Hypotone Regulationsstörungen ... 78
5.7 Hyperthyreose ... 80
5.8 β-Rezeptorenblocker in Neurologie und Psychiatrie ... 82
    5.8.1 Parkinsonismus ... 82
    5.8.2 Essentieller Tremor ... 82
    5.8.3 Migräne ... 83
    5.8.4 Psychosen ... 84
    5.8.5 Pathologische Angst, psychischer Streß ... 84
    5.8.6 Psychosomatische Störungen ... 85
    5.8.7 Entzugssyndrome ... 86
5.9 β-Rezeptorenblocker in der Anästhesie ... 87
5.10 Glaukom ... 89
5.11 β-Rezeptorenblocker und körperliche Belastung ... 91

6. Nebenwirkungen, Kontraindikationen ... 97

7. Intoxikation, Antidote ... 105

8. Interaktionen mit anderen Arzneimitteln ... 107

9. Auswahlkriterien für β-Rezeptorenblocker ... 109

10. Literaturauswahl ... 111

11. Präparateverzeichnis der β-Rezeptorenblocker ... 117

12. Sachwortverzeichnis ... 119

1. Vorwort

Im Jahr 1983 wurde die Monographie „Pharmakologie der β-Rezeptorenblocker" verfaßt, um eine aktuelle Bestandsaufnahme der Therapie mit β-Rezeptorenblockern unter Berücksichtigung der bis zum damaligen Zeitpunkt in den Handel eingeführten Präparate vorzunehmen und den Nutzen ihrer pharmakologischen Eigenschaften kritisch zu beleuchten. Bis zum Ende der 80er Jahre haben sich für das Indikationsspektrum der β-Rezeptorenblocker nur unwesentliche Änderungen ergeben. Ihre Bedeutung als Basistherapeutika zur Behandlung der arteriellen Hypertonie, koronaren Herzkrankheit und tachykarden Herzrhythmusstörungen war weiter gewachsen, wie an der Zunahme der Verordnungshäufigkeit unschwer abzulesen war. Vor allem wurde die Langzeitwirkung dieser Substanzgruppe im Hinblick auf die Morbidität und Mortalität durch zahlreiche, großangelegte und kontrollierte Studien unter Beweis gestellt. Erwartungsgemäß wurden neue Substanzen entwickelt, die Vorteile in bezug auf das pharmakologische Wirkprofil, insbesondere die β_1-Selektivität und die klinisch-pharmakologischen Eigenschaften, erkennen ließen. 1988 wurde daher die Monographie „Klinische Pharmakologie der β-Rezeptorenblocker" publiziert, die den damaligen Wissensstand zusammenfaßte.

Inzwischen ist das Indikationsspektrum der β-Rezeptorenblocker erweitert worden. Während damals die Herzinsuffizienz als Kontraindikation für die gesamte Substanzgruppe galt, haben inzwischen die ersten größeren kontrollierten Studien Therapieerfolge bei der idiopathischen dilatativen Kardiomyopathie aufgezeigt. Darüber hinaus sind weitere neue β-Rezeptorenblocker in den Handel eingeführt worden. Es ist daher erneut an der Zeit, den aktuellen Wissensstand zusammenzufassen. Das vorliegende Buch baut auf der 1988 publizierten Fassung auf, ist in zahlreichen Punkten ergänzt und völlig neu überarbeitet. Es soll dazu beitragen, den in Klinik und Praxis tätigen Ärzten eine rasche Orientierung beim Einsatz der nach wie vor wichtigen Substanzgruppe der β-Rezeptorenblocker zu ermöglichen.

im Januar 1996   U. Borchard

2. Rezeptortheorie – ein geschichtlicher Überblick

Zu Beginn dieses Jahrhunderts führten *Ehrlich* und *Langley* (1905) den Begriff des Rezeptors ein [1]. *Ehrlich* ging von der Vorstellung aus, daß ein Pharmakon mit seiner haptophoren Gruppe an ein Rezeptorareal bindet und über die aktophore Gruppe eine nachgeschaltete Funktion auslöst. Etwa zur gleichen Zeit wurden die grundlegenden Experimente zur Differenzierung unterschiedlicher Adrenozeptoren von *Dale* veröffentlicht (1906), der über zwei entgegengesetzte Wirkungen von Adrenalin an der narkotisierten Katze berichtete [2]: Adrenalin bewirkt normalerweise einen Anstieg des Blutdrucks, nach Applikation von Ergotoxin dagegen eine Senkung (Adrenalinumkehr). Es dauerte etwa 4 Jahrzehnte, bis *Ahlquist* (1948), der die unterschiedlichen Adrenalin-Wirkungen an zahlreichen Organen untersuchte, die Begriffe α- und β-Rezeptoren einführte [3]. *Lands* et al. [4] unterteilten 1967 die β-Adrenozeptoren in $β_1$- und $β_2$-Rezeptoren.

Während die Hemmung des α-Rezeptors durch den α-Rezeptorenblocker Ergotoxin prinzipiell bereits von *Dale* demonstriert wurde, gelang *Powell* und *Slater* sowie *Moran* und *Perkins* 1958 erstmals die Blockierung des β-Rezeptors mit der Substanz Dichlorisoproterenol [5, 27]. Seither hat die Synthese einer Vielzahl von β-Adrenozeptorenblockern begonnen. 1962 wurde die von *Black* und *Stephenson* [6] entwickelte Substanz Pronethalol (Alderlin®) in den Handel eingeführt und erfolgreich bei Angina pectoris, Herzrhythmusstörungen und Hypertonie eingesetzt. Da Pronethalol im Tierexperiment karzinogene Wirkung zeigte, wurde es 1964 durch Propranolol ersetzt, das in der Folgezeit als klassische Bezugssubstanz für die Wirksamkeit neu entwickelter Präparate galt. Mittlerweile stehen in der Bundesrepublik Deutschland 26 verschiedene Grundsubstanzen zur Verfügung. Sie alle verhindern definitionsgemäß die Erregung von β-Adrenozeptoren am Erfolgsorgan. Sie hemmen die Wirkungen der Neurotransmitter Noradrenalin bzw. Adrenalin, die nach Aktivierung des Sympathikus entweder aus den Nervenendigungen oder aus dem Nebennierenmark freigesetzt werden. Dabei konkurrieren die β-Rezeptorenblocker mit dem Sympathomimetikum (Agonisten) um den gleichen Rezeptor unter Ausbildung eines kompetitiven Antagonismus.

3. Pharmakodynamik

3.1 Organspezifische Funktionen der β_1- und β_2-Rezeptoren

Ahlquist [3] nahm die Differenzierung der Adrenozeptoren in α und β nach rein funktionellen Kriterien vor, d. h., er bestimmte die Reaktion unterschiedlicher Organe auf verschiedene Katecholamine und verwendete für seine Versuche die damals bereits bekannten α-Rezeptorenblocker. Zehn Jahre später bestätigten die Untersuchungen mit β-Rezeptorenblockern erwartungsgemäß das „Zwei-Rezeptoren-Konzept".

Auch die Unterteilung in β_1- und β_2-Rezeptoren basiert auf gegensätzlichen funktionellen Wirkungen sympathomimetischer Amine. In Tabelle 1 sind die wichtigsten, über β_1- bzw. β_2-Rezeptoren vermittelten Organfunktionen zusammengestellt. In jüngster Zeit wurde die Existenz von β_3-Rezeptoren im Kolon beschrieben, deren Stimulation die Kolon-Motilität modulieren soll.

Hemmung der Rezeptoren mit β-Rezeptorenblockern führt zur Abschwächung bzw. Aufhebung der Sympathikusantwort, wodurch einerseits die therapeutisch erwünschten (siehe Abschnitt 5), andererseits aber auch die unerwünschten Wirkungen (siehe Ab-

Tabelle 1 Vorkommen von β-Rezeptor-Subtypen in verschiedenen Organen

Organ	Subtyp	Funktion	
▶ **Präsynaptisch**			
Noradrenerge Nervenendigung	β_2	Noradrenalinfreisetzung	↑
▶ **Postsynaptisch**			
Herz	β_1, $(\beta_2)^a$	Sinusfrequenz	↑
		Kontraktilität	↑
		Erregungsleitung	↑
		Erregbarkeit	↑
Gastrointestinaltrakt	β_1	Tonus der glatten Muskulatur	↓
Niere	β_1, $(\beta_2)^a$	Reninfreisetzung	↑
Fettzellen	β_1, $(\beta_2)^a$	Lipolyse	↑
Bronchialtrakt	β_2	Tonus der glatten Muskulatur	↓
Blutgefäße	β_2, $(\beta_1)^b$	Tonus der glatten Muskulatur	↓
Uterus	β_2	Tonus der glatten Muskulatur	↓
Pankreas (β-Zellen)	β_2	Insulinfreisetzung	↑
Leber, Skelettmuskel	β_2, $(\beta_1)^a$	Glykogenolyse	↑
Schilddrüse, Zellen	β_2, $(\beta_1)^a$	$T_4 \rightarrow T_3$	↑
Inkretorische Drüsen	β_2, $(\beta_1)^a$	Sekretion von Parathormon, Kalzitonin, Glukagon	↑

a eine gewisse Zahl der in Klammern angeführten β-Rezeptoren gehören dem genannten Subtyp an (am Herzen etwa 20%)
b menschliche Cerebralgefäße

schnitt 6) zu erklären sind. Für die antianginöse Therapie ist z. B. die Senkung der Herzfrequenz und der Kontraktilität des Herzens entscheidend, für die antiarrhythmische Therapie die Abnahme der Herzfrequenz und der Leitungsgeschwindigkeit (vor allem im AV-Knoten) sowie die Hemmung der arrhythmogenen Wirkung von Noradrenalin. Diese erwünschten Wirkungen kommen vorwiegend durch Antagonisierung von β_1-Rezeptoren zustande. Demgegenüber werden nur wenige therapeutische Effekte durch Hemmung der β_2-Rezeptoren (z. B. Tremor-Therapie), dagegen eine Reihe spezifischer Nebenwirkungen verursacht, zu denen die Steigerung des Tonus der glatten Muskulatur des Bronchialtraktes und der meisten peripheren Widerstandsgefäße sowie die Reduktion der Glykogenolyse zählen.

Zur Analyse der pharmakodynamischen Eigenschaften von β-Rezeptorenblockern lassen sich zusätzlich zur Messung der Organfunktion spezielle Techniken benutzen: Die Methode der Radioligandenbindung gestattet die Bestimmung der besetzten Rezeptorenzahl und der Geschwindigkeitskonstanten für die Besetzung des Rezeptors (Assoziation) sowie die Abdiffusion vom Rezeptor (Dissoziation) unter Verwendung radioaktiv markierter Antagonisten, wie z. B. ^{3}H-Dihydroalprenolol. Die Methode der Konkurrenzbindung von nicht markierten und markierten Liganden ermöglicht die Bestimmung der Gleichgewichts-Dissoziationskonstanten für die Interaktion der nicht markierten Substanz mit dem Rezeptor. Schließlich besteht die Möglichkeit, die Aktivität der Adenylcyclase an Membranpräparationen bzw. den agonistinduzierten Anstieg von cAMP an isolierten Zellen oder Organen zu messen. Durch eine ständige Weiterentwicklung β_1- bzw. β_2-selektiver Agonisten und Antagonisten wurde die Charakterisierung der β-Rezeptor-Subtypen zunehmend verbessert. So haben sich in den letzten Jahren Anhaltspunkte dafür ergeben, daß für die meisten Organe eine Koexistenz von β_1- und β_2-Rezeptoren besteht [7]. Es konnte gezeigt werden, daß im Sinusknoten und Ventrikelmyokard der Katze nicht nur β_1-, sondern auch β_2-Rezeptoren vorkommen, während an der Trachea und im Bronchialgewebe neben β_2- auch β_1-Rezeptoren existieren. Mit der Methode der Radioligandenbindung an isoliertem menschlichem Herzgewebe wurde nachgewiesen, daß das suffiziente linksventrikuläre Myokard 77% β_1- und 23% β_2-Rezeptoren enthält, das insuffiziente dagegen 62% β_1- und 38% β_2-Rezeptoren [106]. Am insuffizienten Herzen tritt eine selektive Abnahme der β_1-Rezeptoren auf.

Das Verhältnis β_1- zu β_2-Rezeptoren scheint in starkem Maße von der Spezies abzuhängen. Mit Hilfe der selektiven Agonisten Noradrenalin (β_1) und Procaterol (β_2) sowie der selektiven Antagonisten Bisoprolol (β_1) und ICI 118551 (β_2) konnten am Sinusknoten des Meerschweinchens β_1- und β_2-Rezeptoren, bei der Ratte dagegen nur β_1-Rezeptoren nachgewiesen werden [107]. In der Lunge der Katze wurden ca. 80% β_1- und 20% β_2-Rezeptoren gefunden. Während die glatte Muskulatur der menschlichen Trachea ausschließlich β_2-Rezeptoren aufweist, beträgt der mit Hilfe von Bindungsstudien gemessene β_1-Rezeptor-Anteil in Membranfraktionen aus Lungenhomogenaten ca. 30% [8]. Aus funktionellen Untersuchungen an Präparaten des Hauptbronchus sowie von Bronchiolen (pA_2-Werte) geht hervor, daß die Adrenozeptor-Population dem β_2-Typ angehört. Dies unterstreicht die Bedeutung der β_1-selektiven β-Rezeptorenblocker wie Acebutolol, Atenolol, Betaxolol, Bisoprolol, Celiprolol, Metoprolol und Talinolol im Hinblick auf die geringere Beeinflussung des Atemwegswiderstandes im Vergleich zu nichtselektiven Substanzen.

3.2 Zellulärer Wirkmechanismus der β-Rezeptorenblocker

Bei Erhöhung des Sympathikustonus kommt es einerseits zur Ausschüttung des Hormons Adrenalin aus dem Nebennierenmark, andererseits über die erhöhte Aktivität der sympathischen Nerven zur Freisetzung des Neurotransmitters Noradrenalin aus den vesikulären Speicherstrukturen, die sich in den Varikositäten des Terminalretikulums befinden (Abbildung 1). Nach Verschmelzung von Vesikelmembran und präsynaptischer Zellmembran gelangt das Sympathomimetikum in den synaptischen Spalt und besetzt aufgrund seines hohen stereospezifischen Erkennungsvermögens („first-messenger") den β-Rezeptor, der an der äußeren Oberfläche der postsynaptischen Zellmembran lokalisiert ist.

Die Reaktion eines β-Sympathomimetikums mit der spezifischen Bindungsstelle führt zur Ausbildung eines Agonist-Rezeptor-Komplexes. Die dabei auftretende Konformationsänderung des β-Rezeptors bewirkt über einen Kopplungsvorgang, an dem das Guaninnukleotid-bindende Kopplungsprotein (Ns) beteiligt ist, die Aktivierung der an der Innenseite der Zellmembran gelegenen Adenylatcyclase. Diese katalysiert die Bildung von

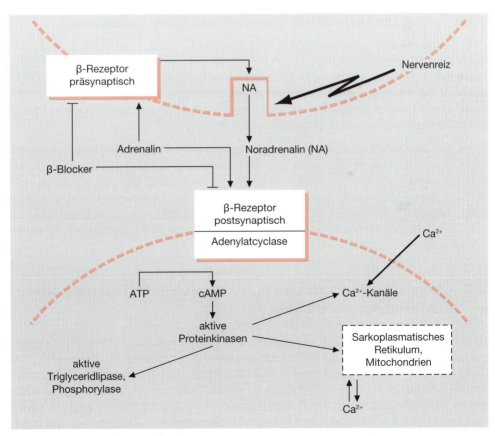

Abb. 1 Schematische Darstellung der prä- und postsynaptischen Wirkungen von β-Rezeptorenagonisten und β-Rezeptorenblockern

zyklischem 3´, 5´-Adenosinmonophosphat (cAMP), das als „second messenger" die Schlüsselsubstanz für die Vermittlung aller β-adrenergen Funktionen darstellt.

cAMP aktiviert Proteinkinasen, die durch Phosphorylierung inaktive Enzyme in den aktivierten Zustand überführen. Durch Aktivierung von Triglyceridlipasen bzw. Phosphorylasen werden Lipolyse bzw. Glykogenolyse gesteigert. Ferner wird durch Phosphorylierung von Membranproteinen an der Herzmuskelzelle die Zahl der aktivierten Calciumkanäle erhöht, so daß durch einen gesteigerten Ca^{2+}-Einstrom eine positiv inotrope Wirkung ausgelöst wird. Am sarkoplasmatischen Retikulum und an den Mitochondrien wird die Ca^{2+}-Aufnahme verstärkt (Abbildung 1, S. 11). Dies führt am Herzmuskel zu einer beschleunigten Relaxation.

An der präsynaptischen Membran konnten ebenfalls β-Rezeptoren nachgewiesen werden. Neuere Untersuchungen deuten darauf hin, daß es sich um $β_2$-Rezeptoren handelt, deren Stimulation die Noradrenalinfreisetzung aus den präsynaptischen Speicherstrukturen verstärkt. Da Noradrenalin eine hohe Selektivität für $β_1$-Rezeptoren aufweist, beruht seine Wirkung auf der Stimulation postsynaptischer $β_1$-Rezeptoren. Demgegenüber ist Adrenalin als nichtselektiver $β_1$-, $β_2$-Agonist in der Lage, auf humoralem Weg sowohl die präsynaptischen $β_2$-Rezeptoren zu erregen und die Noradrenalinausschüttung zu verstärken wie auch die postsynaptischen $β_1$- und $β_2$-Rezeptoren zu stimulieren.

β-Rezeptorenblocker besetzen den β-Rezeptor und verhindern die durch β-Rezeptoragonisten induzierte Erhöhung von cAMP und die damit verbundene Aktivierung enzymatischer Reaktionen. Substanzen mit intrinsischer sympathomimetischer Aktivität (ISA), auch als partielle agonistische Aktivität bezeichnet (PAA) (vgl. 3.4.3), bewirken in der Regel eine schwache Stimulation von β-Rezeptoren. Das Maximum der ISA stellt sich erst bei hohen Konzentrationen der partiellen Agonisten ein.

Die durch β-Rezeptorenblocker reduzierte Aktivierung von Triglyceridlipasen und Phosphorylasen erklärt die Abnahme der freien Fettsäuren und die Senkung der Blutglukose. Nicht $β_1$-selektive β-Rezeptorenblocker bewirken ferner, daß der präsynaptisch über $β_2$-Rezeptoren ablaufende Mechanismus der Noradrenalinfreisetzung unterbrochen wird. Dieser Effekt ist wahrscheinlich ohne wesentliche therapeutische Bedeutung, da z. B. $β_1$-selektive β-Rezeptorenblocker eine gleich starke Blutdrucksenkung bewirken wie nichtselektive Substanzen.

3.3 Chemische Struktur und pharmakologische Eigenschaften der β-Rezeptorenblocker

In Abbildung 2 (S. 13) sind die chemischen Grundstrukturen von β-Sympathomimetika und β-Rezeptorenblockern dargestellt. Beiden gemeinsam ist ein aromatischer Ring, der durch eine stickstoffhaltige Seitenkette substituiert ist, die bei den meisten β-Rezeptorenblockern aus einer Hydroxyalkyl-Gruppe besteht. Das Ringsystem und die Seitenkette mit dem protonisierbaren Stickstoffatom bestimmen die Affinität zum β-Rezeptor, die als reziproker Wert der Gleichgewichts-Dissoziationskonstanten (K_B) definiert ist. Der negativ dekadische Logarithmus von K_B, der als pA_2-Wert bezeichnet wird ($pA_2 = -\log K_B$), läßt sich an isolierten Organen durch Messung von Konzentrations-Wirkungs-Kurven für

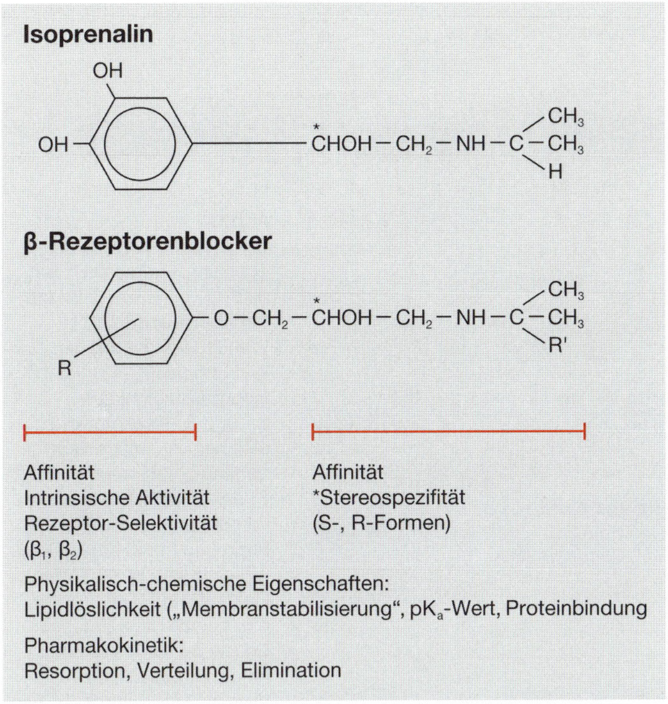

Isoprenalin

OH–⟨benzene ring⟩(OH)–CHOH–CH$_2$–NH–C(CH$_3$)(CH$_3$)–H *(asymmetric C marked)*

β-Rezeptorenblocker

⟨benzene ring⟩(R)–O–CH$_2$–CHOH–CH$_2$–NH–C(CH$_3$)(CH$_3$)–R' *(asymmetric C marked)*

Affinität	Affinität
Intrinsische Aktivität	*Stereospezifität
Rezeptor-Selektivität	(S-, R-Formen)
(β_1, β_2)	

Physikalisch-chemische Eigenschaften:
Lipidlöslichkeit („Membranstabilisierung", pK$_a$-Wert, Proteinbindung

Pharmakokinetik:
Resorption, Verteilung, Elimination

Abb. 2
Pharmakologische Eigenschaften von β-Rezeptorenblockern (modifiziert nach Palm [85])

einen β-Rezeptor-Agonisten und die Rechtsverschiebung dieser Kurven in Gegenwart eines β-Rezeptorenblockers ermitteln (Abbildung 3, S. 14). Eine hohe Affinität bzw. ein hoher pA$_2$-Wert bedeuten, daß niedrige Konzentrationen für die Bindung des β-Rezeptorenblockers an den Rezeptor ausreichen. Hohe Affinitäten weisen z. B. die β-Rezeptorenblocker Betaxolol, Bisoprolol, Carazolol, Carteolol, Penbutolol und Pindolol auf, niedrige Affinitäten z. B. Acebutolol, Nadolol und Sotalol. Die Affinität ist zusammen mit den pharmakokinetischen Parametern, von denen die Höhe des Plasmaspiegels abhängt, für die zu verwendende Dosis ausschlaggebend.

Den β-Rezeptorenblockern fehlen die zwei ringständigen OH-Gruppen, die in erster Linie für die intrinsische sympathomimetische Aktivität der Agonisten (z. B. Noradrenalin, Adrenalin, Isoproterenol) verantwortlich sind. Auch für die partiellen Agonisten scheint die Substitution am aromatischen Ringsystem für die sympathomimetische Eigenwirkung verantwortlich zu sein. Acebutolol bzw. Oxprenolol besitzen eine orthoständige Acetyl- bzw. Hydroxyalkyl-Gruppe, während bei Pindolol ein Indolyl- und bei Carteolol ein Chinolinoyl-Rest vorhanden ist.

β-Rezeptorenblocker mit relativer β_1-Selektivität weisen in Parastellung eine substituierte Alkyl-Gruppe (Atenolol, Betaxolol, Bisoprolol, Metoprolol) oder Acylaminogruppe (Acebutolol, Celiprolol) auf, so daß auch hier die Ringsubstitution von Bedeutung ist.

Das in Abbildung 2 markierte C-Atom besitzt 4 verschiedene Substituenten, d. h., es existieren 2 Stereoisomere, die die Ebene des polarisiert schwingenden Lichtes entweder nach rechts (R-Form) oder nach links (S-Form) drehen. Die S-Formen der β-Rezeptor-

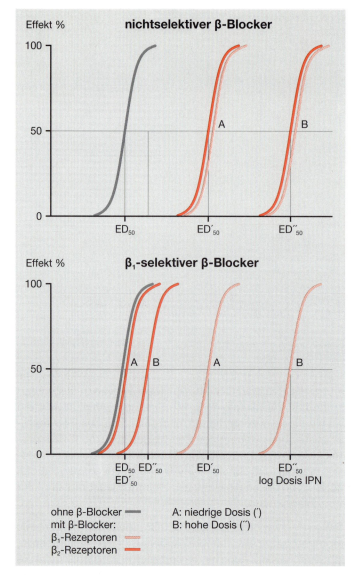

Abb. 3
Durch kompetitiven Antagonismus verschiebt der nicht-β_1-selektive β-Rezeptorenblocker die Dosis-Wirkungs-Kurve für die Wirkung des β-Agonisten Isoprenalin (IPN) auf β_1- und β_2-Rezeptoren in gleichem Ausmass dosisabhängig nach rechts. Ein β_1-selektiver Blocker wirkt vornehmlich auf β_1-Rezeptoren und nur in hoher Dosis (B), nicht jedoch in niedriger Dosis (A), auf β_2-Rezeptoren, so daß die IPN-Dosis, bei der 50 % des Effektes am β_2-Rezeptor erzielt werden (ED_{50}), durch die niedrige Dosis des β-Rezeptorenblockers unverändert bleibt ($ED_{50} = ED'_{50}$). Der für die Affinität des β-Rezeptorenblockers zum Rezeptor charakteristische pA_2-Wert läßt sich aus der Beziehung

$$pA_2 = -\log K_B$$
$$= \log \frac{ED'_{50} / ED_{50} - 1}{\beta\text{-Blocker-Dosis (')}}$$

errechnen, wobei K_B die Gleichgewichts-Dissoziationskonstante ist (Affinität $= 1 / K_B$).

agonisten und -antagonisten vermögen in ca. 100fach niedrigeren Konzentrationen an den β-Rezeptor zu binden als die R-Formen. Sie sind demnach die biologisch wirksamen Moleküle. Während die meisten β-Rezeptorenblocker ein Gemisch aus 50% S- und 50% R-Form darstellen (Razemate), sind Penbutolol und Timolol als reine S-Formen im Handel.

Das aromatische Ringsystem mit seinen Substituenten bestimmt die Lipidlöslichkeit, die als Voraussetzung für die sogenannte unspezifische Membranwirkung (z. B. die lokalanästhetische Wirkung) angesehen werden kann. Diese ist jedoch klinisch ohne Bedeutung. Dagegen spielt die Lipophilie eine wesentliche Rolle für die Pharmakokinetik, da hydrophile β-Rezeptorenblocker über die Nieren eliminiert und lipophile Substanzen in der Leber metabolisiert werden. Darüber hinaus penetrieren lipophile β-Rezeptorenblocker in stärkerem Maße durch die Blut-Hirn-Schranke.

Das Stickstoffatom liegt bei pH 7,4 zu einem großen Teil in protonisierter Form vor. Der pK_a-Wert, der bei den meisten β-Rezeptorenblockern ca. 9,5 beträgt, ist für den Anteil der nicht protonisierten lipophilen Base verantwortlich, die zur Penetration durch Lipidmembranen befähigt ist.

3.4 Klinische Wertigkeit der pharmakodynamischen Eigenschaften

3.4.1 Affinität

Die durch pharmakologische In-vitro-Experimente ermittelte Affinität der β-Rezeptorenblocker ist eine wichtige Kenngröße für die Wahl der Dosis. Zur Beurteilung der klinischen Wirkung verschiedener Substanzen werden häufig Untersuchungen mit sogenannten äquieffektiven Dosierungen durchgeführt, die anhand einer gleich starken Senkung der Herzfrequenz beurteilt werden.

Dieses Verfahren ist aus mehreren Gründen problematisch, denn einerseits hängt das Ausmaß der sympatholytischen Wirkung am Sinusknoten vom jeweiligen Sympathikustonus ab, andererseits sind die nach ihrer frequenzsenkenden Wirkung festgelegten Dosierungen nicht notwendigerweise auch gleich stark antihypertensiv und antiarrhythmisch wirksam. Für klinische Studien empfiehlt sich die Verwendung mehrerer Dosierungen eines β-Rezeptorenblockers, insbesondere um sicher zu sein, daß der ausgelöste Effekt nicht bereits dem Maximum der Dosis-Wirkungs-Beziehung entspricht. Dies würde nämlich bedeuten, daß starke Änderungen der Dosis nur geringe Änderungen der Wirkungen zur Folge haben. Der klinische Vergleich zweier Substanzen unter Verwendung von jeweils nur einer Dosis führt erst dann zu brauchbaren Ergebnissen, wenn die Versuche über Kreuz durchgeführt werden, um die interindividuelle Ansprechbarkeit auf β-Rezeptorenblocker zu berücksichtigen.

3.4.2 $β_1$-Selektivität („Kardioselektivität")

Die meisten therapeutischen Wirkungen von β-Rezeptorenblockern kommen über die Hemmung von $β_1$-Rezeptoren zustande, eine größere Zahl an spezifischen Nebenwirkungen durch Blockierung der $β_2$-Rezeptoren. Es wurde daher wiederholt empfohlen, den β-Rezeptorenblockern mit vorwiegender $β_1$-Wirkung den Vorzug zu geben. Aus Abbildung 3 (S. 14) geht hervor, daß die $β_1$-Selektivität einer Substanz nur nutzbar ist, wenn sie niedrig dosiert wird, da mit zunehmender Dosis auch $β_2$-Rezeptoren blockiert werden. Die relative (dosisabhängige) Selektivität für $β_1$-Rezeptoren wird auch als Kardioselektivität bezeichnet. Hiermit soll zum Ausdruck gebracht werden, daß die Hemmung kardialer β-Rezeptoren im Vordergrund steht und die unerwünschte Bronchokonstriktion durch die $β_1$-Rezeptorenblocker in nur geringem Maße eintritt. Es konnte jedoch gezeigt werden, daß auch im Bronchialsystem $β_1$-Rezeptoren vorkommen (s. Abschnitt 3.1), wenngleich ihr Anteil an der Gesamtzahl der β-Rezeptoren nur sehr gering ist. Sie scheinen in den oberen Abschnitten der menschlichen Luftwege zu fehlen, können jedoch in den tieferen Abschnitten auftreten [8], wobei das Ausmaß der interindividuellen Variabilität des $β_1$-Rezeptorenanteils bislang noch unklar ist. Die Existenz von $β_1$-Rezeptoren in der glatten Muskulatur der tiefen Luftwege und die häufig zu hohe Dosierung der β-Rezeptorenblocker dürften die Gründe dafür sein, daß auch unter der Therapie mit relativ kardioselektiven β-Rezeptorenblockern eine obstruktive Atemwegserkrankung verschlechtert werden kann. Trotzdem ist die Häufigkeit von substanzinduzierten Ventilationsstörungen bei Verwendung einer niedrigen Dosis der relativ kardioselektiven $β_1$-Rezeptorenblocker seltener als bei den nicht-kardioselektiven Präparaten.

Die Affinität von β-Rezeptorenblockern zu $β_1$- bzw. $β_2$-Rezeptoren und entsprechend die $β_1$-Selektivität läßt sich anhand der Hemmung der durch $β_1$- bzw. $β_2$-Agonisten ausgelösten Organfunktion, mittels Rezeptor-Bindungsstudien oder durch Messung der Adenylatcyclaseaktivität beurteilen (s. Abschnitt 3.1). Bei dem ersten Verfahren werden isolierte Organe mit überwiegender Anzahl an $β_1$-Rezeptoren (Sinusknoten [107], Ventrikelmyokard) bzw. $β_2$-Rezeptoren (Trachea) mit möglichst selektiven Agonisten stimuliert und aus der Rechtsverschiebung der Konzentrationswirkungskurve für den Agonisten in Gegenwart verschiedener Konzentrationen des β-Rezeptorenblockers der pA_2-Wert und die Gleichgewichts-Dissoziationskonstante K_B bestimmt (s. Abbildung 3, S. 14). Bei dem zweiten Verfahren wird die Bindung von Radioliganden (radioaktiv markierte β-Rezeptorenblocker) an $β_1$- bzw. $β_2$-Rezeptoren von Membranpräparationen untersucht und aus der Verdrängung des Radioliganden aus seiner Bindung durch ansteigende Konzentrationen des nicht markierten β-Rezeptorenblockers die Hemmkonstante K_i errechnet. Da die Funktionsuntersuchungen in starkem Maße von den experimentellen Bedingungen und der verwendeten Spezies abhängen, können die mit Hilfe der pA_2-Werte bestimmten K_B-Werte bis zu einer halben Zehnerpotenz variieren. Diese Streuung muß bei der Bewertung der Selektivitätsindizes berücksichtigt werden. Die durch Funktionsuntersuchungen ermittelten K_B-Werte (vgl. Abbildung 3, S. 14) sind um so zuverlässiger, je besser sie mit den aus Bindungsexperimenten ermittelten K_i-Werten übereinstimmen.

Die in Experimenten an Herzpräparaten (Chronotropie) und der Trachea ermittelten Selektivitätsindizes sind in der Reihenfolge Bisoprolol ≈ Betaxolol > Atenolol ≈ Talinolol > Metoprolol > Acebutolol ≈ Celiprolol abgestuft (Tabelle 2, S. 17). In Bindungsstudien mit dem Radioliganden ³H-CGP 12177 an Membranpräparationen der Speicheldrüse der Ratte ($β_1$-Rezeptoren) und von Retikulozyten der Ratte ($β_2$-Rezeptoren) wurden für die $β_1$-selektiven Substanzen Atenolol, Betaxolol und Bisoprolol die jeweiligen K_i-Werte bestimmt [97]. Diese ergaben folgende Selektivitätsverhältnisse von $β_1$ zu $β_2$: Bisoprolol 75, Betaxolol 35 und Atenolol 35. Die Ergebnisse aus Funktionsuntersuchungen und Radioligandenbindungsstudien weisen Bisoprolol als den β-Rezeptorenblocker mit der derzeit höchsten $β_1$-Selektivität aus.

Es wurde wiederholt darauf hingewiesen, daß ein Zusammenhang zwischen Hydrophilie und $β_1$-Selektivität besteht. Dies läßt sich jedoch nicht verallgemeinern, denn von den inzwischen verfügbaren Substanzen sind Bisoprolol, das die höchste $β_1$-Selektivität aufweist, sowie Betaxolol [84] deutlich lipophiler als Atenolol. Die ausgesprochen hydrophilen Substanzen Nadolol und Sotalol andererseits besitzen keine $β_1$-Selektivität.

Tabelle 2

	Affinität (pA$_2$-Werte)			β$_1$-Sel.	Sel.-Index	ISA	VK	Unsp. MW
	Chron.	Inotr.	Trachea					
Acebutolol	7,3	7,0	6,4	+	0,9	+	0,17	(+)
Alprenolol	8,6	8,6	8,4	–		+	3,3	+
Atenolol	7,6	7,4	5,9	+	1,7	–	0,0033	–
Betaxolol	8,6	8,6	6,2	+	2,4	–	3,9[1]	(+)
Bisoprolol	8,8	8,9	6,4	+	2,4	–	3,0	+
Bopindolol	9,51[2]	9,37[2]	9,65[2]	–		(+)		
Bupranolol	8,7	9,0	9,5	–		–	0,38	+
Carazolol	9,9	9,8	9,4	–		–	13,7	+
Carteolol[4]	9,2	9,0	9,3	–		+	0,214	(+)
Carvedilol[4]	9,1		8,87	–		–	226[1]	+
Celiprolol	7,6	8,1	6,8	+	0,8	+	0,152	(+)
Esmolol[5]	6,9	6,9	5,3	+	1,6	–		–
Mepindolol	9,9	9,5	9,0	–		+	0,54	(+)
Metipranolol	9,9	9,5	9,0	–		+	0,214	(+)
Metoprolol	7,5	7,7	6,4	+	1,1	–	0,18	(+)
Nadolol	7,9	7,2	7,5	–		–	0,008	–
Oxprenolol	8,5	8,7	8,5	–		+	0,51	(+)
Penbutolol[3]	8,6	8,9	9,0	–		(+)	50,0[1]	+
Pindolol	9,2	9,4	9,0	–		+	0,20	(+)
Propranolol	8,4	8,5	8,5	–		–	5,4	+
Sotalol	6,1	5,9	5,9	–		–	0,011	–
Talinolol	7,0	7,0	5,33	+	1,7	–		–
Tertatolol[4]	9,37		8,83	–		–	2,5[1]	+
Timolol[3]	8,7	8,7	8,2	–		–	0,28	(+)

Chron. = Chronotropie; Inotr. = Inotropie; Sel.-Index = Selektivitäts-Index = pA$_2$ Chronotropie-pA$_2$ Trachea; β$_1$-Sel. = β$_1$-Selektivität („Kardioselektivität"); ISA = intrinsische sympathomimetische Aktivität; VK = Verteilungskoeffizienz n-Ocatanol/Phosphat-Puffer, Temperatur 20–30°C, pH 7,0; Unsp. MW = unspezifische Membranwirkung; [1]pH 7,4; [2]aktiver Metabolit; [3]s-Isomere; [4]vasodilatierend; [5]nur i.v.-Gabe. Metipranolol und Timolol sind nur in Form von Augentropfen im Handel

3.4.3 Intrinsische sympathomimetische Aktivität

Die intrinsische sympathomimetische Aktivität (ISA) einiger β-Rezeptorenblocker ergibt sich aus der Ähnlichkeit ihrer Molekülstruktur mit der von Sympathomimetika (Abbildung 2, S. 13). β-Rezeptorenblocker mit ISA (Tabelle 2, S. 17) vermögen nach Bindung an den β-Rezeptor in Analogie zu den Agonisten eine Konformationsänderung des Rezeptors zu bewirken, wobei allerdings die ausgelöste Reaktion (Erhöhung von intrazellulärem cAMP) abgeschwächt ist. Da die maximale ISA von β-Rezeptorenblockern nicht die Maximalwirkung von vollen Agonisten (z. B. Isoprenalin) erreicht, bezeichnet man β-Rezeptorenblocker mit ISA auch als partielle Agonisten. Sie antagonisieren infolge der Rezeptorbesetzung (hohe Affinität) die Wirkung von Sympathomimetika. Bei vollen Agonisten ist die halbmaximal effektive Konzentration um nahezu 2 Zehnerpotenzen kleiner als die für eine halbmaximale Rezeptorbesetzung notwendige Konzentration. Volle Agonisten brauchen demnach nur einen Teil der Rezeptoren zu besetzen, um eine maximale Wirkung (z. B. Erhöhung der kardialen Kontraktionskraft) zu erzielen, während partielle Agonisten (z. B. Carteolol, Celiprolol, Pindolol) hierzu einer vollständigen Besetzung der Rezeptoren

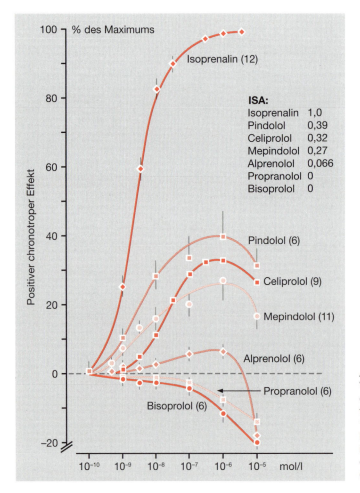

Abb. 4
Wirkung von Isoprenalin auf die Spontanfrequenz isolierter rechter Rattenvorhöfe in % des maximalen Isoprenalin-Effektes [89]. Die Zahlen in Klammern geben die Zahl der Versuche an. Kontrolle (– – – –)

bedürfen. Es existieren demnach für volle, jedoch nicht für partielle Agonisten sogenannte Reserverezeptoren bzw. eine Rezeptorreserve. Aus der Konzentrations-Wirkungs-Beziehung für die ISA partieller Agonisten (Abbildung 4, S. 18) lassen sich zwei wichtige Kenngrößen ablesen: 1. das Maximum der ISA und 2. ihre EC_{50}, d.h. die Konzentration, bei der die ISA halbmaximal ist.

Die maximale ISA ist in der Reihenfolge Carteolol > Pindolol > Celiprolol > Mepindolol > Acebutolol > Penbutolol > Alprenolol ≈ Oxprenolol abgestuft [9, 12, 89] (Tabelle 3). Bezüglich der EC_{50}-Werte lassen sich zwei Typen von β-Rezeptorenblockern unterscheiden. Während bei Substanzen wie Acebutolol die EC_{50} in etwa mit der Gleichgewichts-Dissoziationskonstanten für die β-Rezeptorenblockade (K_B) übereinstimmt, ist die EC_{50} von Pindolol ca. 5mal größer als der K_B-Wert. Das bedeutet, daß Pindolol zur Auslösung der ISA deutlich höher dosiert werden muß als zur Hemmung der β-Rezeptoren. Eine therapeutisch nutzbare ISA ist demnach nur bei hoher Dosierung von Pindolol zu erwarten. Bei Acebutolol tritt zwar die ISA parallel zur β-sympatholytischen Wirkung auf, jedoch ist das Maximum der ISA im Vergleich zu einem vollen Agonisten nur niedrig. Aus diesen Gründen ist die klinische Bedeutung der ISA als relativ gering einzuschätzen. Dies entspricht der klinischen Beobachtung, daß auch unter Pindolol die Ruhefrequenz im allgemeinen abnimmt, und zwar um so stärker, je höher die sympathoadrenerge Ausgangslage ist. Substanzen mit ISA stellen demnach nicht grundsätzlich einen Bradykardieschutz dar. Unter körperlicher Belastung mit hoher Aktivierung des Sympathikus bewirken β-Rezeptorenblocker mit ISA immer eine ausgeprägte Senkung der durch Belastung erhöhten Herzfrequenz. Entsprechend konnte bei Patienten mit Bradykardie (< 50 Schläge/min) durch Umstellung von Propranolol bzw. Atenolol auf Carteolol die Ruheherzfrequenz, nicht jedoch die Belastungsherzfrequenz angehoben werden [99].

Tabelle 3 Intrinsische sympathomimetische Aktivität (ISA) verschiedener β-Rezeptorenblocker im Vergleich zu der von Isoprenalin. Ferner sind die EC_{50}-Werte der ISA und die Werte (K_B) für die Gleichgewichts-Dissoziationskonstante (Messung der Chronotropie an isolierten spontan schlagenden Rattenvorhöfen) angegeben [98]

Substanz	Maximaleffekt (% des IPN-Maximums)	EC_{50} (mol/l)	K_B (mol/l)
Isoprenalin	100	$2{,}0 \times 10^{-9}$	
Carteolol	$48{,}3 \pm 2{,}8$	$1{,}0 \times 10^{-7}$	$6{,}3 \times 10^{-10}$
Pindolol	$39{,}4 \pm 8{,}3$	$3{,}0 \times 10^{-9}$	$6{,}3 \times 10^{-10}$
Celiprolol	$32{,}3 \pm 6{,}7$	$2{,}3 \times 10^{-8}$	$2{,}5 \times 10^{-8}$
Mepindolol	$27{,}1 \pm 3{,}7$	$6{,}9 \times 10^{-9}$	$1{,}3 \times 10^{-10}$
Acebutolol	$20{,}3 \pm 5{,}2$	$3{,}7 \times 10^{-8}$	$5{,}0 \times 10^{-8}$
Diacetolol	$10{,}2 \pm 2{,}3$	$4{,}1 \times 10^{-7}$	$1{,}7 \times 10^{-7}$
Penbutolol	$8{,}4 \pm 5{,}1$	$1{,}8 \times 10^{-9}$	$2{,}5 \times 10^{-9}$
Alprenolol	$6{,}6 \pm 1{,}6$	$1{,}4 \times 10^{-8}$	$2{,}5 \times 10^{-9}$

IPN = Isoprenalin. Diacetolol ist der aktive Metabolit von Acebutolol.

Die ISA dürfte vor allem bei Überdosierung oder i.v.-Applikation eine Rolle spielen. Es konnte gezeigt werden, daß sich die ISA bei i.v.-Injektion von β-Rezeptorenblockern, wie sie in der Anästhesie üblich ist, zur Verhinderung eines zu starken Anstiegs des linksventrikulären Füllungsdruckes nutzen läßt [11]. Andererseits verschlechtert Pindolol bei Patienten mit Herzinsuffizienz und hohem sympathoadrenergem Tonus die hämodynamischen Parameter, so daß auch partielle Agonisten bei diesem Krankheitsbild nur in niedriger Dosis und unter sorgfältiger Überwachung des Patienten verwendbar sind [10] (zur Therapie der Herzinsuffizienz s. Abschnitt 5.5).

Die Verwendung von β-Rezeptorenblockern mit ISA wie Pindolol wurde für die Patienten empfohlen, bei denen als Nebenwirkungen kalte Extremitäten oder ein Raynaud-Syndrom auftreten, um über eine partielle $β_2$-Stimulation den Gefäßwiderstand zu senken. Jedoch überwiegt bei hohem Sympathikustonus die Blockierung der Noradrenalin-induzierten Gefäßerweiterung, so daß auch unter Pindolol die genannten Nebenwirkungen auftreten können. Ähnliche Überlegungen gelten für die Verwendung von partiellen Agonisten bei pulmonalen Ventilationsstörungen. Falls man hier überhaupt β-Rezeptorenblocker einsetzt, so ist in diesen Fällen ein kardioselektives Präparat vorzuziehen, denn wenn durch die β-Rezeptorenblocker eine Bronchokonstriktion ausgelöst wird, so ist mit $β_2$-Agonisten leichter eine Bronchodilatation zu erzielen, da kardioselektive Substanzen eine geringere Affinität zu den $β_2$-Rezeptoren besitzen.

Von Interesse ist die Beobachtung, daß bei Langzeittherapie mit partiellen Agonisten β-Rezeptoren abnehmen und ein Anstieg der Plasmakatecholamine nach Absetzen verhindert werden kann. Deswegen sollen β-Rezeptorenblocker mit ISA bei Abbruch einer Langzeittherapie weniger Komplikationen bereiten als Substanzen ohne ISA, die eine Zunahme der β-Rezeptorenzahl bewirken. Unabhängig davon, daß das Absetzphänomen relativ selten zu klinisch relevanten Komplikationen (Tachykardie, Tachyarrhythmie, Blutdruckanstieg) führt, dürfte es keine Schwierigkeiten bereiten, einen β-Rezeptorenblocker ohne ISA über eine bis zwei Wochen ausschleichend zu therapieren. Die Zunahme der β-Rezeptorenzahl bei Substanzen ohne ISA ist bei Patienten mit Herzinsuffizienz als Vorteil anzusehen, da bei diesen Patienten der erhöhte Sympathikustonus zur Abnahme der β-Rezeptoren führt. Neuerdings werden Substanzen ohne ISA bei der dilatativen Kardiomyopathie verwendet (s. Abschnitt 5.5).

β-Rezeptorenblocker mit ISA bewirken bei Langzeittherapie einen geringfügigen Anstieg des HDL-Cholesterins und senken den atherogenen Index (Quotient LDL/HDL). Darüber hinaus tritt der für nichtselektive β-Rezeptorenblocker ohne ISA (z. B. Propranolol) beobachtete Anstieg der Triglyceride (um bis zu 40%) bei Verwendung von Substanzen mit ISA entweder nicht oder nur in abgeschwächter Form auf.

β-Rezeptorenblocker mit ISA können bei hoher Dosierung Tremor auslösen, der bekanntlich durch Stimulation von $β_2$-Rezeptoren zustande kommt. Ferner wird diskutiert, ob die ISA dafür verantwortlich zu machen ist, daß für Oxprenolol in der EIS-Studie (European Infarction Study) keine Sekundärprävention beobachtet worden ist. Dagegen spricht jedoch die ausgesprochen schwache ISA des Oxprenolol. Von größerer Bedeutung dürfte das Dosierungsschema und/oder das Selektionsverfahren bei der Patientenauswahl sein. Aus den bislang vorliegenden Studien zur klinischen Relevanz der ISA kann man den Schluß ziehen, daß sich ein therapeutischer Nutzen nicht zwingend beweisen läßt und daß sich β-Rezeptorenblocker mit ISA am ehesten bei i.v.-Gabe [11] bzw. bei niedriger Herzfrequenz (s. Untersuchungen mit Carteolol [99]) als vorteilhaft erweisen. Außerdem dürften die β-Rezeptorenblocker mit ISA bei Überdosierung eine gewisse Schutzwirkung gegen zu starke negativ inotrope und chronotrope Wirkungen besitzen. Andererseits können Substanzen mit ausgeprägter ISA proarrhythmisch wirken und die Mortalität bei Patienten mit eingeschränkter Ventrikelfunktion steigern.

3.4.4 Physikalisch-chemische Eigenschaften

3.4.4.1 Lipophilie, Hydrophilie, unspezifische Membranwirkung

Unabhängig von ihrer spezifischen β-sympatholytischen Wirkung zeigen β-Rezeptorenblocker in hoher Konzentration eine unspezifische Membranwirkung, die auch als „membranstabilisierende", „chinidinartige" oder „lokalanästhetische" Wirkung bezeichnet wird. Sie ist eng zur Lipidlöslichkeit korreliert (Tabelle 2, S.17) und läßt sich durch Messung z.B. der Natriumleitfähigkeit der Zellmembran (Herz-, Skelettmuskel, Nerv) und der Senkung der myokardialen Kontraktionskraft an isolierten, von sympathoadrenergen Einflüssen unabhängigen Herzmuskel-Präparaten sowie an der Abnahme von Ca^{2+}-Bindung und Ca^{2+}-Aufnahme in Herz-Mikrosomen oder -Mitochondrien nachweisen. Die letztere Wirkung nahmen *Dhalla* et al. [14] zum Anlaß, Substanzen mit β-sympatholytischer und unspezifischer Membranwirkung als β-Rezeptorenblocker, solche mit fehlender unspezifischer Membranwirkung als β-Moderatoren zu bezeichnen. Diese Unterteilung ist nicht sinnvoll, da die unspezifischen Effekte erst in Konzentrationen meßbar sind, die mindestens 50fach höher liegen als die für die β-Rezeptorenblockade notwendigen therapeutischen Plasmaspiegel. So tritt z.B. die Senkung der Ca^{2+}-Aufnahme in das sarkoplasmatische Retikulum bzw. die Mitochondrienfraktion durch Propranolol erst oberhalb 10^{-4} bzw. 10^{-3} mol/l auf, während die Konzentration für eine halbmaximale Hemmung der isoprenalininduzierten Kontraktionskraftsteigerung am Herzen bei ca. 3×10^{-9} mol/l liegt. Das bedeutet, daß 50% der für die positiv inotrope Isoprenalin-Wirkung verantwortlichen β-Rezeptoren bereits bei einer Konzentration gehemmt werden, die ca. 30 000fach niedriger ist als die für die Hemmung der Ca^{2+}-Aufnahme in das sarkoplasmatische Retikulum erforderliche Konzentration. Es könnte hier der Einwand geltend gemacht werden, daß lipophile β-Rezeptorenblocker in der Herzmuskelzelle und in den Membranstrukturen um ein Vielfaches höhere Konzentrationen erreichen, als sie im Plasma oder Extrazellulärraum vorliegen. Untersuchungen mit dem lipophilen β-Rezeptorenblocker Propranolol an Purkinje-Fasern des Hundes haben gezeigt, daß sich ca. 60 min nach Applikation eine Gleichgewichtskonzentration im Muskelgewebe einstellt, die ca. 40fach höher ist als die Konzentration der Badlösung [15]. Für die Verkürzung der Aktionspotentiale der Purkinje-Fasern und die damit verbundene Abnahme der effektiven Refraktärzeit beträgt die Schwellenkonzentration im Gewebe 1 µg/g und in der Badlösung 25 ng/ml oder 8×10^{-8} mol/l. Unter Berücksichtigung der Plasmaeiweißbindung von etwa 90% entspricht diese Konzentration einem Plasmaspiegel von ca. 250 ng/ml, der nur bei Dosierungen von mindestens 240 mg p.o. erreicht wird.

Für die negativ inotrope Eigenwirkung am Ventrikelmyokard ergibt sich eine Propranolol-Schwellenkonzentration von ca. 10^{-6} mol/l. Diese Konzentration ist etwa 300mal höher als die für die Hemmung der β-Rezeptoren erforderliche Konzentration ($K_B = 3 \times 10^{-9}$ mol/l). Hieraus läßt sich unschwer ableiten, daß die unspezifische Membranwirkung im Hinblick auf eine mögliche unspezifische Kardiodepression therapeutisch ohne Bedeutung ist. Analoge Aussagen gelten auch für Penbutolol, das die Skala der lipophilen Substanzen anführt. Einschränkend bleibt jedoch festzustellen, daß die meisten Untersuchungen zur negativ inotropen Eigenwirkung der β-Rezeptorenblocker am suffizienten Myokard durchgeführt worden sind. Es ist bisher ungeklärt, ob die kardiodepressive Wirkung lipophiler β-Rezeptorenblocker am hypoxischen, teildepolarisierten Myokard stärker als unter Normalbedingungen ausgeprägt ist. Für die lokalanästhetische Komponente, die auf einer unspezifischen Blockierung der Na^+-Kanäle der Zellmembran beruht, konnte eine Zunahme mit ansteigender Depolarisation nachgewiesen werden [23]. Es fehlen allerdings Untersuchungen, in denen die Konzentrationen für die Hemmung der β-Rezeptoren einerseits und für die hemmende Wirkung auf die Na^+-Kanäle andererseits in Abhängigkeit vom Membranpotential miteinander verglichen werden. Denn entscheidend ist jeweils das Verhältnis der EC_{50} für die unspezifische Membranwirkung zur β-sympatholytischen Konzentration (K_B-Wert). Dieses beträgt z. B. für Penbutolol an der Trachea (Relaxation) 10 000, am Myokard (negativ inotrope Wirkung) 230 und am Sinusknoten (negativ chronotrope Wirkung) 1000 [17]. Bei den meisten hydrophilen β-Rezeptorenblockern sind erwartungsgemäß die Konzentrationen zur Auslösung unspezifischer Membraneffekte höher als bei den lipophilen Präparaten. Infolge der niedrigeren Affinität zum β-Rezeptor ist bei hydrophilen Substanzen jedoch das genannte Verhältnis der unspezifischen Membranwirkung zur β-sympatholytischen Wirkung annähernd so groß wie bei lipophilen Substanzen.

Sotalol besitzt in therapeutisch relevanten Konzentrationen eine zusätzliche Aktionspotential-verlängernde Wirkung, die auf eine Senkung der repolarisierenden K^+-Ströme zurückzuführen ist. In dieser Hinsicht verhält sich Sotalol wie ein Antiarrhythmikum der Klasse 3 entsprechend der Einteilung nach *Vaughan Williams* [18]. Sotalol wird daher bei tachykarden Herzrhythmusstörungen als besonders wirksamer β-Rezeptorenblocker empfohlen [19].

Die Lipophilie ist in 3 Punkten für den klinischen Einsatz bedeutsam:
▶ 1. Dauer der Hemmwirkung am β-Rezeptor (Pharmakodynamik),
▶ 2. Metabolismus und Plasmahalbwertszeit (Pharmakokinetik),
▶ 3. Passage biologischer Barrieren (z. B. Blut-Hirn-Schranke) und Anreicherung im Gewebe (Nebenwirkungen, Intoxikationen).

Für die in hohem Maße lipophilen Substanzen dürfte eine lange pharmakodynamische Wirkdauer in erster Linie auf der langsamen Auswaschung aus dem Gewebe beruhen (Abbildung 5, S. 23). Dies ist der Grund dafür, warum β-Rezeptorenblocker mit kurzer Plasmahalbwertszeit (β-Phase) und hoher Lipidlöslichkeit wie z. B. Penbutolol eine biologische Wirkdauer von 24 h aufweisen. Die lang anhaltende β-sympatholytische Wirkung entspricht einer langen terminalen Halbwertszeit von etwa 27 h (γ-Phase), die der verzögerten Diffusion aus einem tiefen Kompartiment zuzuschreiben sein dürfte [108]. Für Propranolol und andere β-Rezeptorenblocker konnte gezeigt werden, daß sich die Wirkung, gemessen anhand der Herzfrequenz, aus dem Plasmaspiegelverlauf und der Gleichgewichts-Dissoziationskonstanten K_B voraussagen läßt [100].

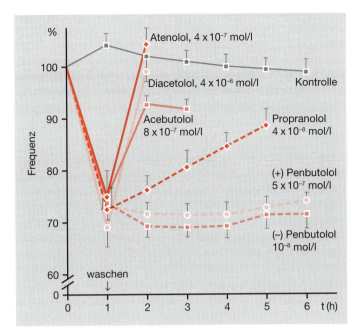

Abb. 5
Dauer der β-sympatholytischen Wirkung an spontan schlagenden rechten Meerschweinchenvorhöfen. Bei t = 0 erfolgte eine Stimulation durch 10^{-8} mol/l Isoprenalin (IPN), die ca. 50% des Maximums betrug und als Bezugswert (100%) diente. Nach einstündiger Inkubation mit äquieffektiven Konzentrationen verschiedener β-Rezeptorenblocker erfolgte eine erneute Isoprenalin-Stimulation (Hemmung der IPN-Wirkung um ca. 25%). Dann wurden die Präparate gewaschen und die Isoprenalin-Stimulation in Abwesenheit der β-Rezeptorenblocker in einstündigen Abständen wiederholt (nach *Borchard* et al. [9]).

Hydrophile β-Rezeptorenblocker wie Atenolol und Diacetolol werden demgegenüber rasch aus dem Gewebe ausgewaschen, besitzen jedoch meistens eine lange Plasmahalbwertszeit (Tabelle 6, S. 28), die für die biologische Wirkdauer entscheidend ist. Eine Sonderstellung nehmen die Substanzen Betaxolol bzw. Bisoprolol ein, die an der Grenze hydrophil/lipophil einzuordnen sind, sowohl renal wie auch hepatisch eliminiert werden und aufgrund einer nur sehr langsam ablaufenden metabolischen Clearance Plasmahalbwertszeiten von 14–20 bzw. 10–12 Stunden aufweisen. Auf die Bedeutung der Hydro- bzw. Lipophilie für die pharmakokinetischen Parameter wird in Abschnitt 4 näher eingegangen.

Von klinischer Bedeutung, vor allem im Hinblick auf die Nebenwirkungen, ist die Passage von β-Rezeptorenblockern durch die Blut-Hirn-Schranke. Hydrophile Substanzen wie Atenolol und Nadolol reichern sich nur geringfügig im Hirngewebe an (Tabelle 4). Daher treten zentralnervöse Nebenwirkungen wie Psychosen, Depressionen, Halluzinationen und Schlafstörungen bei hydrophilen β-Rezeptorenblockern nur in geringem Maße auf

Tabelle 4 Konzentrationsverhältnisse für die Verteilung von β-Rezeptorenblockern in Liquor und Gehirn des Menschen und der Lunge der Ratte* (nach *Cruickshank* [52])

β-Rezeptoren-blocker	Plasma Liquor	Gehirn Plasma	Gehirn Liquor	Lunge* Blut
Propranolol	10	17	171	34
Metoprolol	1	14	16	12
Atenolol	15	0,1	2	2

[24]. Bei 63 Patienten, die während der Verabreichung lipophiler Präparate ZNS-Nebenwirkungen aufwiesen, konnten die Beschwerden in 92% der Fälle nach Umstellung auf Atenolol beseitigt oder eine Besserung erzielt werden.

Auch Bisoprolol penetriert nur zu einem geringen Teil durch die Blut-Hirn-Schranke. Bei Wistar-Ratten betrug 30 min nach Applikation von 10 mg/kg das Konzentrationsverhältnis Gehirn/Plasma für Bisoprolol 2, dagegen für Metoprolol 8, Propranolol 40 und Atenolol < 0,1.

Tierexperimentelle Untersuchungen haben ergeben, daß Alprenolol und Propranolol nach i.v.-Gabe im Gehirn bereits nach 30 min Gleichgewichtskonzentrationen erreichen, die bis 15fach höher liegen als die Plasmakonzentrationen. Hydrophile Substanzen wie das aus dem Handel gezogene Practolol erreichen demgegenüber erst nach 12–24 h die Gleichgewichtskonzentration im Hirngewebe. Erste Untersuchungen der Gleichgewichtskonzentrationen von Propranolol beim Menschen zeigen eine Übereinstimmung mit den in Tierexperimenten erhobenen Befunden. Auch im Lungengewebe reichern sich lipophile β-Rezeptorenblocker an (Tabelle 4, S. 23). Es liegen jedoch keine vergleichenden klinischen Untersuchungen zu der Frage vor, ob die hohe Lipophilie mit einer höheren Rate an Ventilationsstörungen verbunden ist.

3.4.4.2 Bindung an Proteine

Die Plasmaeiweißbindung der meisten β-Rezeptorenblocker korreliert zu ihrer Lipophilie. Sie beträgt zum Beispiel für die hydrophilen Präparate Sotalol bzw. Nadolol 0 bzw. 3% und für die lipophilen Substanzen Propranolol bzw. Penbutolol 93 bzw. 95%. Dies ist jedoch nicht die Regel, denn die mäßig lipophilen β-Rezeptorenblocker Betaxolol, Bisoprolol bzw. Carteolol weisen eine Plasmaeiweißbindung von 50, 30 bzw. 15% auf. Die Affinität zum β-Rezeptor ist bei lipophilen im Vergleich zu hydrophilen β-Rezeptorenblockern im allgemeinen höher. Dies scheint, abgesehen von einigen Ausnahmen, auch für die Substanzen mit hoher Plasmaeiweißbindung zuzutreffen. Demnach sind hohe Lipidlöslichkeit und Plasmaeiweißbindung mit einer hohen Affinität zum β-Rezeptor verbunden. Auf die Bedeutung der Plasmaeiweißbindung für die pharmakokinetischen Eigenschaften der β-Rezeptorenblocker wird in Abschnitt 4.3 eingegangen.

3.4.5 Stereospezifität

Die für die β-Rezeptorenblockade verantwortliche S-Form zeigt eine etwa gleich starke unspezifische Membranwirkung wie die kaum sympatholytisch wirksame R-Form. Es ist nicht zu erwarten (s. Abschnitt 3.4.4.1), daß durch Razematspaltung und Einführung der reinen S-Form (Penbutolol, Timolol) unter therapeutischen Bedingungen weniger unspezifische, d.h. von der β-Rezeptorenblockade unabhängige, Nebenwirkungen auftreten. Die fehlende antianginöse bzw. antiarrhythmische Wirkung der R-Formen ist mittlerweile eindeutig nachgewiesen worden [20, 21]. Nur die S-Form von Propranolol vermag Herzrhythmusstörungen zu unterdrücken. Dies spricht dafür, daß die antiarrhythmische Wirkung der meisten β-Rezeptorenblocker auf der Aufhebung der arrhythmogenen Wirkung der Neurotransmitter Noradrenalin und Adrenalin beruht, die bei erhöhtem Sympathikustonus (z.B. physischer und psychischer Streß, Infarkt) vermehrt ausgeschüttet werden.

Andererseits wirkt Sotalol in therapeutischen Konzentrationen zusätzlich antiarrhythmisch, indem es die effektive Refraktärzeit verlängert. Sowohl die S- wie auch die R-Form von Sotalol zeigen die genannte Wirkung, die auf einer Hemmung von kardialen Kalium-Auswärtsströmen beruht.

Sowohl die R-Form wie auch das Razemat von Propranolol in einer Dosis von 2 x 80 mg/Tag sind in der Lage, die Konversion von T_4 zu T_3 zu hemmen [22]. Weiterhin konnte gezeigt werden, daß R-Propranolol wie auch das Razemat bei der Behandlung der Migräne wirksamer sind als Plazebo [75]. Allerdings sind bekanntlich Therapieerfolge bei Schmerzzuständen nur sehr schwer zu objektivieren. Weiterhin ergibt sich die prinzipielle Frage, ob bei der Herstellung der R-Form aus einem Razemat die vollständige Abtrennung der S-Form gewährleistet ist oder eine Kontamination mit der S-Form therapeutische Effekte der R-Form vortäuscht.

Zusammenfassung

β-Rezeptorenblocker hemmen kompetitiv die Wirkung von Catecholaminen (z. B. Noradrenalin) auf $β_1$- und $β_2$-Rezeptoren verschiedener Organe, wobei die therapeutischen Effekte vorwiegend durch Blockade der $β_1$-Rezeptoren, die meisten rezeptorspezifischen Nebenwirkungen durch Blockade der $β_2$-Rezeptoren zustande kommen. Die Wirkung der β-Rezeptorenblocker ist bei hohem Sympathikustonus besonders stark. Die pharmakodynamischen Eigenschaften Affinität, Stereospezifität, $β_1$-Selektivität und intrinsische sympathomimetische Aktivität (ISA), die physikalisch-chemischen Parameter Lipophilie und Proteinbindung sowie die pharmakokinetischen Besonderheiten bestimmten das Wirkprofil der zahlreichen im Handel befindlichen Substanzen. Die Affinität ist mitentscheidend für die Dosishöhe. Die $β_1$-Selektivität läßt sich zur Vermeidung $β_2$-rezeptorspezifischer Nebenwirkungen nutzen. Die ISA spielt wahrscheinlich nur bei hoher Dosierung, z. B. bei i.v.-Applikation, und zur Vermeidung von Absetzphänomenen eine Rolle. Die Lipophilie ist zum einen für die pharmakodynamische Wirkdauer, zum anderen für die Pharmakokinetik (Metabolismus in der Leber, Passage der Blut-Hirn-Schranke) bedeutsam.

4. Pharmakokinetik

β-Rezeptorenblocker zeigen in bezug auf ihre pharmakokinetischen Eigenschaften, wie Resorption, Lebermetabolismus, Plasmaeiweißbindung, Verteilungsvolumen und renale

Tabelle 5

Substanz	Resorption	Bioverfügbarkeit %	F.P.E.[1]	Akt. Met.[2]	PEB[3] %	Verteil.-Vol. l/kg
Acebutolol		40–60[9]	+	+[4]	11–25	1,35
Alprenolol	> 95	10–30[9]	+	+	80	3,3
Atenolol	50	50	–	–	3	0,7
Betaxolol	> 95	80	–	–	50	6,0
Bisoprolol	> 90	88	–	–	30	3,2
Bopindolol	> 95	60–70[7]	+	+	65[7]	2,9
Bupranolol	> 95	< 10	+[5]	+[5]	76	
Carazolol	> 85	< 10	+	–	81	10,9[8]
Carteolol	> 90	90	–	+	15	3,6
Carvedilol	85	25	+	+	98	2
Celiprolol	50	50[9]	–	–	25	6,5
Esmolol[11]				–	56	3,4
Mepindolol	> 95	> 95			50	5,7
Metipranolol[6]	> 95	50	+	+	70	3,5
Metoprolol	> 95	50[9]	+	–	12	5,6
Nadolol	30	20–30	–	–	25	2,5
Oxprenolol	> 90	24–60	+	–	80	1,3
Penbutolol	> 90	> 90	–	–	95	0,3
Pindolol	90	90	–	–	60	2,0
Propranolol	> 90	30[9]	+	+	93	3,6
Sotalol	75–90	75–90	–	–	0	2,0
Talinolol	50–70	55[10]	–	–	60	3,3
Tertatolol	85	64	+		94	0,43
Timolol	90	50–75[9]	+	–	10	1,4–3,5

[1]F.P.E. = „First-pass"-Effekt; [2]Akt. Met. = aktive Metaboliten mit klinischer Relevanz; [3]PEB = Plasmaeiweißbindung; [4]Diacetolol; [5]Carboxybupranolol entsteht zu >90%, Bupranolol ist im Blutplasma nicht mehr nachweisbar (<1 ng/ml); [6]Desacetyl-Metipranolol, das aus Metipranolol bereits während der Resorption als die einzige β-Rezeptor-blockierende Substanz entsteht; [7]hydrolisiertes Bopindolol als aktiver Metabolit; [8]vorläufiges Ergebnis mit radioaktiv markiertem Carazolol; [9]Dosisabhängige, Bioverfügbarkeit; [10]Abnahme der Bioverfügbarkeit mit Nahrungsaufnahme; [11]nur i.v.-Gabe

bzw. biliäre Elimination, entscheidende Unterschiede (Tabellen 5, 6). Diese lassen sich differentialtherapeutisch nutzen, vor allem, wenn Grunderkrankungen wie Leber- oder Niereninsuffizienz vorliegen oder wenn bei gleichzeitiger Applikation anderer Medikamente eine Arzneimittelinteraktion auftreten kann. Es ist daher empfehlenswert, die pharmakokinetischen Besonderheiten der zahlreichen im Handel befindlichen Präparate als Auswahlkriterien insbesondere für die Langzeittherapie zu nutzen.

Tabelle 6

Substanz	Plasma HWZ[1] (h)	Renale Elimination %[2] unverändert	Renale Elimination %[2] gesamt	Gesamtkörper-Clearance (ml/min)	Renale Clearance (ml/min)
Acebutolol	7–13	< 10	25–54	600	200
Alprenolol	2–3	< 1	> 90	1200	≈ 0
Atenolol	6–9	47	47	100–180	100–170
Betaxolol	14–20	15	80	326	47
Bisoprolol	10–12	50	95	257	140
Bopindolol	10–14	?	50	515	?
Bupranolol	1–2[3]	0	> 90[3]		≈ 0
Carazolol	8[5]	< 0,2	< 10	3500[5]	10[5]
Carteolol	7	65	75	650	277
Carvedilol	7	< 2	15	600	≈ 0
Celiprolol	5	23,5	23,5	850	150
Esmolol	9	< 2	80	19950	≈ 0
Mepindolol	4,2	2	65–75	650	≈ 0
Metipranolol[4]	3	4	> 40	1237 (i.v.)	100
Metoprolol	3–4	3	> 97	1100	109
Nadolol	14–24	25	25	110	67
Oxprenolol	1–3	< 5	70–95	600	≈ 0
Penbutolol	1–3[6]	< 1	> 90	350	≈ 0
Pindolol	3–4	40	> 90	400	163
Propranolol	3–4	< 1	> 90	1000	≈ 0
Sotalol	15	75–90	75–90	120	120
Talinolol	12	28	28	343	196
Tertatolol	3	< 1	55	130	≈ 0
Timolol	5,5	< 20	73	560	70–109

[1]HWZ = Halbwertszeit (β-Phase) nach oraler Applikation mit Ausnahme von Esmolol (i.v.); [2]% der Dosis; [3]Carboxybupranolol; [4]die Daten beziehen sich auf Desacetyl-Metipranolol, das aus Metipranolol bereits während der Resorption als die einzige β-Rezeptor-blockierende Substanz entsteht; [5]vorläufiges Ergebnis mit radioaktiv markiertem Carazolol; [6]Penbutolol besitzt eine terminale Halbwertszeit (γ-Phase) von etwa 27 Stunden

4.1 Resorption, Bioverfügbarkeit

Hydrophile Substanzen werden nur unvollständig im Magen-Darm-Trakt absorbiert, Nadolol zu ca. 30%, Atenolol zu ca. 50%. Da sie keinem „First-pass"-Effekt unterliegen, d.h. beim ersten Durchgang durch die Leber nicht metabolisiert werden, wird ihre Bioverfügbarkeit in erster Linie durch die Resorption bestimmt. Die Bioverfügbarkeit gibt den nach oraler Gabe im Vergleich zur i.v.-Applikation im zentralen Kompartiment (Intravasalraum) verfügbaren Substanzanteil an und wird aus den Plasmaspiegelverläufen bestimmt, indem die Flächen unter den Plasmaspiegel-Kurven (AUC) für beide Applikationsarten miteinander verglichen werden ($AUC_{oral}/AUC_{i.v.} \times 100 = \%$ Bioverfügbarkeit).

Lipophile β-Rezeptorenblocker, wie Penbutolol, Propranolol, Oxprenolol und Alprenolol, sowie schwach lipophile Substanzen, wie Betaxolol, Bisoprolol, Pindolol und Metoprolol, werden nahezu vollständig aus dem Magen-Darm-Trakt resorbiert. Infolge eines hohen „First-pass"-Effektes werden ca. 90% von oral verabreichtem Alprenolol, ca. 70% von Propranolol sowie ca. 50% von Metoprolol und Oxprenolol in der Leber in inaktive oder z.T. aktive Metaboliten (Propranolol) überführt (Tabelle 5, S. 27). Betaxolol, Bisoprolol, Penbutolol und Pindolol werden zu ca. 90% bioverfügbar, da sie keinem nennenswerten „First-pass"-Effekt unterliegen.

Bei den hochaffinen β-Rezeptorenblockern Bupranolol und Carazolol sind die Plasmaspiegel so niedrig, daß sie kaum noch meßbar sind. Die unter der Nachweisgrenze liegenden Bupranolol-Konzentrationen reichen offensichtlich aus, um therapeutisch nachweisbare Wirkungen auszulösen. Denn Carboxybupranolol, der Hauptmetabolit von Bupranolol, hat eine so niedrige Affinität zum β-Rezeptor, daß die Plasmaspiegel zu gering sind, um für die biologische Wirkung verantwortlich zu sein. Metipranolol wird bereits beim Resorptionsvorgang vollständig in Desacetyl-Metipranolol überführt, das die eigentliche Wirksubstanz darstellt (Tabelle 5, S. 27). Die Resorption der β-Rezeptorenblocker erfolgt sehr rasch, und Spitzenspiegel werden bereits nach 1–3 h erreicht.

4.2 Metabolismus, Retardpräparate

Wie bereits erwähnt, werden eine Reihe von β-Rezeptorenblockern vor Erreichen des Blutkreislaufes in aktive oder inaktive Metaboliten verstoffwechselt. Der bioverfügbare Anteil einiger Substanzen verhält sich allerdings nicht proportional zur Dosis (Tabelle 5, S. 27). Er ist bei niedriger Dosierung gering und nimmt mit ansteigender Dosis zu. Dies läßt auf einen sättigbaren enzymatischen Abbau in der Leber schließen. Bei β-Rezeptorenblockern mit hohem „First-pass"-Effekt und dosisabhängiger Bioverfügbarkeit muß daher bei Applikation von Retardformen mit einem geringeren bioverfügbaren Dosisanteil gerechnet werden. Durch die verzögerte Freisetzung sind die Spitzenspiegel niedriger und treten erst später auf als bei gleicher Dosis der nicht retardierten Formen. Oxprenolol zeigt zwar eine hohe präsystemische Abbaurate, jedoch ist diese unabhängig von der Dosis [25], so daß Retardformen dieser Substanz keine wesentlich geringere Bioverfügbarkeit haben.

Das Ausmaß des „First-pass"-Effektes weist eine hohe interindividuelle Variabilität auf. Dies ist der Grund dafür, daß erhebliche Schwankungen der Plasmaspiegel auftreten können. Während interindividuelle Unterschiede der Plasmakonzentrationen im allgemeinen 1:2 bis 1:6 betragen, steigen sie bei Metoprolol auf 1:10 und bei Alprenolol und Propranolol auf 1:20 an [26].

Die wesentlichen Abbauwege der β-Rezeptorenblocker sind in Abbildung 6 zusammengefaßt [25]. Die Glucuronidierung der sonst unveränderten Substanz ist der alleinige und nahezu vollständig ablaufende Metabolisierungsschritt bei Oxprenolol und Penbutolol. Das nicht mehr β-sympatholytisch wirksame Glucuronid wird über die Nieren ausgeschieden. Einem ausgeprägten Metabolismus unterliegen ferner Betaxolol, Bunitrolol, Mepindolol, Metoprolol und Timolol. Bisoprolol wird zu 50% in der Leber metabolisiert und zu 50% unverändert renal eliminiert („balanced clearance").

Die Hauptmetaboliten von Propranolol und Alprenolol sind die 4-Hydroxy-Derivate. Sie entstehen bereits beim ersten Durchgang durch die Leber und besitzen eine etwa gleich starke β-sympatholytische Wirkung wie die Muttersubstanzen. Oral appliziertes Alprenolol wird nahezu vollständig in das 4-Hydroxy-Derivat überführt, das die eigentliche Wirksubstanz darstellt. Bei Propranolol wurden bis zu 18 verschiedene Metaboliten identifiziert [26].

Auch Bupranolol, Carazolol und Metipranolol unterliegen einem ausgeprägten (> 90%) Metabolismus, bevor sie den großen Blutkreislauf erreichen. Während Bupranolol und Carazolol die eigentlichen Wirksubstanzen darstellen, ist Desacetyl-Metipranolol, wie bereits erwähnt, alleine für die therapeutische Wirkung von Metipranolol verantwortlich. Seine β-sympatholytische Wirkungsstärke entspricht der von Metipranolol.

Acebutolol und Pindolol nehmen eine Mittelstellung ein, da sie nur unvollständig metabolisiert werden. Bei Langzeittherapie mit Acebutolol liegen ca. 70% des bioverfügbaren Anteils als Diacetolol vor, das demnach mitverantwortlich für die therapeutische Wirkung von Acebutolol sein dürfte [28]. Dieser Hauptmetabolit besitzt eine größere β_1-Selektivität, schwächere intrinsische sympathomimetische Aktivität und eine längere Plasmahalbwertszeit als Acebutolol [9].

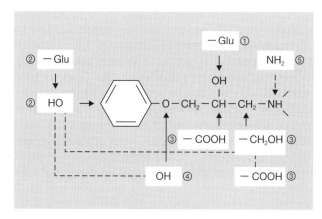

Abb. 6 Abbauwege der β-Rezeptorenblocker in der Leber.
Glu = Glucuronsäure. Die Zahlen geben die Metabolisierungsschritte an:
① Glucuronidierung der unveränderten Substanz an der OH-Gruppe der Seitenkette
② Aromatische Hydroxylierung und anschließende Glucuronidierung, z.T. kombiniert mit den unter 3. und 4. aufgeführten Reaktionen (– – – –)
③ oxidative Desaminierung
④ Ätherspaltung zum Phenol
⑤ N-Desalkylierung

Ohne nennenswerte Metabolisierung in der Leber bleiben die hydrophilen β-Rezeptorenblocker Atenolol, Nadolol und Sotalol.

4.3 Plasmaeiweißbindung, Verteilung im Organismus

Die Plasmaeiweißbindung der β-Rezeptorenblocker variiert zwischen 0 und 95%. Sie ist bis zu einem gewissen Grad zur Lipophilie korreliert, denn die lipophilen Substanzen Penbutolol bzw. Propranolol (Tabelle 2, S. 17) sind zu 95% bzw. 93% an Plasmaeiweiß gebunden. Dagegen weisen hydrophile Substanzen eine nur geringe Plasmaeiweißbindung auf. Sie beträgt z. B. für Sotalol 0%, Atenolol 3%, Nadolol 25% und Diacetolol, den hydrophilen Hauptmetaboliten von Acebutolol, 8%. Die Plasmaeiweißbindung bestimmt den zur Diffusion in die Gewebe befähigten Substanzanteil und ist zusammen mit der Lipophilie für die Größe des Verteilungsvolumens verantwortlich. Propranolol mit einer hohen Plasmaeiweißbindung (> 90%), also einem relativ geringen Anteil an freier, ins Gewebe diffundierender Substanz, hat ein kleineres Verteilungsvolumen (3,6 l/kg) als Metoprolol (5,6 l/kg), das zwar eine erheblich geringere Penetrationsfähigkeit durch lipophile Barrieren als Propranolol, jedoch eine bei weitem geringere Plasmaeiweißbindung (12%) besitzt. Noch deutlicher wird dies bei Betaxolol, dessen Verteilungskoeffizient ca. 10 fach geringer als der von Propranolol ist, das aber infolge der niedrigeren Plasmaeiweißbindung ein Verteilungsvolumen von 6 l/kg besitzt. Auf die Anreicherung lipophiler β-Rezeptorenblocker im ZNS und im Lungengewebe wurde bereits im Abschnitt 3.4 näher eingegangen (s. Tabelle 4, S. 23).

4.4 Elimination

4.4.1 Renale und hepatische Clearance

Die Elimination der β-Rezeptorenblocker erfolgt durch Biotransformation in der Leber bzw. durch Ausscheidung über die Nieren oder mit den Faeces. Während für lipophile Substanzen der metabolische Abbau bzw. die Umwandlung in die ausscheidungsfähige Form (Glucuronid, Sulfat) im Vordergrund steht (z. B. Alprenolol, Betaxolol, Bunitrolol, Penbutolol, Propranolol), werden hydrophile β-Rezeptorenblocker nahezu vollständig in unveränderter Form renal eliminiert (z. B. Atenolol, Diacetolol, Nadolol, Sotalol). Zwischen diesen Extremen gibt es fließende Übergänge (s. Tabelle 6, S. 28). Pindolol und Bisoprolol sind charakteristische Beispiele für β-Rezeptorenblocker, die sowohl durch Biotransformation als auch durch Ausscheidung über die Nieren eliminiert werden. Lipophile, in der Leber metabolisierte β-Rezeptorenblocker weisen im allgemeinen kurze Plasmahalbwertszeiten für die β-Phase auf (1–5 h), hydrophile, über die Nieren ausgeschiedene Substanzen dagegen lange Halbwertszeiten (> 10 h). Von besonderer Bedeutung sind aktive Metaboliten, da für sie zu klären ist, wie stark ihr Anteil an der therapeutischen Wirkung ist und welchem Eliminationsmodus sie unterliegen. Dies gilt insbesondere bei Acebutolol für den Hauptmetaboliten Diacetolol, bei Alprenolol und Propranolol für die 4-OH-Derivate, bei Metipranolol für das Desacetyl-Metipranolol und bei Carteolol für das 8-OH-Carteolol.

Neben der hepatischen Biotransformation und der renalen Elimination spielt für einige β-Rezeptorenblocker die Ausscheidung mit den Faeces sowohl der Muttersubstanz wie auch aktiver oder inaktiver Metabolite eine große Rolle. Bei Acebutolol werden bis zu 60% der Dosis, bei Bunitrolol etwa 50% und bei Mepindolol 25–30% mit dem Stuhl ausgeschieden. Die Substanzen durchlaufen z.T. den enterohepatischen Kreislauf, so daß z. B. für Acebutolol eine exakte Messung der Resorptionsquote bislang nicht vorliegt. Für die via Faeces eliminierten Substanzen ist der Metabolismus in der Leber für die Überführung in enteral ausscheidungsfähige Metaboliten verantwortlich.

Die Elimination ist bei einigen β-Rezeptorenblockern von der Applikationsart abhängig. Bei Substanzen mit ausgeprägtem „First-pass"-Effekt ist nach i.v.-Gabe der renal eliminierte Anteil an unveränderter Muttersubstanz erheblich größer als nach oraler Applikation. Dies konnte insbesondere für Propranolol gezeigt werden. Die in den Tabellen 5 und 6 dargestellten Daten beziehen sich auf die orale Verabreichung.

Die Gesamtkörper-Clearance von Alprenolol, Metoprolol und Propranolol beträgt etwa 1000 ml/min und liegt in der Größenordnung des Blutflusses durch die Leber. Dies deutet auf die vorwiegend hepatische Clearance dieser Substanzen hin. Sehr kleine Werte für die Gesamtkörper-Clearance sind demgegenüber ein Hinweis auf die renale Elimination. Bei Atenolol und Nadolol stimmen die Werte für die Gesamtkörper- und renale Clearance in etwa überein und liegen bei etwa 100 ml/min. Für diese Substanzen konnte eine lineare Korrelation zwischen der renalen Clearance und der glomerulären Filtrationsrate nachgewiesen werden [30].

4.4.2 Elimination bei Nieren- und Leberinsuffizienz, Hämodialyse

Die meisten in der Literatur erhobenen pharmakokinetischen Daten beziehen sich auf gesunde Probanden (s. auch Tabellen 5 und 6, S. 27/28). Bei eingeschränkter Nierenfunktion nimmt bei den hydrophilen β-Rezeptorenblockern Atenolol, Carteolol, Diacetolol (Hauptmetabolit von Acebutolol), Nadolol und Sotalol die renale Ausscheidung ab und die Plasmahalbwertszeit zu (Tabelle 7). Bei Patienten mit terminaler Niereninsuffizienz und glomerulärer Filtrationsrate von < 10ml/min steigt die Plasmahalbwertszeit auf 40–45 h an. Um eine Kumulation zu vermeiden, muß die Dosierung entsprechend dem Schweregrad der Niereninsuffizienz auf 50–25% der initialen Dosis reduziert werden. Die in Tabelle 8 (S. 33) aufgeführten hydrophilen β-Rezeptorenblocker lassen sich gut hämodialysieren, da sie eine niedrige Plasmaeiweißbindung und ein relativ niedriges Verteilungsvolumen aufweisen. Die während Hämodialyse bestimmten Plasmahalbwertszeiten liegen zum Teil noch unter den bei Normalpersonen gemessenen Werten.

Tabelle 7 Plasmahalbwertszeit (h) bei Niereninsuffizienz (nach *Knauf* et al. [30])

Freiname	Nierenfunktion			
	normal	leicht reduziert	terminal	während Hämodialyse
Atenolol	5– 7	11	40	3– 5
Diacetolol	9–14		40	5–10
Nadolol	14–24	26	45	3– 5
Sotalol	6–12	10–14	42	7

Tabelle 8 Dosierung hydrophiler β-Rezeptorenblocker bei Niereninsuffizienz (nach *Knauf* et al. [30])

β-Rezeptoren-blocker	Kreatinin-Clearance ml/min	Serum-Kreatinin mg%	Initial-dosis mg	Erhaltungs-dosis mg
Atenolol	> 30	< 2,5	100	100
	10–30	2,5–5	100	50
	< 10	> 5	100	25
Carteolol	> 30	< 2,5	10	10
	10–30	2,5–5	10	5
	< 10	> 5	10	2,5
Nadolol	> 30	< 2,5	120	120
	< 30	> 2,5	120	60
Sotalol	> 30	< 2,5	160	80
	< 30	> 2,5	160	25

Lipophile β-Rezeptorenblocker, wie Propranolol, verhalten sich bei terminaler Niereninsuffizienz annähernd wie bei normaler Nierenfunktion. Jedoch ist für Propranolol eine Kumulation der Metaboliten beobachtet worden. Die Plasmaspiegel von Propranolol-Glucuronid steigen auf das 18fache, die von 4-OH-Propranolol-Glucuronid auf das 20fache und die von Naphthoxy-Milchsäure auf das 29fache [30]. Unklar ist bislang, welche pharmakodynamischen Wirkqualitäten diesen Metaboliten in hoher Konzentration zukommen.

Durch Hämodialyse lassen sich die Abbauprodukte von Propranolol und auch von Metoprolol schnell eliminieren. Zu berücksichtigen bleibt, daß die während Hämodialyse erhöhten Serumlipide (infolge Heparin-Applikation) Propranolol aus der Plasmaeiweißbindung verdrängen können, so daß ein erhöhtes Verteilungsvolumen auftritt. Für Bisoprolol beträgt die Eliminationsrate bei Hämodialyse 5–10% (unveränderte Substanz) pro 4 Stunden.

Die Hauptindikationen der β-Rezeptorenblocker betreffen in erster Linie Patienten des höheren Lebensalters, bei denen eher mit einer eingeschränkten Nierenfunktion zu rechnen ist. Daraus ergibt sich die praktisch wichtige Forderung, bei älteren Patienten möglichst niedrige Dosierungen vor allem der β-Rezeptorenblocker einzusetzen, die unverändert über die Nieren ausgeschieden werden. Diese Forderung gilt auch für β-Rezeptorenblocker mit hohem „First-pass"-Effekt, die bei älteren Patienten eine deutlich höhere interindividuelle Variabilität der Plasmaspiegel aufweisen als bei jüngeren Patienten [26].

Bei Lebererkrankungen ist infolge einer geringeren Metabolisierungskapazität der Leberenzyme sowie einer Abnahme der Leberdurchblutung bei β-Rezeptorenblockern mit hoher hepatischer Clearance, wie z.B. Propranolol, eine höhere systemische Bioverfügbarkeit, eine Zunahme des Verteilungsvolumens und der Plasmahalbwertszeiten sowie eine Abnahme der Gesamtkörper-Clearance zu beobachten. Demnach ist bei diesen Substanzen im Falle einer eingeschränkten Leberfunktion eine Dosisreduktion erforderlich.

Für vorwiegend enteral eliminierte β-Rezeptorenblocker gelten bei Leberinsuffizienz die gleichen Aussagen wie für die in der Leber biotransformierten, aber renal eliminierten Substanzen. Denn bei eingeschränkter Leberfunktion ist die Ausscheidungskapazität der Muttersubstanzen und ihrer Metaboliten mit den Fäces gesenkt, so daß eine Dosisreduktion zu empfehlen ist.

Pindolol, das zu etwa 40% in unveränderter Form über die Nieren ausgeschieden wird und zu etwa 60% metabolisiert wird, zeigt bei Patienten mit hepatischer Insuffizienz keine Abnahme der Plasmahalbwertszeiten [31]. Allerdings ist bei Patienten mit schwerer Niereninsuffizienz die Eliminationshalbwertszeit um den Faktor 1,4 verlängert. Verglichen mit dem Faktor 4 für Diacetolol und Atenolol und dem Faktor 6 für Sotalol ist die Kumulation von Pindolol infolge des Fehlens aktiver Metaboliten relativ unkritisch.

Eine besonders ausgewogene Pharmakokinetik zeigt Bisoprolol. Da die Substanz zur Hälfte in der Leber metabolisiert und zur Hälfte renal unverändert eliminiert wird, braucht die Dosis bei Abnahme der renalen Clearance bis auf 10ml/min nicht verändert zu werden. Bei Ausfall eines Clearance-Organs (Niere, Leber) steigt die Plasmahalbwertszeit auf maximal das Doppelte an.

Zusammenfassung

β-Rezeptorenblocker unterscheiden sich in besonderem Maße hinsichtlich ihrer pharmakokinetischen Eigenschaften.

Lipophile Substanzen werden in der Leber, zum Teil in einem „First-pass"-Effekt, metabolisiert, wobei aktive Metaboliten mit andersartigem Wirkprofil entstehen können. Hydrophile β-Rezeptorenblocker werden nur geringfügig metabolisiert, dagegen zum größten Teil in unveränderter Form über die Niere ausgeschieden. Als pharmakokinetische Unterscheidungsmerkmale der β-Rezeptorenblocker lassen sich anführen: die Resorption, die Bioverfügbarkeit, das Verteilungsvolumen, die Plasmahalbwertszeit, die hepatische, renale bzw. Gesamtkörper-Clearance.

Diese Parameter sind wesentlich für die Dosishöhe, das Dosisintervall, die Verordnungsbesonderheiten bei eingeschränkter Leber- und/oder Nierenfunktion sowie für die Maßnahme bei Intoxikationen (Hämodialysierbarkeit).

5. Indikationen und differentialtherapeutische Aspekte

Angesichts der Erkenntnis, daß β-Rezeptorenblocker bei Beachtung der Kontraindikationen eine allgemein gut verträgliche Arzneimittelgruppe darstellen, ist ihre Anwendbarkeit auf vielen Gebieten der Medizin erprobt worden. Die derzeit wichtigsten Indikationen sind in Tabelle 9 zusammengefaßt. Die β-Rezeptorenblocker werden in erster Linie bei kardiovaskulären Erkrankungen verwendet. Hinzu kommen Einsatzgebiete wie Hyperthyreose, Phäochromozytom, Tremor, Migräne, psychische Erkrankungen, Pfortaderhochdruck und Glaukom.

Tabelle 9 Indikationen der β-Rezeptorenblocker

> 1. Arterielle Hypertonie, portale Hypertension, Phäochromozytom
> 2. Koronare Herzkrankheit, Prävention des Sekundärinfarktes
> 3. Herzrhythmusstörungen
> 4. Idiopathische dilatative Kardiomyopathie (niedrige Dosis)
> 5. Hyperkinetisches Herzsyndrom
> 6. Hypotone Kreislaufregulationsstörungen, Orthostasesyndrom
> 7. Hyperthyreose, thyreotoxische Krise
> 8. Tremor, Migräne
> 9. Angst, psychischer Streß, psychosomatische Störungen
> 10. Glaukom

5.1 Arterielle Hypertonie

Die wichtigsten zur Zeit verfügbaren Substanzgruppen zur Behandlung der arteriellen Hypertonie sind in Tabelle 10 zusammengefaßt. Erst wenn allgemeine Behandlungsmaßnahmen wie Kochsalzrestriktion, Abbau des Übergewichtes und Ausschaltung zusätzlicher Risikofaktoren wie Hypercholesterinämie oder Rauchen nicht wirksam werden, sollten Antihypertensiva eingesetzt werden.

Tabelle 10 Substanzen zur Behandlung der Hypertonie

> 1. Diuretika: Thiazide, Schleifendiuretika
> 2. β-Rezeptorenblocker mit und ohne Vasodilatation
> 3. Calciumantagonisten: Nifedipin-, Diltiazem-, Verapamil-Typ
> 4. Klassische Vasodilatatoren: Dihydralazin, Nitroprussid-Natrium, Minoxidil u.a.
> 5. $α_1$-Rezeptorenblocker: Prazosin, Doxazosin, Bunazosin u.a.
> 6. Zentrale Imidazolin$_1$- bzw. $α_2$-Rezeptoragonisten: Moxonidin bzw. Clonidin u.a.
> 7. Entleerung der Noradrenalin-Speicher: Reserpin
> 8. ACE-Hemmer: Captopril, Enalapril u.a.
> 9. Angiotensin II (AT_1)-Rezeptorenblocker: z.B. Losartan

β-Rezeptorenblocker sind mittlerweile fester Bestandteil der medikamentösen Therapie der arteriellen Hypertonie (Abbildung 8, S. 45). Folgende Vorteile sprechen für den Beginn einer Monotherapie mit β-Rezeptorenblockern:

▶ 1. β-Rezeptorenblocker sind vor allem beim Belastungshochdruck wirksam. Diesen Vorteil bieten andere Antihypertensiva (z. B. Diuretika) nicht in diesem Maße.

▶ 2. β-Rezeptorenblocker haben zusätzlich antiarrhythmische und antianginöse Wirkungen. Da Hypertoniker nicht selten eine koronare Herzkrankheit aufweisen, lassen sich diese Wirkqualitäten therapeutisch nutzen.

▶ 3. β-Rezeptorenblocker bewirken eine Regression der Herzmuskelhypertrophie, die bei etwa 75% der Hypertoniker nachweisbar ist.

▶ 4. Großangelegte Studien haben gezeigt, daß β-Rezeptorenblocker bis zu einem gewissen Grad eine Schutzwirkung vor Sekundärinfarkt besitzen (s. Abschnitt 5.3.7), die auch bei Hypertonikern nach durchgemachtem Herzinfarkt nutzbar sein dürfte.

▶ 5. β-Rezeptorenblocker haben ähnlich wie die Diuretika, Calciumantagonisten und ACE-Hemmer eine niedrige Nebenwirkungsquote.

Der antihypertensive Effekt von β-Rezeptorenblockern ist inzwischen für alle Präparate und Altersgruppen nachgewiesen und durch zahlreiche Publikationen belegt worden (Literaturübersicht s. [32, 33]). Nahezu alle Hochdruckformen, wie renale oder essentielle, milde, schwere oder sogar maligne Hypertonie, sind grundsätzlich einer Therapie mit β-Rezeptorenblockern zugänglich. Lediglich das Phäochromozytom, das die zusätzliche Gabe eines α-Rezeptorenblockers erforderlich macht, und der durch Clonidin-Entzug oder Hypoglykämie induzierte Hochdruck lassen sich durch Monotherapie mit β-Rezeptorenblockern nicht ausreichend behandeln.

Dennoch sprechen einige Hypertoniker nur unzureichend (diastolischer Blutdruck ≥ 90 mm Hg) auf eine Monotherapie mit β-Rezeptorenblockern an. Interessant ist die Beobachtung, daß hinsichtlich des Therapieerfolges ethnische Unterschiede bestehen. So konnte gezeigt werden, daß bei schwarzen im Vergleich zu weißen Südafrikanern eine deutlich geringere antihypertensive Wirkung der β-Rezeptorenblocker zu registrieren ist [34].

β-Rezeptorenblocker scheinen bei älteren im Vergleich zu jüngeren Hypertonikern in einer geringeren Zahl der Fälle eine antihypertensive Wirkung zu besitzen. Allerdings läßt sich die ursprünglich ausgesprochene Empfehlung, beim jüngeren Hypertoniker β-Rezeptorenblocker, beim älteren Saluretika bevorzugt einzusetzen [35], nicht uneingeschränkt unterstützen. Saluretika können beim älteren Patienten eine Reihe von Stoffwechselnebenwirkungen, wie Hyperglykämie und Hyperurikämie sowie Elektrolytverluste, auslösen. Unter Berücksichtigung der Kontraindikationen (s. Abschnitt 6) sind β-Rezeptorenblocker auch beim älteren Hypertoniker unter Berücksichtigung der Anwendungsbeschränkungen indiziert und erweisen sich hier als wirksame Antihypertensiva.

5.1.1 Wirkmechanismus der β-Rezeptorenblocker

Der Mechanismus der antihypertensiven Wirkung von β-Rezeptorenblockern ist bisher nicht endgültig geklärt. Als Hypothesen werden diskutiert:

- Hemmung präsynaptischer β-Rezeptoren
- Hemmung kardialer β-Rezeptoren, Senkung des Herzminutenvolumens
- Wirkung auf kreislaufregulatorische Zentren im ZNS
- Veränderung des Regler-Niveaus der Barorezeptoren
- Hemmung der Renin-Freisetzung
- Regression der Media-Hypertrophie von Widerstandsgefäßen.

β-Rezeptorenblocker hemmen an isolierten Organen die Freisetzung von Noradrenalin aus präsynaptischen Speicherstrukturen, indem sie die Wirkungen von Katecholaminen auf β-Rezeptoren der präsynaptischen Membran und die damit verbundene Verstärkung der Noradrenalinausschüttung verhindern (s. Abbildung 1, S. 11). Die Durchbrechung dieses positiven Feed-back-Mechanismus stellt eine interessante Interpretationsmöglichkeit der antihypertensiven Wirkung von β-Rezeptorenblockern dar. Allerdings konnte nachgewiesen werden, daß die präsynaptischen β-Rezeptoren vom $β_2$-Typ sind. Bisoprolol, das die höchste $β_1$-Selektivität besitzt, ist erwartungsgemäß ohne Wirkung auf die präsynaptische Noradrenalin-Freisetzung. Da die Substanz den erhöhten Blutdruck sehr effektiv zu senken vermag, ist die präsynaptische β-Rezeptorenblockade als antihypertensiver Wirkungsmechanismus wahrscheinlich ohne Bedeutung.

Die Senkung des Herzzeitvolumens [70], die jedoch nicht einheitlich beobachtet wurde [47], tritt unmittelbar ein und scheint zumindest an der Akutwirkung der β-Rezeptorenblocker beteiligt zu sein. Allerdings wird das volle Ausmaß der Blutdrucksenkung bei Hypertonikern erst nach 1–4 Wochen erreicht, ohne daß während dieser Zeit eine weitere Abnahme des Herzzeitvolumens zu beobachten wäre.

Die zentralnervöse Komponente der Blutdrucksenkung ist insofern fraglich, als z. B. der hydrophile β-Rezeptorenblocker Atenolol in nur minimaler Konzentration im Hirngewebe anzutreffen ist (vgl. Tabelle 4), obgleich er eine vergleichbare antihypertensive Wirkung wie die lipophile Substanz Propranolol zeigt. Da Atenolol eine nur relativ geringe Affinität zu β-Rezeptoren besitzt, ist mit einer nennenswerten zentralen β-sympatholytischen Wirkung kaum zu rechnen.

Eine Neueinstellung des Regler-Niveaus der Barorezeptoren („Resetting") durch β-Rezeptorenblocker als Ursache ihrer antihypertensiven Wirkung ist bisher nicht bewiesen [33]. Zwar existieren tierexperimentelle Untersuchungen, die auf eine Abnahme des Carotissinus-Reflexes durch Propranolol hinweisen, doch konnten andererseits entsprechende Beobachtungen während Timolol-Therapie beim Hypertoniker nicht bestätigt werden.

Auch die Hypothese, eine Senkung der Renin- und damit der Aldosteron-Aktivität im Plasma stünde in ursächlichem Zusammenhang mit der antihypertensiven Wirkung, läßt sich nicht uneingeschränkt aufrechterhalten. Vielmehr scheint die Korrelation Blutdrucksenkung und Abnahme der Plasma-Renin-Aktivität zufälliger Natur zu sein. Jedenfalls ließ sich nachweisen, daß auch bei Hypertonikern mit niedrigem Renin-Spiegel sowie bei Verwendung des β-Rezeptorenblockers Pindolol, der keine signifikante Hemmung der Renin-Freisetzung bewirkt, eine effektive antihypertensive Therapie möglich ist. Dennoch dürfte die Senkung des Renin-Spiegels bei den Patienten als Teilwirkung eine Rolle spielen, bei denen eine hohe Plasma-Renin-Aktivität gemessen wird.

Nichtselektive β-Rezeptorenblocker erhöhen nach Akutgabe den peripheren Widerstand, senken ihn jedoch geringfügig nach längerfristiger Applikation. Darüber hinaus haben zahlreiche klinische Studien gezeigt, daß das volle Ausmaß der Blutdrucksenkung während einer Therapie mit β-Rezeptorenblockern zum Teil erst nach Monaten erreicht wird. Diese Beobachtungen haben zu der Vermutung geführt, daß chronisch verabreichte β-Rezeptorenblocker die Mediahypertrophie in den arteriellen Widerstandsgefäßen reduzieren, so daß der periphere Gesamtwiderstand langsam abnimmt. Wenig bekannt ist über die Rolle des Endothels und Endothel-abhängiger Modulatoren des Gefäßtonus (z. B. EDRF) unter dem Langzeiteinfluß von β-Rezeptorenblockern.

Die Annahme, daß die während chronischer Gabe von β-Rezeptorenblockern erhöhte Ansprechbarkeit des Adenylatcyclase-Systems der glatten Muskulatur auf Stimulatoren wie PGE_2 oder Histamin zu einer verstärkten Relaxation führe, entbehrt bisher einer exakten Beweisführung.

So attraktiv die eine oder andere Hypothese auch sein mag, so schwer ist der Nachweis zu führen, daß sie für die therapeutische Wirkung verantwortlich ist. Wahrscheinlich handelt es sich bei der antihypertensiven Wirkung der β-Rezeptorenblocker um das Zusammenspiel mehrerer Mechanismen, die zur Zeit möglicherweise noch nicht alle erforscht sind.

5.1.2 Monotherapie mit β-Rezeptorenblockern: Dosierung, Plasmaspiegel, Wirkdauer

Durch die Monotherapie mit β-Rezeptorenblockern läßt sich bei bis zu 60% der Patienten mit leichter bis mittelschwerer Hypertonie der Blutdruck langfristig in den Normbereich senken.

Mittlerweile ist für nahezu alle β-Rezeptorenblocker gezeigt worden, daß eine einmalige tägliche Gabe zu einer Erniedrigung des Blutdrucks im 24-Stunden-Rhythmus führt. Allerdings ist das Ausmaß des antihypertensiven Effektes 24 Stunden nach der Einnahme, d. h. unmittelbar vor der nächsten Applikation, für die verschiedenen Substanzen unterschiedlich. In einer doppelblinden, randomisierten Multicenterstudie an 87 Patienten mit leichter bis mittelschwerer essentieller Hypertonie (diastolischer Blutdruck > 95 und ≤ 115 mm Hg) wurde nach 4wöchiger Gabe von einmal täglich 10 mg Bisoprolol bzw. 100 mg Metoprolol die Wirkung der beiden Substanzen auf Herzfrequenz, Blutdruck und Druck-Frequenz-Produkt in Ruhe und unter fahrradergometrischer Belastung (100 Watt) 3 und 24 Stunden nach der Einnahme miteinander verglichen [103]. Die nach 24 Stunden gemessenen Ruhewerte für den systolischen und diastolischen Blutdruck bzw. die Herzfrequenz betrugen in Prozent des 3-Stunden-Wertes für Bisoprolol 80, 83 bzw. 88%, dagegen für Metoprolol 74, 66 bzw. 58%. 24 Stunden nach der Einnahme lag in der Bisoprolol-Gruppe bei 86,4% und in der Metoprolol-Gruppe bei 69,8% der Patienten der diastolische Blutdruck bei Werten < 95 mm Hg. Während die Abnahme von systolischem

Blutdruck, Herzfrequenz und Druck-Frequenz-Produkt unter 100 Watt Belastung nach 3 Stunden für Bisoprolol und Metoprolol etwa gleich groß war, zeigte sich nach 24 Stunden eine signifikant stärkere Wirkung von Bisoprolol im Vergleich zu Metoprolol (Tabelle 11). Eine ausreichende Senkung der genannten Parameter ist insbesondere bei Patienten mit Hypertonie und begleitender koronarer Herzerkrankung von Bedeutung. Das gehäufte Auftreten von Myokardinfarkten in den Morgenstunden wird mit dem Anstieg des Blutdrucks erklärt, der bei arteriosklerotisch vorgeschädigten Koronararterien zum Einreißen der Plaques und zur Thrombozytenaggregation an den Rißstellen führen kann.

Tabelle 11 Systolischer Blutdruck (SBD), Herzfrequenz (HF) und Druckfrequenzprodukt (DFP) bei 100 Watt Belastung vor und nach einer vierwöchigen Behandlung von insgesamt 87 Hypertonikern mit 10 mg Bisoprolol (B) bzw. 100 mg Metoprolol (M), jeweils drei Stunden bzw. 24 Stunden nach Einnahme (p. a.) (nach *Haasis* und *Bethge* [103])

		vor Behandlung	p	nach 4 Wochen Behandlung			
				24 Std. p. a.	p	3 Std. p. a.	p
SBD (mm Hg)	B	205 ± 21	n.s.	175 ± 18	< 0,01	170 ± 21	n.s.
	M	203 ± 21		184 ± 20		173 ± 21	
HF (Schläge/min)	B	121 ± 19	n.s.	102 ± 18	< 0,05	100 ± 17	n.s.
	M	121 ± 15		111 ± 21		102 ± 17	
DFP (mm Hg x Schläge/min x 10^2)	B	248 ± 51	n.s.	180 ± 43	< 0,01	172 ± 42	n.s.
	M	246 ± 41		206 ± 53		177 ± 43	

Die Einmalgabe von Antihypertensiva ist differentialtherapeutisch von besonderer Bedeutung, da die Zuverlässigkeit der Einnahme (Compliance) mit zunehmender Anzahl der täglichen Applikationen abnimmt (Tabelle 12) und daher dem Medikament der Vorzug zu geben ist, das nur einmal täglich verabreicht zu werden braucht. Eine relativ hohe und schwer abzuschätzende Zahl an Hypertonikern ist als Therapieversager einzustufen, weil die regelmäßige Medikamenteneinnahme nicht sichergestellt ist. Dem Hypertoniker fehlt im allgemeinen der „Leidensdruck", der z. B. beim Patienten mit Angina pectoris die Compliance ganz wesentlich verbessert. Ein neues Antihypertensivum sollte demnach nicht nur nach seiner therapeutischen Wirksamkeit, sondern auch nach der Anzahl der täglich zu verabreichenden Dosen beurteilt werden. In dieser Beziehung sind β-Rezeptorenblocker als besonders günstig zu beurteilen, da sie in der Regel bei einmaliger täglicher Gabe den Blutdruck für 24 Stunden senken.

Tabelle 12 Regelmäßigkeit der Tabletteneinnahme in Abhängigkeit von der Dosierungshäufigkeit (nach *Holzgreve* [29])

Dosierung Tabletten/Tag	Patienten mit guter Compliance
1 x 1	86%
2 x 1	60%
3 x 1	54%
4 x 1	26%

Zahlreiche Studien haben gezeigt, daß die Plasmaspiegel der meisten β-Rezeptorenblocker zwar gut zur hemmenden Wirkung auf die β-Rezeptoren korrelieren (Messung der Herzfrequenz-Steigerung nach Isoprenalin i.v. oder während Fahrradergometrie), daß jedoch eine entsprechend gute Korrelation für die antihypertensive Wirkung fehlt [26]. Insbesondere für Propranolol und Metoprolol konnte bei Hypertonikern trotz vergleichbarer Blutdrucksenkung eine hohe interindividuelle Variabilität der Plasmaspiegel festgestellt werden, die z. B. für Pindolol 0–170 ng/ml betrug [36]. Es ist daher im allgemeinen nicht möglich, aus der Kenntnis der Konzentration eines β-Rezeptorenblockers im Plasma seine antihypertensive Wirkung vorauszusagen. Die Bestimmung der Plasmaspiegel ist sinnvoll zur Überwachung der Patienten, bei denen keine Wirkung festzustellen ist oder bei denen infolge von Nieren- bzw. Lebererkrankung eine Kumulation der Substanzen und/oder ihrer aktiven Metaboliten zu erwarten ist. In den meisten Fällen reicht es aus, wenn man sich nach der Abnahme der Herzfrequenz in Ruhe und unter Belastung oder nach dem klinischen Erfolg (Blutdrucksenkung) orientiert.

Der antihypertensive Effekt der β-Rezeptorenblocker nimmt kontinuierlich während der ersten zwei bis vier Behandlungswochen zu, erreicht dann einen Plateauwert und nimmt nach Beendigung der Einnahme verzögert wieder ab. Die Beurteilung, ob eine Medikation mit β-Rezeptorenblockern beendet werden kann oder noch weiterhin indiziert ist, erfordert eine Blutdruckkontrolle bis wenigstens 2 Wochen nach Beendigung der Therapie.

Angesichts der nur langsam einsetzenden Blutdrucksenkung durch β-Rezeptorenblocker ist häufig versucht worden, durch initial hohe Dosierungen oder durch Dosiserhöhung während der ersten Tage eine Wirkungssteigerung herbeizuführen. Wenn dann der Blutdruck in den Normbereich gesenkt ist, sind im allgemeinen niedrigere als die initialen Tagesdosen erforderlich. Hieraus ergibt sich für Langzeittherapie die Forderung, nach Einstellung des Blutdrucks die Dosierung so niedrig wie möglich zu wählen. Vor allem bei der länger andauernden Behandlung der arteriellen Hypertonie werden häufig zu hohe Dosen verwendet, so daß entsprechend die Nebenwirkungen in größerer Zahl und stärkerem Ausmaß auftreten. Die Therapie sollte mit niedrigen Dosierungen (s. Tabelle 13, Tagesdosis, niedrige Werte) begonnen werden und bei Ausbleiben eines Therapieerfolges langsam (z. B. alle 3 Tage) bis auf das etwa Zweifache gesteigert werden. Bei unzureichender Wirkung ist die Kombinationstherapie sinnvoller als eine weitere Dosissteigerung. Die pharmakodynamischen Wirkqualitäten der β-Rezeptorenblocker (vgl. Abschnitt 3) scheinen für den antihypertensiven Effekt ohne große Bedeutung zu sein.

Die hohe Wirksamkeit der β-Rezeptorenblocker, den Blutdruck insbesondere unter dynamischer Belastung zu senken, wurde in einer Studie an Sportstudenten unter Verwendung verschiedener Dosierungen nachgewiesen [95]. Die Abnahme des Belastungsblutdruckes betrug nach Gabe von 5 mg Penbutolol p.o. bereits 75% des nach 40 mg gemessenen Effektes (Abbildung 7, S. 42). Ähnliche Ergebnisse, d.h. hohe Wirksamkeit von β-Rezeptorenblockern auf den Belastungsblutdruck in bereits niedriger Dosis, wurden mittlerweile auch bei Hypertonikern dokumentiert.

Tabelle 13 Dosierungsempfehlungen für β-Rezeptorenblocker

Substanz	Tagesdosis[1] (mg)	Einzeldosen/Tag[2]
Acebutolol	200–400	2
Alprenolol	100–300	2–3
Atenolol	50–100	1
Betaxolol	10– 20	1
Bisoprolol	5– 10	1
Bopindolol		1
Bupranolol	50–150	2–3
Carazolol	5– 15	2–3
Carteolol	5– 10	1
Carvedilol	25– 50	1
Celiprolol	200–300	1
Mepindolol	5– 10	2–3
Metoprolol	50–200	2–3
Nadolol	60–120	1
Oxprenolol	80–160	2–3
Penbutolol	20– 40	1
Pindolol	5– 15	2–3
Propranolol	40–120	2–3
Sotalol	80–160	2
Talinolol	150	1
Tertatolol	5	1

Starre Dosierungsrichtlinien sind nicht sinnvoll, da die interindividuelle Ansprechbarkeit der Patienten auf β-Rezeptorenblocker in starkem Maße variieren kann.
[1] Die niedrigen Dosierungen sind für den Therapiebeginn zu empfehlen und können bei Langzeittherapie gegebenenfalls noch unterschritten werden.
[2] Die Zahl der Einzeldosen/Tag bezieht sich auf die Therapie der koronaren Herzkrankheit und Herzrhythmusstörungen. Bei Hypertonie reicht bei den meisten Substanzen eine einmalige Gabe/Tag.

5.1.3 Differentialtherapie

Bei über 90% der Hypertoniker liegt eine primäre bzw. essentielle Hypertonie vor. Da die zugrunde liegenden Pathomechanismen für einen individuellen Patienten in der Regel unbekannt sind und vielfältiger Natur sein können, ist die Wirksamkeit eines Antihypertensivums nicht kalkulierbar. Bei jüngeren Patienten mit vergleichsweise hohem Sympathikustonus sind β-Rezeptorenblocker oder ACE-Hemmer vorzugsweise zu empfehlen.

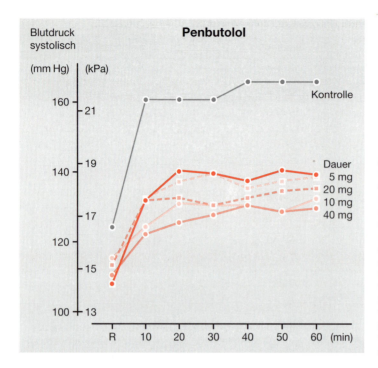

Abb. 7
Das Verhalten des systolischen Ruhe- und Belastungsblutdrucks im Belastungstest mit 50% der maximalen Leistungsfähigkeit auf dem Fahrradergometer ohne Medikament (Kontrolle), nach akuter Gabe von 5–40 mg Penbutolol und chronischer Gabe von 40 mg/die (Dauer) (n = 6). Es sind die Mittelwerte angegeben (nach *Koebe* [95]).

Bei älteren Hypertonikern (> 65 Jahre) spielen die begleitenden Grunderkrankungen und die unerwünschten Wirkungen des Antihypertensivums eine entscheidende Rolle bei der Auswahl des Antihypertensivums. In einer Studie mit 60 älteren Hypertonikern (> 60 Jahre) ergab sich für 1 x 10–20 mg/Tag Bisoprolol eine vergleichbare Blutdrucksenkung wie für 2 x 20–40 mg Nifedipin retard, jedoch war die Nebenwirkungsrate in der Nifedipin-Gruppe deutlich höher als in der Bisoprolol-Gruppe [111].

Prinzipiell sind bei Respondern auf eine antihypertensive Behandlung als wesentliche Auswahlkriterien für die Monotherapie die Zusatzerkrankungen, die Prognoseverbesserung (Primärprävention) und die Verträglichkeit zu nennen.

5.1.3.1 Zusatzerkrankungen

Bei begleitender koronarer Herzkrankheit eignen sich in erster Linie β-Rezeptorenblocker oder Calciumantagonisten [40]. Beide Substanzgruppen bewirken eine Regression der beim Hypertoniker häufig anzutreffenden und die Koronarreserve einschränkenden Herzmuskelhypertrophie. Die Regression einer linksventrikulären Hypertrophie (LVH) nach 6monatiger Behandlung mit β-Rezeptorenblockern liegt bei 10–15% und ist mit der Wirksamkeit von Calciumantagonisten oder ACE-Hemmern vergleichbar [112]. Der günstige Einfluß von β-Rezeptorenblockern auf die LVH ist besonders hervorzuheben, da die LVH ein eigenständiger Risikofaktor für die kardiale Mortalität ist. Darüber hinaus haben zahlreiche Untersuchungen an einem umfangreichen Patientenkollektiv gezeigt, daß sich die Gabe von β-Rezeptorenblockern nach einem Myokardinfarkt zur Verringerung der Morbidität und Mortalität (Sekundärprävention) nutzen läßt (s. Abschnitt 5.3.7). Daher sind β-Rezeptorenblocker beim Hypertoniker nach Myokardinfarkt Mittel der ersten Wahl.

Besteht ein Diabetes mellitus als Begleiterkrankung, so sollten nicht-$β_1$-selektive β-Rezeptorenblocker zurückhaltend eingesetzt werden, da sie die über $β_2$-Rezeptoren vermittelte Glykogenolyse hemmen. Insbesondere unter körperlicher Belastung kann beim Diabetiker eine ausgeprägte Hypoglykämie auftreten, deren klinische Zeichen durch die β-Rezeptorenblockade maskiert werden. Bei Patienten mit Fettstoffwechselstörungen sollten nicht-$β_1$-selektive β-Rezeptorenblocker nur zurückhaltend eingesetzt werden, da sie eine Steigerung der Triglyceride und eine Senkung des HDL-Cholesterins bewirken können. Für Substanzen mit $β_1$-Selektivität, partieller sympathomimetischer Aktivität (ISA) oder zusätzlicher $α_1$-Rezeptorenhemmung sind die genannten ungünstigen Wirkungen auf den Fettstoffwechsel entweder abgeschwächt oder nicht vorhanden (s. Abschnitt 6). Bei Patienten mit Herzinsuffizienz aufgrund einer ischämischen Kardiomyopathie sollten β-Rezeptorenblocker nicht verwendet werden. Hier stellen ACE-Hemmer und Saluretika die Mittel der ersten Wahl dar. Demgegenüber haben neuere Untersuchungen gezeigt, daß β-Rezeptorenblocker bei Patienten mit dilatativer Kardiomyopathie eine Verbesserung der Prognose bewirken (s. Abschnitt 5.5). Allerdings ist zu Beginn der Therapie eine sehr niedrige Dosierung notwendig.

Liegt eine Niereninsuffizienz vor, so dürfen renal unverändert ausgeschiedene β-Rezeptorenblocker (s. Tabelle 8, S. 33) nur in reduzierter Dosis eingesetzt werden. Für alle β-Rezeptorenblocker gilt, daß sie bei Patienten mit Asthma bronchiale kontraindiziert sind. Bei chronisch obstruktiver Bronchitis lassen sich $β_1$-selektive Substanzen einsetzen, wenn Kontrolluntersuchungen (Peak-flow-Messungen) eine Verschlechterung der Lungenfunktion durch den β-Rezeptorenblocker ausgeschlossen haben.

5.1.3.2 Prognoseverbesserung

Obgleich für β-Rezeptorenblocker in Sekundärpräventionsstudien bei Patienten nach Myokardinfarkt eine Prognoseverbesserung gezeigt werden konnte, fehlen bislang entsprechend günstige Daten in der Primärprävention bei Hypertonikern. In der IPPPSH-Studie (International Prospective Primary Preventive Study in Hypertension) und der HAPPHY-Studie (Heart Attack Primary Prevention in Hypertension) wurden Diuretika und β-Rezeptorenblocker miteinander verglichen, wobei kein Unterschied hinsichtlich der Gesamtmortalität und der Inzidenz tödlicher koronarer Ereignisse festgestellt werden konnte. Auch in der plazebokontrollierten MRC-Studie (Medical Research Council) ergab sich kein präventiver Einfluß auf die koronaren Ereignisse. Sowohl in der IPPPSH-Studie mit Oxprenolol wie auch der MRC-Studie mit Propranolol konnte jedoch nachgewiesen werden, daß bei nichtrauchenden Männern in der β-Rezeptorenblocker-Gruppe deutlich weniger koronare Ereignisse auftraten als in der nicht mit β-Rezeptorenblockern behandelten Gruppe. Demgegenüber konnte in der MAPHY-Studie (Metoprolol Atherosclerosis Prevention in Hypertensives) nachgewiesen werden, daß durch das $β_1$-selektive Metoprolol die Koronarmortalität sowohl bei Rauchern wie auch Nichtrauchern im Vergleich zu Thiazid-Diuretika signifikant gesenkt wurde. Die 48%ige Reduktion der Todesfälle in der Metoprolol- im Vergleich zur Thiaziddiuretika-Gruppe war auf den Rückgang der Anzahl von tödlichen Myokardinfarkten und Schlaganfällen zurückzuführen.

In den letzten Jahren wurden drei große Studien bei älteren Patienten publiziert, in denen die primärpräventiven Wirkungen einer antihypertensiven Therapie nachgewiesen wurden (Literaturübersicht bei *Messerli* [113]). In der SHEP-Studie (Systolic Hypertension in Elderly Program) wurde bei Patienten im Alter über 60 Jahre und isolierter systolischer Hypertonie (n = 4736) die Therapie mit niedrig dosiertem Chlortalidon unter bedarfsweiser Addition von Atenolol mit Plazebo verglichen. Die Reduktion des Schlaganfall-Risikos betrug 36%, die des Myokardinfarkt- und Herztod-Risikos 27%. In der STOP-Studie erhielten 1627 Patienten im Alter von 70–84 Jahren entweder Antihypertensiva (β-Rezeptorenblocker oder Hydrochlorothiazid plus Amilorid) oder Plazebo. Die Zahl der Schlaganfälle wurde um 47% und die Gesamtmortalität um 43% gesenkt. Zwei Drittel der medikamentös behandelten Patienten nahmen die Kombination von β-Rezeptorenblockern plus Diuretikum ein. In der MRC-Studie schließlich wurde bei Hypertonikern im Alter von 65 bis 74 Jahren (n = 439) die Therapie mit Atenolol, Hydrochlorothiazid plus Amilorid und Plazebo miteinander verglichen. Eine Senkung der Koronarmortalität war nur in der Diuretikagruppe festzustellen. Dagegen war das Schlaganfall-Risiko sowohl in der Atenolol- wie auch Diuretikagruppe signifikant erniedrigt. Allerdings ergab sich bei dieser Studie das wesentliche Problem, daß 63% der randomisierten Patienten die Medikamenteneinnahme vorzeitig beendeten oder nicht zu den Nachuntersuchungen erschienen. Insgesamt gesehen ist das Ergebnis der Interventionsstudien mit β-Rezeptorenblockern hinsichtlich Mortalität und Morbidität als positiv zu bewerten. Für β-Rezeptorenblocker konnte im Unterschied zu Diuretika und den in dieser Hinsicht bisher nicht untersuchten Calciumantagonisten und ACE-Hemmern eine Abnahme der Koronarmortalität nachgewiesen werden.

5.1.3.3 Verträglichkeit

β-Rezeptorenblocker sind als sichere und gut verträgliche Antihypertensiva anzusehen. Bei der Auswahl der Substanzen spielt insbesondere die $β_1$-Selektivität eine wichtige Rolle, da sich die über $β_2$-Rezeptoren vermittelten Nebenwirkungen, wie z. B. Bronchialobstruktion, Störungen des Glukose- und Lipidstoffwechsels, kalte Extremitäten und Impotenz, auf ein Minimum reduzieren lassen (s. Abschnitt 6).

5.1.4 Das aktualisierte Stufenschema

Die Liga zur Bekämpfung des hohen Blutdrucks gibt in regelmäßigen Abständen einen Stufenplan zur Behandlung der arteriellen Hypertonie heraus (Abbildung 8, S. 45), das als neutrale Expertenempfehlung und als Orientierungshilfe für den Einsatz von Antihypertensiva zu werten ist, ohne daß hierdurch die persönliche Entscheidung für ein eigenes Therapieschema eingeschränkt wird. Das Stufenschema basiert auf langjähriger Erfahrung von Fachkollegen. Es berücksichtigt Substanzen mit neuartigem Wirkmechanismus nur dann, wenn der Behandlungserfolg durch hinreichende klinische Studien untermauert ist und wenn Erfahrungen vor allem im Hinblick auf die Nebenwirkungsquote vorliegen. Denn wenn sich zwischenzeitlich herausstellen sollte, daß nach Abschluß breitangelegter Prüfungen eine neu in das Schema integrierte Substanz hinsichtlich der Wirkungen und Nebenwirkungen ungünstiger zu beurteilen ist als ursprünglich angenommen, dann bedeutet dies eine vermeidbare Änderung eines vorschnell erweiterten Stufenschemas, die den Anwender in der Praxis nur unnötig verunsichert.

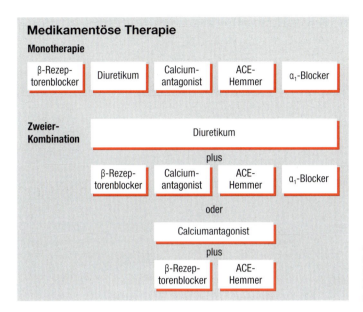

Abb. 8
Stufenplan der Deutschen Liga zur Bekämpfung des hohen Blutdruckes e.V. (Stand: November 1994)

Im Stufenschema werden für die Monotherapie (Stufe 1) β-Rezeptorenblocker, Diuretika, ACE-Hemmer, Calciumantagonisten und $α_1$-Antagonisten empfohlen. Mittel der Wahl zur Behandlung der Hochdruckkrise ist peroral appliziertes Nifedipin [41].

5.1.5 Kombinationstherapie

Eine Kombinationstherapie sollte erst dann eingeleitet werden, wenn die Möglichkeiten einer Monotherapie ausgeschöpft sind.

5.1.5.1 β-Rezeptorenblocker und Diuretika

Ist die Monotherapie der Hypertonie mit β-Rezeptorenblockern oder Diuretika nicht ausreichend, so ist eine Kombination beider Substanzen sinnvoll (Abbildung 8). Da die Angriffspunkte von β-Rezeptorenblockern und Diuretika voneinander verschieden sind, tritt bei der kombinierten Gabe eine Wirkungsverstärkung auf, so daß die Dosierung der Einzelkomponenten und damit die Nebenwirkungsquote gesenkt werden kann. Bei Non-Respondern auf β-Rezeptorenblocker wurde vermehrt eine Wasserretention beobachtet, die der antihypertensiven Wirkung entgegenwirkt und vermutlich die Hauptursache für den ausbleibenden Therapieerfolg darstellt [37]. Auch aus diesem Grunde ist die gleichzeitige Gabe von β-Rezeptorenblockern und Saluretika wirksamer als die Monotherapie mit β-Rezeptorenblockern. Aufgrund der in der Regel geringeren Wirksamkeit von β-Rezeptorenblockern im Alter ist der Beginn der Hochdrucktherapie ab dem 60. Lebensjahr mit der Kombinationstherapie zu erwägen, zumal β-Rezeptorenblocker die saluretikabedingten Kaliumverluste auszugleichen vermögen.

Fixkombinationen (Tabelle 14, S. 46) haben sich mittlerweile als besonders günstig erwiesen, da sie eine höhere Einnahmezuverlässigkeit garantieren als die parallele Verabreichung der Einzelkomponenten (Tabelle 12, S. 39). Die Diuretikakomponente in den Kom-

Tabelle 14 Zweifachkombinationen (Auswahl) β-Rezeptorenblocker und Saluretikum

Beloc® comp.	100,0 mg	Metoprolol
	12,5 mg	Hydrochlorothiazid
Betasemid®	40,0 mg	Penbutolol
	20,0 mg	Furosemid
Betarelix®	40,0 mg	Penbutolol
	6,0 mg	Piretanid
Concor 5 plus®	5,0 mg	Bisoprololfumarat
	12,5 mg	Hydrochlorothiazid
Prelis comp.®	200,0 mg	Metoprolol
	25,0 mg	Chlortalidon
Saliprent®	400,0 mg	Acebutolol
	20,0 mg	Mefrusid
Sotaziden®	160,0 mg	Sotalol
	25,0 mg	Hydrochlorothiazid
Teneretic® (mite)	100,0 mg	Atenolol (50,0 mg)
	25,0 mg	Chlortalidon (12,5 mg)
Torrat®	20,0 mg	Metipranolol
	2,5 mg	Butizid
Trasitensin® Retard	160,0 mg	Oxprenolol (80,0 mg)
(Transitensin)	20,0 mg	Chlortalidon (10,0 mg)
Viskaldix®	10,0 mg	Pindolol
	5,0 mg	Clopamid

binationspräparaten besteht meistens aus einem lang wirkenden (ca. 12 h) Thiazid-Diuretikum, wie z. B. Hydrochlorothiazid, Butizid oder einem thiazidähnlichen Diuretikum, wie z. B. Mefrusid, Clopamid oder Chlortalidon in niedriger Dosierung. Bekanntlich wirkt Chlortalidon mit 24 bis 72 h besonders lang, so daß es als Monotherapeutikum jeden zweiten Tag verabreicht werden kann. Für Diuretika gilt in Analogie zu den β-Rezeptorenblockern, daß für die Monotherapie der Hypertonie häufig zu hohe Dosierungen verwendet werden, die das Nebenwirkungsrisiko unnötig erhöhen. Es konnte für die Natrium- und Wasserausscheidung nach akuter Gabe von Hydrochlorothiazid bei Probanden nachgewiesen werden, daß mit 12,5 mg bereits ein Wirkungsmaximum hinsichtlich der Natrium- und Wasserausscheidung erreicht ist [38]. Dieses Ergebnis wurde auch für die Hypertonie-Behandlung mit der Kombination Acebutolol + Hydrochlorothiazid bestätigt, denn eine Steigerung von Hydrochlorothiazid auf über 12,5 mg bewirkte keinen zusätzlichen antihypertensiven Effekt [39]. Die niedrige Dosis von Hydrochlorothiazid in der Kombination sorgt dafür, daß die Hypokaliämie-Rate niedrig ist und auf den Zusatz kaliumsparender Diuretika, der in einigen Kombinationspräparaten enthalten ist, verzichtet werden kann.

Neben den lang wirksamen Diuretika vom Thiazid-Typ werden inzwischen auch die Schleifendiuretika Furosemid und Piretanid in der fixen Kombination mit dem β-Rezeptorenblocker Penbutolol eingesetzt. Schleifendiuretika haben bekanntlich eine kurze und starke Wirkung. Schleifendiuretika sind auch bei Patienten mit Niereninsuffizienz wirksam. Dagegen sind ab einem Serum-Kreatinin von 2 mg/dl Thiazid-Diuretika und Kaliumsparende Diuretika (Amilorid, Triamteren) kontraindiziert. Da die antihypertensive Wirkung von Furosemid bzw. Piretanid die diuretische Wirkung überdauert, tritt auch in der Kombination aus einem Schleifendiuretikum und einem β-Rezeptorenblocker eine langanhaltende Wirkungsverstärkung auf die Blutdrucksenkung ein.

5.1.5.2 β-Rezeptorenblocker und Vasodilatatoren

β-Rezeptorenblocker lassen sich nicht nur mit Diuretika, sondern auch mit einer Reihe weiterer Antihypertensiva sinnvoll kombinieren (Tabelle 15). Dies gilt für Vasodilatatoren wie z.B. Hydralazin oder Minoxidil, die ihre Wirkung durch unmittelbaren Angriff an der glatten Gefäßmuskulatur hervorrufen. Die durch diese Substanzen bewirkte Tachykardie, die reflektorisch über den Regelmechanismus der Barorezeptoren zustande kommt, wird durch β-Rezeptorenblocker verhindert. Da nach Applikation der klassischen Vasodilatatoren eine Wasserretention auftreten kann, ist die zusätzliche Gabe eines Diuretikums sinnvoll (s. Kapitel 5.1.5.3). Hydralazin scheint nur so lange wirksam zu sein, wie ausreichende Plasmaspiegel vorliegen. Auch die postsynaptischen Hemmstoffe der $α_1$-Rezeptoren lassen sich sinnvoll mit β-Rezeptorenblockern im Sinne eines Synergismus kombinieren. Eine gleichzeitige Hemmwirkung auf α- und β-Rezeptoren besitzt Carvedilol.

Tabelle 15 Kombinationstherapie mit Antihypertensiva (Substanzgruppen s. Tabelle 10, S. 35)

Sinnvolle Kombinationen	Begründung
Diuretika/Reserpin, $α_2$-Agonisten, β-Blocker, Vasodilatatoren, $α_1$-Blocker, ACE-Hemmer, Calciumantagonisten	Wirkungsverstärkung, Dosisreduktion, Vermeidung von Wasserretention
β-Blocker/Vasodilatatoren, $α_1$-Blocker, Calciumantagonisten vom Nifedipin-Typ	Wirkungsverstärkung, Dosisreduktion, Vermeidung von Tachykardie
I_1-Agonisten/Vasodilatatoren, Calciumantagonisten vom Nifedipin-Typ	Wirkungsverstärkung, Dosisreduktion
Calciumantagonisten/ACE-Hemmer	Wirkungsverstärkung, Dosisreduktion
Weniger geeignete Kombinationen	
Reserpin/α-Methyldopa	Depression, Müdigkeit, Bradykardie
β-Blocker/Reserpin, α-Methyldopa, Clonidin, Moxonidin	Bradykardie, fraglicher Synergismus *Cave:* Hochdruckkrise nach Absetzen von Clonidin
Vasodilatatoren untereinander	Gleiches Wirkprinzip, Tachykardie

Aus der Gruppe der gefäßerweiternd wirkenden Calciumantagonisten sind nur die Dihydropyridine (Nifedipin-Typ) für eine Kombinationstherapie mit β-Rezeptorenblockern geeignet, da sie im Gegensatz zu Verapamil, Gallopamil und Diltiazem im therapeutischen Dosisbereich ohne unmittelbare Wirkung auf Sinus- und AV-Knoten sind [88]. Zwar konnten bisher bei kombinierter oraler Gabe von β-Rezeptorenblockern mit Verapamil oder

Diltiazem keine Zwischenfälle beobachtet werden, doch ist nach i.v.-Gabe oder hoher Dosierung dieser Calciumantagonisten mit einer zu den β-Rezeptorenblockern additiven Wirkung vor allem auf den AV-Knoten zu rechnen. Die Kombination aus β-Rezeptorenblocker und Calciumantagonist vom Nifedipin-Typ eignet sich vor allem für Hypertoniker, die an einer begleitenden koronaren Herzkrankheit leiden.

β-Rezeptorenblocker scheinen nur dann einen deutlichen zusätzlichen antihypertensiven Effekt zu ACE-Hemmern zu zeigen, wenn die Patienten einen hohen Sympathikustonus aufweisen. Daher kommt der Kombinationstherapie aus β-Rezeptorenblockern und ACE-Hemmern eine nur untergeordnete Bedeutung zu.

5.1.5.3 Mehrfachkombinationen

Mittlerweile sind auch Dreifach- und Vierfachkombinationen in den Handel eingeführt worden, um einerseits durch Beteiligung unterschiedlicher Wirkprinzipien den Therapieerfolg zu steigern und andererseits die Nebenwirkungsquote möglichst niedrig zu halten [86]. Andererseits besteht die Frage, ob die niedrig dosierten Einzelkomponenten noch zur antihypertensiven Wirkung beitragen.

5.1.6 β-Rezeptorenblocker bei Schwangerschaftshochdruck

Eine Hypertonie in der Schwangerschaft, vor allem im zweiten Trimenon, verschlechtert die Prognose für das Kind und ist mit einer höheren perinatalen Sterberate und einer höheren Inzidenz intrauteriner fetaler Wachstumsverzögerungen verbunden [44]. β-Rezeptorenblocker wurden früher vermieden, weil ihnen infolge der Hemmung von $β_2$-Rezeptoren die Gefahr der Auslösung von Wehentätigkeit sowie einer Minderperfusion der Plazenta nachgesagt wurde. Inzwischen ist durch Studien mit verschiedenen β-Rezeptorenblockern bei Schwangeren mit Hypertonie die Verbesserung der Prognose für das Kind nachgewiesen worden. Da die Nebenwirkungen von β-Rezeptorenblockern in erster Linie über $β_2$-Rezeptoren vermittelt werden, empfiehlt sich die Verwendung $β_1$-selektiver Substanzen (s. Tabelle 2, S. 17) in niedriger Dosis, um die $β_1$-Selektivität therapeutisch auszunutzen. Ferner ist zu erwägen, bei Unwirksamkeit einer niedrigen Dosis statt Dosiserhöhung Hydralazin hinzuzugeben.

Die günstigeren Auswirkungen für das Kind, insbesondere aber die geringere perinatale Sterblichkeit einer Kombinationstherapie aus Metoprolol (100–200 mg/Tag) und Hydralazin (25–100 mg/Tag) bei 83 Schwangeren im Vergleich zu 97 mit Bendroflumethiazid (2,5 mg/Tag) und Hydralazin (30–150 mg/Tag) behandelten Schwangeren konnte mittlerweile nachgewiesen werden [44]. Ferner hat sich α-Methyldopa seit langem als Standardtherapie für die Hypertonie in der Schwangerschaft bewährt.

5.1.7 Phäochromozytom

Das Phäochromozytom bedarf einer kombinierten Gabe von α- und β-Rezeptorenblockern. Während der Blutdruckanstieg vorwiegend durch periphere α-Stimulation bedingt ist, kommen Tachykardie, Herzrhythmusstörungen, pektanginöse Beschwerden, motorische Unruhe und Blutzuckeranstieg durch Stimulation von β-Rezeptoren zustande. Für die Dauertherapie ist die Gabe von Phenoxybenzamin bzw. Prazosin zusammen mit einem β-Rezeptorenblocker (z. B. 3 x 20 bis 3 x 40 mg Propranolol oder äquivalente Dosierungen einer anderen Substanz) empfehlenswert. Ferner ist an die Gabe von Carvedilol, einem Hemmstoff von α- und β-Rezeptoren, zu denken. Bei hohen Blutdruckwerten und Verdacht auf Phäochromozytom empfiehlt sich die kontrollierte Blutdrucksenkung durch i.v.-Gabe von Phentolamin. Eine überschießende Blutdrucksenkung kann gezielt mit Angiotensin, Tachykardien oder Herzrhythmusstörungen mit β-Rezeptorenblockern behandelt werden. Im Falle einer Hochdruckkrise ist in der Praxis die Applikation von 10 mg Nifedipin peroral eine wirksame Sofortmaßnahme, da der Blutdruck in der Regel nicht unter die Norm gesenkt wird. Die alleinige Applikation eines β-Rezeptorenblockers muß vermieden werden, da sonst durch Überwiegen des peripheren α-adrenergen Tonus bedrohliche Blutdruckanstiege auftreten können.

Zusammenfassung

β-Rezeptorenblocker gehören angesichts ihrer guten Verträglichkeit zu den Mitteln der ersten Wahl für die Monotherapie der arteriellen Hypertonie. Sie haben gegenüber Diuretika den Vorteil, daß sie auch den Belastungshochdruck senken, eine Regression der Herzmuskelhypertrophie bewirken, zusätzliche antianginöse und antiarrhythmische Wirkungen besitzen und gegenüber Sekundärinfarkt präventiv wirken können. Der Mechanismus der Blutdrucksenkung ist noch nicht endgültig geklärt. β-Rezeptorenblocker senken nach einmaliger täglicher Gabe den erhöhten Blutdruck kontinuierlich, bis nach 1–4 Wochen ein Plateauwert erreicht wird. Nach Beendigung der Therapie erfolgt der Anstieg des Blutdrucks im Unterschied zur Herzfrequenz nur langsam. Im Falle der Unwirksamkeit der Monotherapie mit β-Rezeptorenblockern empfiehlt sich statt Dosiserhöhung die zusätzliche Gabe von Diuretika, Calciumantagonisten vom Nifedipin-Typ oder $α_1$-Rezeptorenblockern. Kombinationspräparate erweisen sich in der Regel als vorteilhaft, da sie die Einnahmezuverlässigkeit (Compliance) des Patienten erhöhen. $β_1$-selektive β-Rezeptorenblocker in niedriger Dosis eigenen sich für die Therapie der Schwangerschaftshypertonie. Beim Hypertoniker mit Begleiterscheinungen wie Diabetes mellitus, arterieller Verschlußkrankheit, obstruktiven Atemwegserkrankungen oder beim Sport treibenden Hypertoniker sollten die Vorteile einer $β_1$-selektiven Substanz genutzt werden. Die Behandlung des Phäochromozytoms muß mit einer gleichzeitigen Gabe von α- und β-Rezeptorenblockern vorgenommen werden.

5.2 Portale Hypertension

Eine interessante und wichtige Indikation für β-Rezeptorenblocker stellt die portale Hypertension dar. In einer kontrollierten Studie erhielten 74 Patienten mit Leberzirrhose, die wegen einer akuten gastrointestinalen Blutung stationär behandelt werden mußten, Propranolol oder ein Plazebopräparat [42]. Die Propranolol-Dosis (20–180 mg/Tag) wurde so gewählt, daß eine Abnahme der Pulsfrequenz um 25% erfolgte. Nach einem Beobachtungszeitraum von einem Jahr waren 96% der Propranolol-Gruppe, d.h. 37 von 38 Patienten, ohne Rezidivblutungen, dagegen nur 50% der Plazebogruppe, d.h. 18 von 36 Patienten. Dieses Ergebnis war für Blutungen sowohl aus Magenerosionen wie auch aus Ösophagusvarizen charakteristisch. Auch noch nach 2 Jahren waren die Rezidivblutungen in der Propranololgruppe signifikant weniger häufig als in der Plazebogruppe, wobei sich das positive Ergebnis nur auf die Ösophagusblutungen, nicht dagegen auf die Blutungen aus Magenerosionen bezog. Nicht in allen weiteren Studien, die zum Teil mit kleinen Patientenkollektiven durchgeführt wurden, ließ sich die günstige Wirkung der β-Rezeptorenblocker bestätigen (Übersicht bei [101, 102]). Als Erklärung läßt sich einerseits die unterschiedliche Ätiologie und andererseits der unterschiedliche Schweregrad der Leberinsuffizienz anführen. Alkoholische und geringgradige Leberzirrhosen scheinen mehr von der β-Rezeptorenblockade zu profitieren als nicht-alkoholische und schwerere Formen. Die positive Wirkung der β-Rezeptorenblocker beruht nicht allein auf einer Senkung des Herzzeitvolumens, da auch $β_2$-selektive Antagonisten den Pfortaderhochdruck senken und die nicht-selektive Substanz Mepindolol eine 8%ige Abnahme des Herzminutenvolumens, dagegen eine 36%ige Abnahme des Pfortaderdruckes bewirkte [102].

Inzwischen liegen zu β-Rezeptorenblockern Ergebnisse vor, die die Senkung der Mortalität bei Patienten mit schwerer Leberzirrhose nachweisen. In einer prospektiven randomisierten, einfach blinden Multicenterstudie konnte bei 230 Patienten mit Leberzirrhose und ausgeprägten Ösophagusvarizen ohne vorherige Blutungen gezeigt werden, daß Propranolol nicht nur die Zahl der 2 Jahre nach Studienbeginn blutungsfreien Patienten reduzierte (74% für Propranolol, 39% für Plazebo, $p < 0,05$), sondern auch die kumulative 2-Jahres-Überlebenszeit erhöhte (72% für Propranolol, 37% für Plazebo, $p < 0,05$) [114].

Allerdings ergibt sich die Frage, ob die nicht-$β_1$-selektiven Substanzen wie z.B. Propranolol als optimale β-Rezeptorenblocker anzusehen sind, da bei Patienten mit Leberzirrhose und portaler Hypertension mit einer verminderten Leberdurchblutung und geringeren hepatischen Clearance zu rechnen ist. Dem scheint offensichtlich die in einigen Studien praktizierte Orientierung der Dosis nach der Senkung der Pulsfrequenz Rechnung zu tragen, um bei den in der Leber metabolisierten β-Rezeptorenblockern eine Kumulation zu vermeiden.

Ferner ist in einigen Studien gezeigt worden, daß die nach Propranolol-Gabe verminderte Leberdurchblutung zu einer Erhöhung der arteriellen Ammoniakkonzentration und einer Verschlechterung des Trailmakingtests führt. Allerdings soll die Begünstigung einer Enzephalopathie durch nicht-$β_1$-selektive β-Rezeptorenblocker vorwiegend bei den Patienten auftreten, bei denen eine Shuntoperation durchgeführt wurde und bei denen bereits Anzeichen einer Enzephalopathie vorliegen.

Wie für Metoprolol gezeigt wurde, senken β_1-selektive Substanzen ebenfalls den Pfortaderdruck, ohne die Leberdurchblutung zu verändern [102]. Hieraus läßt sich die Empfehlung ableiten, zur Vermeidung eines Anstiegs der arteriellen Ammoniakwerte und der Verschlechterung einer beginnenden Enzephalopathie den β_1-selektiven Präparaten den Vorzug zu geben. Zwar senken auch Vasopressin, Glycyllysin-Vasopressin und Somatostatin den Pfortaderhochdruck, doch müssen diese Substanzen parenteral appliziert werden und eignen sich daher im Gegensatz zu β-Rezeptorenblockern nicht für die Langzeittherapie.

Zusammenfassung

β-Rezeptorenblocker senken den bei Lebererkrankungen erhöhten Pfortaderdruck und damit die Zahl der Blutungen aus Ösophagusvarizen und Magenerosionen, wobei das Ausmaß der Wirkung vom Typ (alkoholisch, nichtalkoholisch) und dem Schweregrad abhängt. Ein nach Akutgabe beobachteter Therapieerfolg scheint hinsichtlich der Blutungen aus Ösophagusvarizen auch langfristig erhalten zu bleiben. Darüber hinaus läßt sich durch β-Rezeptorenblockade die Mortalität der Patienten senken. β_1-selektive Substanzen haben gegenüber den nichtselektiven den Vorzug, daß sie die Leberdurchblutung nicht nachteilig beeinflussen. Substanzen mit „Firstpass"-Effekt sollten vorsichtig dosiert werden, wobei die Abnahme der Herzfrequenz als Indikator für die angemessene Dosishöhe dienen kann.

5.3 Koronare Herzkrankheit

5.3.1 Pathophysiologische Grundlagen der medikamentösen Therapie

Die koronare Herzkrankheit (KHK) beruht überwiegend auf einer Einengung der koronaren Strombahn an einer oder mehreren Stellen durch Arteriosklerose der großen extramuralen Koronararterien (ca. 90% aller Fälle) oder durch Ausbildung von Gefäßspasmen (Prinzmetal-Angina) an sklerosierten Gefäßen (dynamische Koronarstenose). Als weitere pathophysiologische Faktoren für das Auftreten einer Koronarinsuffizienz sind bei Patienten mit normalem Koronarangiogramm zu nennen: 1. ein vermindertes O_2-Angebot an das Herz, z. B. bei Anämie, Hypoxie und CO-Vergiftung, 2. ein erhöhter O_2-Bedarf bei abnormen Druck- und Volumenbelastungen sowie Frequenz- oder Stoffwechselsteigerungen und 3. koronare Mikrozirkulationsstörungen bei systemischen Kollagenosen, arterieller Hypertonie, Diabetes mellitus, bakterieller Endokarditis und Endomyokardfibrose. Zum klinischen Syndrom der koronaren Herzkrankheit zählen die Angina pectoris, der Myokardinfarkt und als Folge der Koronarinsuffizienz die Herzinsuffizienz sowie Herzrhythmusstörungen.

Während beim gesunden Herzen die Koronardurchblutung bei körperlicher oder psychischer Belastung auf das Fünffache des Ruhewertes ansteigen kann (Koronarreserve), ist beim Patienten mit koronarer Herzkrankheit eine Erhöhung des Koronarflusses nur in unzureichendem Maße möglich. Infolge des gestörten Gleichgewichtes zwischen O_2-Zufuhr und O_2-Bedarf kommt es zum Angina-pectoris-Anfall mit Ausbildung eines charakteristischen Ischämieschmerzes. Häufig fehlt jedoch das Symptom Schmerz (stumme Myokardischämie).

Während der Myokardischämie steigt der linksventrikuläre enddiastolische Druck (LVEDP) und somit die Wandspannung an, während das Volumen (LVEDV) entweder gleich bleibt oder nur geringfügig erhöht ist. Das bedeutet, daß die Steifigkeit der Ventrikelwand infolge der pathologisch veränderten Kontraktilität zunimmt. Die gleichzeitig auftretende Steigerung der sympathoadrenergen Aktivität (u. a. schmerzbedingt) führt zu einer Erhöhung der Kontraktilität. Damit kommt es zu einem weiteren Anstieg der extravasalen Widerstandskomponente, zu einer Zunahme des peripheren Widerstandes und der Nachlast sowie zu einer Erhöhung der Herzfrequenz.

Der für die O_2-Zufuhr maßgebliche Koronarfluß wird durch den Koronarwiderstand geregelt. Dieser setzt sich aus der vasalen Komponente, die vorwiegend durch den Gefäßquerschnitt bestimmt wird, und der extravasalen Komponente, die von der Wandspannung der Ventrikel abhängt, zusammen. Steigt der enddiastolische Ventrikeldruck an (z. B. Herzinsuffizienz oder Angina-pectoris-Anfall), so wird in erster Linie die Zirkulation in den subendokardialen Schichten durch Anstieg der extravasalen Komponente des Koronarwiderstandes erschwert. In den Endokard-nahen Bezirken erfolgt eine autoregulatorische Weitstellung der koronaren Widerstandsgefäße durch Abnahme des kapillar-venösen pO_2, Zunahme des pCO_2 und durch Adenosin, das unter den Bedingungen des anaeroben Stoffwechsels vermehrt gebildet wird. Eine Erhöhung der O_2-Zufuhr gelingt daher unter diesen Bedingungen durch Senkung vorwiegend der extravasalen Komponente des Koronarwiderstandes, z. B. durch Senkung der Vorlast des Herzens mit den rasch wirksamen organischen Nitraten.

Die für den O_2-Verbrauch verantwortliche mechanische Leistung des Herzens ergibt sich als Produkt aus mittlerem Aortendruck x Schlagvolumen x Herzfrequenz + Pulswellen-Energie. Die Einsparung von Sauerstoff über eine Senkung der mechanischen Herzleistung ist demnach durch Abnahme der Herzfrequenz, des peripheren Widerstandes oder des Schlagvolumens möglich.

Unter psychischer und physischer Belastung steigert eine Zunahme des Sympathikustonus den Energiebedarf für die isometrische Spannungsentwicklung und die Aufrechterhaltung des Druckes während der Auswurfphase. Bei Herzgesunden wird die bei Erhöhung des Sympathikustonus auftretende Zunahme der extravasalen Komponente des Koronarwiderstandes durch die metabolische Regulation des Gefäßtonus kompensiert. Anders ist dies beim koronarkranken Patienten, bei dem infolge einer eingeschränkten Koronarreserve (Koronarsklerose) die extravasale Komponente des Koronarwiderstandes für die Blutversorgung des Herzens entscheidend ist.

Eine wirkungsvolle Pharmakotherapie zur Prophylaxe der Angina pectoris beruht auf folgenden Behandlungsprinzipien: Verminderung des Koronarwiderstandes, Herabsetzung des enddiastolischen Druckes (Senken der Vorlast und Abnahme der extravasalen Widerstandskomponente), Dämpfung der sympathoadrenergen Aktivität (Abnahme von Frequenz und Kontraktionskraft), Verminderung der Kontraktilität (z. B. durch Beeinflussung der elektromechanischen Koppelung) und Senken der Nachlast (Abnahme der Druckkomponente der äußeren Herzarbeit). Die genannten Maßnahmen zielen darauf ab, einerseits den myokardialen O_2-Verbrauch zu reduzieren, der für die Pathogenese des ischämischen Herzschmerzes eine entscheidende Rolle spielt, und andererseits die O_2-Zufuhr zu steigern.

5.3.2 Pharmakotherapeutische Behandlungsprinzipien

Ziel der Pharmakotherapie ist es, den O_2-Bedarf zu reduzieren, das O_2-Angebot zu erhöhen und die O_2-Verwertung zu verbessern.

Während die Verbesserung der O_2-Verwertung durch Pharmaka in der Praxis bislang keine große Rolle spielt (L-Carnitin in klinischer Prüfung), sind vor allem die Minderung des O_2-Bedarfs durch Herabsetzen der Kontraktionskraft, der Herzfrequenz und der Nachlast (afterload) sowie die Steigerung der Myokarddurchblutung in den subendokardialen Bezirken durch Senken der Vorlast (preload) und durch Koronardilatation die entscheidenden therapeutischen Angriffspunkte.

Hierzu stehen in erster Linie die nachfolgenden Substanzen zur Verfügung:

▶ 1. organische Nitrate und Molsidomin
▶ 2. β-Rezeptorenblocker
▶ 3. Calciumantagonisten.

In Tabelle 16 (S. 54) werden diese Substanzen bezüglich ihres Einflusses auf die wichtigsten kardiovaskulären Parameter miteinander verglichen.

Die früher praktizierte Anwendung von sogenannten Koronardilatatoren hat sich als unwirksam erwiesen [50].

Tabelle 16 Einfluß von β-Rezeptorenblockern im Vergleich zu organischen Nitraten und Calciumantagonisten auf die Herz-Kreislauf-Parameter

		Org. Nitrate, Molsidomin	Calcium-antagonisten	β-Rezeptoren-blocker
Koronarfluß:	Gesamtfluß	↑↓	∅ – ↑	∅ – ↓
	poststenotisch	↑↓	↑	∅ – ↑
Vorlast		↓↓	∅	↑
Nachlast:	Ruhe	↓	∅ – ↓	∅ – ↓
	Belastung	↓	↓	↓↓
Herzfrequenz:	Ruhe	↓[1]	∅ – ↓[2]	↓
	Belastung	↑[1]	∅ – ↓[2]	↓↓
Kontraktilität		∅ – ↑[1]	∅	↓ – ↓↓
Herzminutenvolumen		↓	↑	∅ – ↓

[1] Indirekter Effekt durch reflektorische Aktivierung des Sympathikus. Nach Molsidomin ist dieser Effekt minimal.
[2] Nach akuter Gabe von Substanzen des Nifedipin-Typs ist die Herzfrequenz erhöht, nach Dauertherapie dagegen weitgehend unverändert. Substanzen vom Verapamil-Typ und Diltiazem bewirken eher eine Senkung der Herzfrequenz.

5.3.3 Wirkmechanismus der β-Rezeptorenblocker

β-Rezeptorenblocker haben mittlerweile eine große Bedeutung in der Behandlung der koronaren Herzkrankheit erlangt, da sie neben einer großen Effektivität bei sachgemäßer Dosierung relativ wenige unerwünschte Nebeneffekte besitzen. Ihr Wirkprinzip beruht auf einer Dämpfung der sympathoadrenergen Aktivität durch Blockade der kardialen β-Rezeptoren (Abbildung 9, S. 55). Dadurch kommt es zur Abnahme der Herzfrequenz und Kontraktionskraft und somit zur Senkung des myokardialen O_2-Verbrauchs. Zum antianginösen Effekt der β-Rezeptorenblocker trägt ferner die Blutdrucksenkung bei, die mit einer Abnahme der äußeren Herzarbeit verbunden ist [54]. β-Rezeptorenblocker beeinflussen die Herzfrequenz, die Inotropie und den systolischen Blutdruck unter Ruhebedingungen bei weitem weniger als unter Belastung. Für den koronarkranken Patienten bedeutet dies eine höhere Belastbarkeit, für den Leistungssportler eine Abnahme der Ausdauerleistung (s. Abschnitt 5.11).

In Abbildung 10 (S. 56) ist die Wirkung des β-Rezeptorenblockers Pindolol auf Herzfrequenz, Kontraktilitätsindex und Füllungsdruck des linken Ventrikels für gesunde Normalpersonen unter Ruhe- und Belastungsbedingungen dargestellt. Während in Ruhe die genannten Parameter durch Pindolol kaum verändert werden, kommt es vor allem bei Belastung, d.h. bei hohem sympathodadrenergem Tonus, zu einer ausgeprägten Senkung von Herzfrequenz und Kontraktilität sowie zu einem Anstieg des linksventrikulären enddiastolischen Druckes und damit der Wandspannung. β-Rezeptorenblocker sind dann besonders stark wirksam, wenn ein hoher sympathodadrenerger Tonus vorliegt. Da die meisten Patienten ihren Angina-pectoris-Anfall während psychischer oder physischer Belastung erleiden, d.h., wenn es zur Aktivierung des Sympathikustonus kommt, ist es verständlich, daß β-Rezeptorenblocker von besonderem therapeutischem Wert für die Prophylaxe sind. Ihr antianginöser Effekt beruht in erster Linie auf ihrer negativ chro-

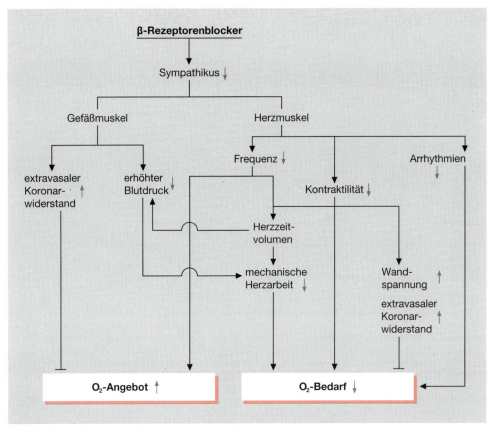

Abb. 9 Schematische Darstellung der antianginösen Wirkung von β-Rezeptorenblockern (nach *Borchard* [53])

notropen Wirkung. Die äußere Herzarbeit und der O_2-Verbrauch werden gesenkt und die Diastolendauer nimmt zu, so daß es zu einer Verbesserung der subendokardialen Zirkulation und der O_2-Zufuhr kommt (s. Abbildung 9). Dadurch nimmt die Belastbarkeit der Patienten zu.

Als nachteilig ist die allerdings erst bei hoher Belastung auftretende Zunahme der enddiastolischen Wandspannung anzusehen. Darüber hinaus ist nach intrakoronarer Applikation hoher Konzentrationen von Propranolol eine Zunahme des Koronarwiderstandes beobachtet worden, die auf die Hemmung von $β_2$-Rezeptoren der Koronararterien zurückgeführt wird. Bei Verwendung der therapeutisch relevanten Dosierungen (vgl. Tabelle 13, S. 41) und insbesondere bei Anwendung $β_1$-selektiver Substanzen oder Substanzen mit vasodilatierender Wirkkomponente ist ein Anstieg des Koronarwiderstandes höchst unwahrscheinlich. Dagegen überwiegt der durchblutungsfördernde Effekt der β-Rezeptorenblocker, der auf einer Zunahme der Diastolendauer beruht. Bei der selten auftretenden Prinzmetal-Angina-pectoris sind β-Rezeptorenblocker im Unterschied zu Calciumantagonisten und organischen Nitraten nicht zu empfehlen, da sie keine Koronardilatation bewirken.

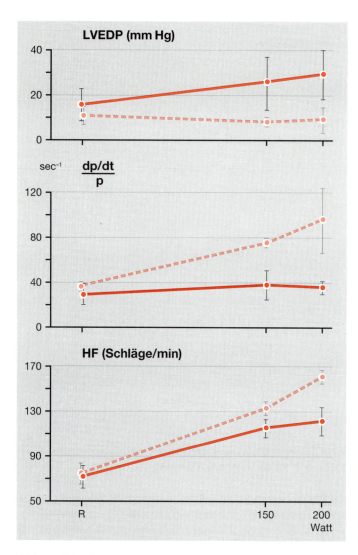

Abb. 10
Herzfrequenz (HF), Kontraktilitätsindex ($\frac{dp/dt}{p}$) und linksventrikulärer enddiastolischer Druck (LVEDP) in Ruhe (R) sowie bei 150 und 200 Watt Belastung bei vier 20- bis 30jährigen Normalpersonen im Leerversuch (– – – –) und 1 Stunde nach 10 mg Pindolol (———)
(nach *Roskamm* [48]).

Während der Kontraktionsablauf regionaler ischämischer Myokardbezirke durch Nitrate und Calciumantagonisten verbessert wird, bleiben regionale Asynergien oder Dyssynergien unter β-Rezeptorenblockern bestehen oder werden sogar verschlechtert. Der Gesamteffekt der β-Rezeptorenblocker bei Patienten mit koronarer Herzerkrankung ist als Bilanzierungsproblem zu sehen. Es überwiegt die positive Wirkung, die auf einer Senkung von Herzfrequenz und Kontraktionskraft sowie einer verlängerten diastolischen Durchblutung des Myokards beruht. Daher zeigen β-Rezeptorenblocker vor allem bei Patienten mit koronarer Herzkrankheit und erhöhter Herzfrequenz einen ausgezeichneten Effekt.

Günstig für die antianginöse Therapie wirkt sich der antiarrhythmische Effekt der β-Rezeptorenblocker aus. Er beruht darauf, daß durch Blockade der kardialen β-Rezeptoren die arrhythmogene Wirkung von Katecholaminen (vorwiegend Noradrenalin) verhindert wird. Die unspezifische Membranwirkung (membranstabilisierender Effekt) spielt dagegen im therapeutischen Dosisbereich keine Rolle.

Vor allem Sinustachykardie und supraventrikuläre tachykarde Rhythmusstörungen lassen sich erfolgreich mit β-Rezeptorenblockern unterdrücken (s. Abschnitt 5.4).

5.3.4 Monotherapie mit β-Rezeptorenblockern: Dosierung, Plasmaspiegel, Wirkdauer

Da die antianginöse Wirkung der β-Rezeptorenblocker eng mit ihrer negativ chronotropen Wirkung verknüpft ist, läßt sie sich am besten durch Messung des Herzfrequenzanstieges unter Belastung beurteilen. Wie bereits erwähnt, besteht eine enge Korrelation zwischen Plasmaspiegel der β-Rezeptorenblocker und Hemmung der β-Rezeptoren. Daraus folgt zwangsläufig, daß auch zwischen Plasmaspiegel und antianginösem Effekt eine enge Beziehung besteht. Anders als bei der antihypertensiven Therapie ist bei der Behandlung der koronaren Herzkrankheit ein ausreichender Plasmaspiegel für den Therapieerfolg mitentscheidend. Besonders geeignet sind daher β-Rezeptorenblocker mit langer Plasmahalbwertszeit (β-Phase) wie z. B. Atenolol, Betaxolol, Bisoprolol, Carteolol, Nadolol, Sotalol, Talinolol oder lipophile β-Rezeptorenblocker mit hoher Affinität zum β-Rezeptor und langer terminaler Halbwertszeit, wie z.B. Penbutolol. Bei diesen Substanzen ist eine einmalige tägliche Gabe zur Prophylaxe der Angina pectoris möglich. Für Bisoprolol konnte gezeigt werden, daß es die Herzfrequenz und das Druck-Frequenz-Produkt 24 Stunden nach der letzten Einnahme in Ruhe und unter dynamischer Belastung stärker reduziert als Metoprolol (s. Tabelle 11, S. 39). Die meisten Präparate müssen 2- bzw. 3mal täglich verabreicht werden, um eine ausreichend lange Hemmwirkung der kardialen β-Rezeptoren zu gewährleisten (Tabelle 13, S. 41). Untersuchungen an Probanden haben ergeben, daß die unter ergometrischen Bedingungen gemessene Zeit, in der die Abnahme des Druck-Frequenz-Produktes um die Hälfte zurückgeht, 2- bis 6mal größer ist als die Plasmahalbwertszeit [54]. Für die Substanzen Pindolol, Propranolol und Oxprenolol ist z.B. eine 2- bis 3malige tägliche Gabe zur Behandlung der koronaren Herzkrankheit empfehlenswert. Retardpräparate dieser Substanzen haben dagegen eine längere Wirkdauer, so daß eine Einmalgabe/Tag möglich ist.

Die transitorische, meistens stumm verlaufende Myokardischämie gilt infolge der prognostisch ungünstigen Bedeutung als behandlungsbedürftig, wobei die Wirksamkeit von β-Rezeptorenblockern und Calciumantagonisten in kleineren Studien nachgewiesen wurde. In der multizentrischen TIBBS-Studie (Total Ischemic Burden Bisoprolol Study) [115] wurde in einem randomisierten, kontrollierten Doppelblindvergleich mit zwei Parallelgruppen von insgesamt 330 Patienten mit positivem Belastungs-EKG und mehr als zwei transitorischen ischämischen Episoden im 48-h-Holter-Langzeit-EKG die Gesamtischämiedauer unter Bisoprolol von 99 auf 32 min/48 h und unter Nifedipin retard von 101 auf 73 min/48 h gesenkt. Die Überlegenheit von Bisoprolol ergab sich insbesondere für die zirkadiane Verteilung der Ischämieperioden. Morgens zwischen 8.00 und 8.59 h reduzierte Bisoprolol die ischämischen Episoden um 68%, während Nifedipin retard ohne Wirkung war (Abbildung 11, S. 58). Dies ist insofern von klinischer Relevanz, als insbesondere am Morgen ein Gipfel für das Auftreten von Myokardinfarkten und Tachyarrhythmien zu beobachten ist und eine antiischämische Therapie zu dieser Tageszeit wirksam sein sollte.

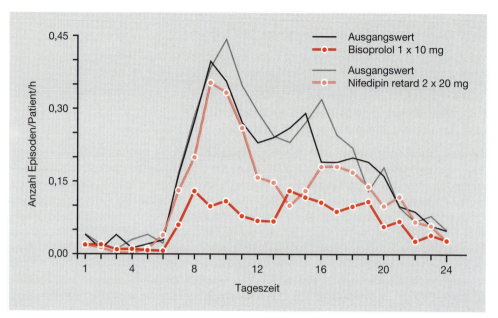

Abb. 11 Wirkung von Bisoprolol und Nifedipin auf die zirkadiane Verteilung transitorischer ischämischer Episoden (Summe der Episoden pro h an zwei aufeinanderfolgenden Tagen als Mittelwert pro Patient; Anzahl auswertbarer Patientendaten in beiden Verumphasen: Bisoprolol, n = 111; Nifedipin, n = 112). Bei vergleichbaren Ausgangsverläufen bewirkt Bisoprolol eine wirksame Verminderung des morgendlichen und nachmittäglichen Gipfels von transitorischen ischämischen Episoden, während es unter Nifedipin zwar auch zu einer Senkung der Episodengesamtzahl kommt, jedoch nicht zu einer Beeinflussung der zirkadianen Verteilung (nach *von Arnim* [115]).

Bei β-Rezeptorenblockern mit langer biologischer Wirkdauer bleibt zu berücksichtigen, daß evtl. auftretende Nebenwirkungen länger anhalten und daß man nach Beendigung der Therapie bis zu einer Woche (z.B. Carteolol, Nadolol) warten muß, bis man zum Zwecke der Diagnostik einen Fahrradergometer-Test ohne Nachwirkung des β-Rezeptorenblockers durchführen kann. Bei den Substanzen, die mehrmals pro Tag appliziert werden müssen (s. Tabelle 13, S. 41), reichen je nach verabreichter Dosis 2 bis 3 therapiefreie Tage (Abbildung 12, S. 59).

Die Dosis sollte zu Therapiebeginn niedrig gewählt werden, d.h. 3 x 10–20 mg Propranolol/Tag oder äquivalente Dosierungen anderer β-Rezeptorenblocker, wobei die niedrige in Tabelle 12 angegebene Tagesdosis initial nicht überschritten werden sollte. Bei inadäquater Wirkung kann die Dosis stufenweise gesteigert werden, z.B. bei Propranolol alle 2 bis 3 Tage um jeweils 20 mg/Tag, bis die hohen in Tabelle 12 aufgeführten Tagesdosen erreicht sind. Eine Ruhe-Herzfrequenz von 50/min sollte nicht unterschritten werden.

Bei Ausbleiben des Therapieerfolges ist bei β-Rezeptorenblockern mit hohem „First-pass"-Effekt an eine zu niedrige Bioverfügbarkeit zu denken. Wird dies durch die Kontrolle der Plasmaspiegel bestätigt, so empfiehlt sich die Verwendung eines β-Rezeptorenblockers mit hoher Bioverfügbarkeit (s. Tabelle 5, S. 27) oder der Wechsel auf organische Nitrate bzw. Molsidomin oder Calciumantagonisten.

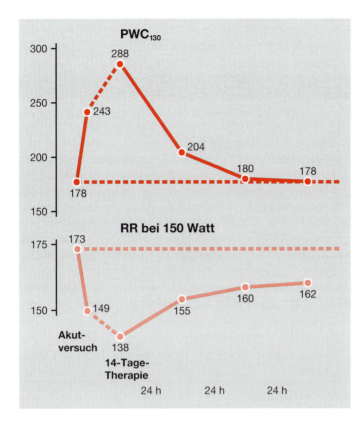

Abb. 12
PWC (Physical Working Capacity) 130 und Blutdruck bei 150 Watt im ergometrischen Belastungstest bei 6 Sportstudenten nach Akutgabe von 200 mg Acebutolol und nach Dauergabe von 2 x 200 mg für 14 Tage. Während die Belastungsabhängigkeit der Pulsfrequenz 2 Tage nach Beendigung der Therapie wieder normalisiert ist, ist beim Blutdruck unter Belastung der Ausgangswert nach 3 Tagen noch nicht wieder erreicht (nach *Rost* [47]).

β-Rezeptorenblocker mit kurzer Plasmahalbwertszeit und ohne ISA sollten nach länger dauernder Therapie nicht abrupt abgesetzt werden, da sonst verstärkt Angina-pectoris-Beschwerden oder sogar Myokardinfarkte auftreten können [45]. Hierfür lassen sich folgende Erklärungen anführen: bei Dauertherapie steigt die Konzentration der Plasma-Katecholamine an und nimmt die Zahl der kardialen $β_1$-Rezeptoren zu [46, 89], so daß eine verstärkte Reaktion auf sympathoadrenerge Reize auftreten kann. Weiterhin ist nicht auszuschließen, daß die koronare Herzkrankheit, deren Symptome durch den β-Rezeptorenblocker behandelt werden, weiter fortgeschritten ist. Ferner kann sich in seltenen Fällen eine Hyperthyreose als weiteres Grundleiden ausgebildet haben, die mit einer erhöhten Ansprechbarkeit der β-Rezeptoren auf sympathoadrenerge Reize einhergeht. Als Konsequenz ergibt sich für die Praxis die Forderung, β-Rezeptorenblocker nach Beendigung einer Langzeittherapie während 1 bis 2 Wochen ausschleichend zu dosieren. Weniger kritisch ist diese Forderung für Substanzen mit langer biologischer Wirkdauer, wie z. B. Betaxolol, Bisoprolol, Carteolol, Nadolol, Talinolol oder Substanzen mit ISA.

5.3.5 Differentialtherapie

Differentialtherapeutische Aspekte für die Monotherapie der Angina pectoris bei Vorliegen weiterer Grunderkankungen sind in Tabelle 17 zusammengefaßt. Bei der instabilen Angina pectoris oder der Präinfarkt-Angina ist die stationäre Überwachung und Behandlung mit organischen Nitraten evtl. in Kombination mit β-Rezeptorenblockern und Calciumantagonisten angezeigt. Die alleinige Therapie mit Nifedipin bei instabiler Angina pectoris erwies sich in der HINT-Studie (Holland Interuniversity Nifedipin/Metoprolol Trial) eher als nachteilig im Hinblick auf die Wiederkehr der Ischämieepisoden und die Infarktrate. Als Grund läßt sich die bei rascher Blutdrucksenkung durch Nifedipin auftretende Abnahme des Sympathikustonus anführen, die sich ungünstig auf die Myokardischämie auswirken kann. Derzeit wird diskutiert, bei Patienten mit koronarer Herzkrankheit auf die kurzwirksamen Dihydropyridine (z. B. Nifedipin, Nicardipin) zu verzichten und statt dessen entweder solche Dihydropyridine einzusetzen, deren maximale Plasmaspiegel erst nach 5 bis 7 Stunden erreicht sind (Amlodipin, Retardformen der Dihydropyridine), oder kurzwirksame Dihydropyridine nur additiv zur bestehenden β-Rezeptorenblockade einzusetzen. Die koronare Herzkrankheit in Verbindung mit erhöhtem Blutdruck ist sehr oft die Folge einer generalisierten Arteriosklerose, kann aber auch als Folge der hypertonieinduzierten Mikro- und Makroangiopathie sowie der Herzmuskelhypertrophie auftreten.

Tabelle 17 Differentialtherapie zur Prophylaxe der Angina pectoris (A. p.) unter Berücksichtigung weiterer Grunderkrankungen

1. Organische Nitrate (cave: Toleranzentwicklung), bei:
▸ Bradykardieneigung
▸ Herzinsuffizienz (+ ACE-Hemmer, Diuretika)
▸ instabiler A. p.
▸ obstruktiven Atemwegserkrankungen
▸ peripheren Vaskulopathien
2. β-Rezeptorenblocker, bei:
▸ hohem Sympathikustonus (Sinustachykardie, hyperkinetisches Herzsyndrom)
▸ Hypertonie
▸ tachykarden Herzrhythmusstörungen (cave: Sinusknoten-Syndrom)
▸ nach akutem Myokardinfarkt (Risikopatienten)
3. Calciumantagonisten, bei:
▸ vasospastischer A. p., „Ruhe"-A. p., nächtlicher A. p., instabiler A. p. (Nifedipin nur bei bestehender β-Rezeptorenblockade)
▸ hypertrophischer obstruktiver Kardiomyopathie (Verapamil)
▸ supraventrikulären Tachykardien (Verapamil-Typ)
▸ Hypertonie (Retardformen günstig)
▸ obstruktiven Atemwegserkrankungen
▸ peripheren Vasculopathien

Bei ca. 50% aller Hypertoniker mit normalem Koronarangiogramm und Angina pectoris treten im 24-Stunden-Langzeit-EKG elektrokardiographische Episoden transienter Ischämien auf. 85% der Episoden verlaufen „stumm", d.h. ohne Angina-pectoris-Symptomatik.

β-Rezeptorenblocker sind für die Behandlung der Hypertonie mit begleitender koronarer Herzkrankheit besonders geeignet, da sie sowohl antihypertensiv als auch antianginös wirken und eine Regression der Hypertrophie des Herzmuskels wie auch der glatten Gefäßmuskulatur bewirken können (vgl. Abschnitt 5.1.3).

Eine wichtige Rolle scheinen β-Rezeptorenblocker bei Hypertonikern mit pektanginösen Beschwerden zu spielen, bei denen keine Koronarstenose nachweisbar ist. In einer Langzeitstudie wurde für den $β_1$-selektiven β-Rezeptorenblocker Bisoprolol bei 10 Hypertonikern mit mikrovaskulärer Angina pectoris (normales Koronarangiogramm, milde LV-Hypertrophie) der über die Vasodilatation hinausgehende gefäßreparative Effekt nachgewiesen [116]. Die Patienten erhielten im Mittel 7,5 ± 2,6 mg/die für 12,9 ± 3 Monate. Eine einwöchige Auswaschphase vor und nach der Therapie sorgte dafür, daß akute vasodilatierende Effekte nicht mitbewertet wurden. Neben der Blutdrucksenkung und Regression der LV-Hypertrophie bewirkte Bisoprolol eine Steigerung des maximal durch Dipyridamol erreichbaren Koronarflusses um 22%, während der basale Koronarfluß unverändert blieb. Die Koronarreserve nahm von 2,27 auf 2,77 zu. Die Verbesserung der Koronarreserve ist dem direkten Effekt von Bisoprolol auf die koronare Mikrozirkulation und als kardioreparative Behandlung der „hypertensiven Herzkrankheit" mit Regression der LV-Hypertrophie und Verbesserung der koronaren Mikrozirkulation anzusehen.

Von therapeutischem Interesse ist ferner die Beobachtung, daß Bisoprolol im Vergleich zu Isorbiddinitrat den koronarkranken Autofahrer besser vor den Auswirkungen mentaler Belastungen schützt [105].

5.3.6 Kombinationstherapie

Bei unzureichender Monotherapie mit β-Rezeptorenblockern, organischen Nitraten bzw. Molsidomin oder Calciumantagonisten ist es sinnvoll, diese Medikamente miteinander zu kombinieren (Tabelle 18), statt die Dosis des jeweiligen Monotherapeutikums zu steigern.

Tabelle 18 Kombinationsmöglichkeiten bei koronarer Herzkrankheit

1. β-Rezeptorenblocker + organische Nitrate:
▶ Als fixe Kombination nur mit Langzeitnitraten in niedriger Dosis (cave: Toleranzentwicklung)
2. β-Rezeptorenblocker + Calciumantagonisten:
▶ Verwendung von Dihydropyridinen (z.B. Nifedipin), nicht Verapamil, Diltiazem, Gallopamil
3. Calciumantagonisten + organische Nitrate:
▶ Bevorzugt Diltiazem oder Verapamil, bei Nifedipin Tachykardie möglich
4. β-Rezeptorenblocker + organische Nitrate + Calciumantagonisten:
▶ In schweren Fällen unter klinischer Kontrolle

Besonders geeignet ist die gleichzeitige Gabe von β-Rezeptorenblockern und organischen Nitraten bzw. Molsidomin. Einerseits wird die durch β-Rezeptorenblocker hervorgerufene nachteilige Erhöhung des linksventrikulären enddiastolischen Füllungsdruckes durch organische Nitrate rückgängig gemacht, und andererseits verhindern β-Rezeptorenblocker die durch organische Nitrate reflektorisch ausgelöste Tachykardie. Zur Erleichterung der Einnahme sind in Analogie zur antihypertensiven Therapie mittlerweile fixe Kombinationen aus β-Rezeptorenblockern und organischen Nitraten in den Handel eingeführt worden, die Isosorbiddinitrat enthalten.

Übersteigt die tägliche Isosorbiddinitrat-Dosis bei 2- bis 3maliger täglicher Gabe eine Gesamtdosis von etwa 80 mg, so muß bei Langzeitbehandlung mit Toleranzentwicklung und Wirkverlust der Nitratkomponente gerechnet werden [49]. Es ist daher empfehlenswert, Kombinationen mit niedrig dosiertem Nitratanteil (z.B. 20 mg Isosorbidmononitrat als Langzeitnitrat) 2- bis maximal 3mal täglich zu verabreichen oder zu einer Basistherapie mit β-Rezeptorenblockern das organische Nitrat in niedriger Dosierung hinzuzugeben, z.B. höchstens 3 x 20 bzw. 2 x 40–60 mg/Tag Isosorbiddinitrat bzw. 1 x 120 mg Isosorbiddinitrat retard oder 3 x 20, 2 x 40–60 mg/Tag Isosorbidmononitrat oder 1 x 100 mg/Tag Isosorbidmononitrat retard.

Für die Kombination von β-Rezeptorenblockern mit Calciumantagonisten gelten die in Kapitel 5.1.5 zusammengefaßten Aussagen. Nur die Calciumantagonisten mit fehlender Hemmwirkung auf Sinus- und AV-Knoten, wie Nifedipin, eignen sich für die Kombinationstherapie.

Aufgrund ihrer unterschiedlichen Wirkmechanismen ist auch bei gleichzeitiger Gabe von organischen Nitraten und Calciumantagonisten mit einer Verstärkung der antianginösen Wirkung zu rechnen. Bei Kombination organischer Nitrate und Nifedipin kann jedoch initial eine gesteigerte Reflextachykardie auftreten, die zur Verschlechterung der Angina pectoris führen kann. Als Kombinationspartner eignen sich in diesem Falle vor allem Diltiazem, Gallopamil oder Verapamil, die als Monotherapeutika die Herzfrequenz unbeeinflußt lassen oder sogar senken.

Auch die Dreierkombination aus organischen Nitraten, Calciumantagonisten und β-Rezeptorenblockern ist möglich, sollte jedoch nur bei unzureichender Wirkung von Zweierkombinationen oder bei der instabilen Angina pectoris bzw. Präinfarkt-Angina erfolgen, wobei die sorgfältige Kontrolle des klinischen Verlaufs angezeigt ist.

5.3.7 Prävention des Sekundärinfarktes, Kardioprotektion beim akuten Herzinfarkt

Wenngleich bis 1980 zahlreiche Studien zur Prävention des Sekundärinfarktes durch β-Rezeptorenblocker durchgeführt wurden, so gelang der Nachweis der kardioprotektiven Wirkung erst im Jahre 1981 durch die großangelegte norwegische Timololstudie und die amerikanische Propranololstudie. Es konnte gezeigt werden, daß β-Rezeptorenblocker die Mortalität und die Zahl nichtletaler Reinfarkte eindrucksvoll reduzieren (Tabelle 19, S. 63). Zur Timololstudie bleibt einschränkend anzumerken, daß nach Berücksichtigung verschiedener Ausschlußkriterien von 4155 Patienten mit Myokardinfarkt nur 52% in die Studie aufgenommen werden konnten, und daß während des Beobachtungszeitraumes weitere Patienten die Therapie abbrechen mußten, z.T. wegen der auftretenden Nebenwirkungen. Es ergab sich eine statistisch signifikante Senkung der kumulativen Mortalität um 39,4% und der Reinfarkte um 28,4%. Ein ähnlich gutes Ergebnis zeigte die β-Blocker Heart Attack Trial (BHAT) des amerikanischen National Heart, Lung and Blood Institute mit Propranolol. Die Studie wurde vorzeitig abgebrochen, weil sich in der Propranolol-Gruppe schon bald eine um 25% niedrigere Mortalität gegenüber der Plazebo-Gruppe herausstellte (Studienübersicht bei [122]).

Demgegenüber hat die European Infarction Study (EIS) ergeben, daß die Behandlung mit Oxprenolol keine präventive Wirkung in bezug auf die Mortalität aufwies. Die Studie wurde abgebrochen, da sich in der Plazebo-Gruppe ein günstigeres Ergebnis abzeichnete. So eindrucksvoll das Resultat der Propranololstudie auch ist, so bleibt zu berücksichtigen, daß von 1916 behandelten Patienten 138 verstarben und in der Kontrollgruppe von 1921 Patienten 188, daß also über 95% der Patienten einen β-Rezeptorenblocker einnahmen, ohne unmittelbar von der Schutzwirkung zu profitieren. Es stellt sich daher die noch teilweise kontrovers diskutierte Frage, ob man grundsätzlich jeden Patienten mit Myokardinfarkt behandeln sollte. Nach dem derzeitigen Wissensstand ist zu empfehlen, für die präventive Therapie Patienten mit erhöhtem Risiko auszuwählen, da diese am meisten von der protektiven Wirkung der β-Rezeptorenblocker profitieren. Hierzu zählen Patienten, die älter als 60 Jahre sind und eine kompensierte Herzinsuffizienz aufweisen, Patienten mit repetitiven ventrikulären Extrasystolen, komplexen ventrikulären Arrhythmien oder ausgedehntem Myokardinfarkt. Die Gefahr, durch β-Rezeptorenblocker eine Herzinsuffizienz auszulösen, scheint relativ gering zu sein, denn in der BHAT-Studie war

Tabelle 19 Einige Langzeitstudien mit β-Rezeptorenblockern nach Myokardinfarkt (MI) (nach *Krebs* und *Aumiller* [51])

Autor	Jahr	Wirksubstanz (Dosis, mg)	Beginn nach MI	Dauer	Alter	Zahl der Patienten	Kumulative Placebo-Mortalität (%)	Rückgang der Gesamtmortalität (%)	Rückgang der Reinfarkte (%)
Wilhelmsson et al.	1974	Alprenolol (400)	5–8 Woch.	2 Jahre	57–67	230	12	50	11
Multicenter International	1975 1977	Practolol (400)	1–4 Woch.	1–3 Jahre	–70	3053	8	20	23
Andersen et al.	1979	Alprenolol (10 i.v.; 400)	unmittelbar	1 Jahr	jedes Alter	282 (198)	20 (35)	55 (37)	–
Norwegian Study Group	1981	Timolol (20)	6–27 Tage	1–3 J. (17)	20–75	1884	22	39	28
Hjalmarson et al.	1981	Metoprolol (15 i.v.; 200)	unmittelbar	3 Mon.	40–75	1395	9	36	35
Betablocker Heart Attack Trial	1981	Propranolol (120–240)	5–21 Tage	12–30 Mon.	30–69	3837	10	26	–
Hansteen et al.	1982	Propranolol (160)	4–6 Tage	1 Jahr	35–70	560	13	32	24

die Ausbildung einer Herzinsuffizienz im behandelten Kollektiv nicht häufiger als in der Plazebogruppe [59]. Die Abnahme der Mortalität nach Herzinfarkt durch β-Rezeptorenblocker läßt sich auf ihre antiischämische (s. Abschnitt 5.3.3) und antiarrhythmische Wirkung (s. Abschnitt 5.4) zurückführen. Etwa 80% der Fälle von plötzlichem Herztod werden durch Kammerflimmern oder ventrikuläre Tachykardien verursacht, denen häufig ventrikuläre Extrasystolen oder Arrhythmien vorausgehen. Vor allem belastungsinduzierte Arrhythmien, bei denen die arrhythmogene Wirkung von adrenergen Transmittern (z. B. Noradrenalin) eine wesentliche Rolle spielt, lassen sich durch β-Rezeptorenblocker unterdrücken.

Für die Prävention des Reinfarktes mit β-Rezeptorenblockern lassen sich folgende Richtlinien aufstellen: Die Therapie sollte innerhalb von 1 bis 2 Wochen nach dem akuten Myokardinfarkt und möglichst nicht viel später begonnen werden. Welche pharmakodynamischen Wirkqualitäten der Substanzen für den Therapieerfolg von Bedeutung sind, ist derzeit weitgehend umstritten. Dies gilt insbesondere für die Bedeutung der ISA, die von einigen Autoren eher als nachteilig bewertet wird.

Die Applikationshäufigkeit muß der biologischen Wirkdauer angepaßt werden (s. Abschnitt 5.3.4). Die Therapiedauer sollte ca. ein Jahr betragen, da die Mortalität unbehandelter Infarktpatienten im ersten halben Jahr 10–15% beträgt und dann langsam auf 4–5% absinkt. Die günstigste Wirkung der β-Rezeptorenblocker ist im ersten Jahr nach dem Herzinfarkt festzustellen.

β-Rezeptorenblocker zeigen eine kardioprotektive Wirkung während eines akuten Myokardinfarktes, bei dem es zum Untergang von Myokardstrukturen mit lokaler Freisetzung von Noradrenalin sowie zu einer massiven Aktivierung des Sympathikus infolge der Vernichtungsangst kommt.

Studien mit geringen Fallzahlen haben früher keine eindeutige Senkung der Mortalität durch direkte Gabe von β-Rezeptorenblockern beim akuten Myokardinfarkt erkennen lassen. Mittlerweile sind 2 große Studien abgeschlossen worden, die MIAMI-Studie (Metoprolol In Acute Myocardial Infarction) mit Metoprolol (n = 2877) versus Plazebo (n = 2901) und die ISIS-Studie (International Study of Infarkt Survival) mit Atenolol (n = 8037) versus Placebo (n = 7990), wobei die für β-Rezeptorenblocker üblichen Kontraindikationen zum Ausschluß führten. Die MIAMI-Studie ergab eine Senkung der Gesamtmortalität um 13% nach 15 Tagen, die ISIS-Studie eine Senkung um 30% in den ersten 24 h nach dem Myokardinfarkt und um 15% nach 7 Tagen. Bei Zusammenfassung der Daten von ISIS und anderen Studien (n = 27 000) war eine statistisch signifikante Senkung der Gesamtmortalität um 14%, der nicht tödlichen Herzstillstände um 15%, der nicht tödlichen Reinfarkte um 18% und aller schwerwiegenden Komplikationen um 16% nachweisbar. Demnach ist die kardioprotektive Wirkung der i.v.-Gabe innerhalb der ersten Stunden nach einem Myokardinfarkt eindeutig belegt. Dennoch sollte die Applikation eines β-Rezeptorenblockers nicht erfolgen, wenn eine Bradykardie, ein AV-Block, eine Myokardinsuffizienz oder eine Hypotonie vorliegen. Da diese Ausschlußkriterien in der Praxis nicht immer mit letzter Sicherheit festzustellen sind, dürfte die i.v.-Gabe des β-Rezeptorenblockers vorerst der Klinik vorbehalten sein, da im Falle von Komplikationen eher die Gabe von Antidota (s. Abschnitt 7) möglich ist.

Vor Einsatz eines β-Rezeptorenblockers ist es wünschenswert, wenn man über die hämodynamischen Parameter (z. B. LVEDP) und insbesondere über die Funktion des Restmyokards informiert ist, um nicht durch Verstärkung einer Insuffizienz das Infarktareal unnötig zu vergrößern. In erster Linie profitieren Infarktpatienten mit suffizientem Restmyokard und hoher Herzfrequenz bzw. Tachyarrhythmien von der β-Rezeptorenblocker-Therapie.

Zusammenfassung

Die antianginöse Wirkung der β-Rezeptorenblocker beruht im wesentlichen auf der Abnahme der Herzfrequenz in Ruhe und insbesondere unter psychischer oder physischer Belastung. Als nachteilig diskutiert wird die durch Hemmung vasaler $β_2$-Rezeptoren zustande kommende Vasokonstriktion, so daß der Einsatz von nicht-$β_1$-selektiven Substanzen bei der vasospastischen Angina pectoris vermieden werden sollte. Ferner kann bei sehr starker körperlicher Belastung der linksventrikuläre enddiastolische Druck und damit die Wandspannung ansteigen. Aus diesem Grund ist die gleichzeitige Gabe von organischen Nitraten sinnvoll, wobei allerdings bei der Verwendung von Fixkombinationen darauf zu achten ist, daß die Toleranzentwicklung gegenüber organischen Nitraten durch geeignete Dosierung (Intervalltherapie, nicht zu hohe Dosis) vermieden wird. Bei Kombinationen von β-Rezeptorenblockern mit Calciumantagonisten sollten nur Dihydropyridine verwendet werden, da Verapamil, Gallopamil und Diltiazem die AV-Überleitung zusätzlich zum β-Rezeptorenblocker verzögern können. Für die Monotherapie mit β-Rezeptorenblockern reichen oft niedrige Dosierungen aus. Hydrophile β-Rezeptorenblocker, wie z. B. Nadolol und Sotalol, und Substanzen mit hoher Affinität zu den β-Rezeptoren, wie z. B. Betaxolol, Bisoprolol, Bopindolol, Carteolol, Penbutolol oder Talinolol, sind bei einmaliger täglicher Gabe wirksam. β-Rezeptorenblocker ohne ISA und mit kurzer Wirkdauer sollten nicht abrupt abgesetzt werden, da sonst schwere Angina-pectoris-Anfälle oder Herzinfarkte auftreten können. Dieses Risiko ist bei den zuvor genannten, länger wirkenden Substanzen geringer. β-Rezeptorenblocker senken nach Herzinfarkt die Mortalität und die Sekundärinfarktrate, wobei ihr Einsatz insbesondere bei Risiko-Patienten zu empfehlen ist. Obgleich in zahlreichen Studien die Sekundärprävention durch β-Rezeptorenblocker belegt ist, werden sie zu selten nach einem Myokardinfarkt eingesetzt.

5.4 Herzrhythmusstörungen

5.4.1 Wirkmechanismus der β-Rezeptorenblocker

Die antiarrhythmische Wirkung von β-Rezeptorenblockern beruht hauptsächlich auf der Hemmung kardialer β-Rezeptoren (Tabelle 20). Sotalol hat darüber hinaus einen hemmenden Einfluß auf kardiale Kaliumkanäle und verzögert im Aktionspotentialverlauf die Repolarisation (Klasse-3-antiarrhythmische Wirkung). Die postsynaptische Rezeptorblockade verhindert die arrhythmogene Wirkung von Adrenalin und Noradrenalin, die Hemmung präsynaptischer Rezeptoren vermindert die Freisetzung von Noradrenalin. β-Rezeptorenblocker sind demnach in ihrer antiarrhythmischen Wirkung vom Sympathikustonus abhängig. Durch den Antagonismus der Noradrenalinwirkung auf Rezeptorebene senken sie den transmembranären Ca^{2+}-Einstrom in Zellen des Erregungsbildungs- und -leitungssystems, vor allem im Sinus- und AV-Knoten. An teildepolarisierten Zellen des ischämischen Arbeitsmyokards, an denen der schnelle Na^+-Einstrom infolge der Inaktivierung der Natriumkanäle weitgehend aufgehoben sein kann, verstärken Katecholamine den Ca^{2+}-Einstrom und erleichtern die Ausbildung sogenannter langsamer Aktionspotentiale. Diese sind möglicherweise an Reentry-Tachykardien beteiligt und lassen sich nur dann durch β-Rezeptorenblocker unterdrücken, wenn β-adrenerge Agonisten an ihrer Entstehung maßgeblich beteiligt sind.

Unter dem inhibitorischen Einfluß der β-Rezeptorenblocker auf die Noradrenalinwirkung läuft die diastolische Depolarisation in aktuellen Schrittmacherzellen und die Autonomie in latenten Schrittmacherzellen verzögert ab. Ferner werden die noradrenalininduzierte Erregungsleitung im AV-Knoten sowie die diastolische Depolarisation in Purkinje-Fasern verlangsamt. An diesen Effekten ist die durch β-Rezeptorenblockade verstärkte Parasympathikusaktivität mitbeteiligt, denn das vermehrt wirksame Acetylcholin zeigt zu β-Rezeptor-Agonisten am Herzen einen funktionellen Antagonismus.

Bei erhöhter Freisetzung von Katecholaminen im Ventrikelmyokard können lokal unterschiedliche Konzentrationen der Transmitter auftreten, so daß eine örtliche und zeitliche

Tabelle 20 Antiarrhythmische Wirkungen von β-Rezeptorenblockern

▶ 1. Verhinderung der arrhythmogenen Wirkung von Noradrenalin (Streß, Schmerz, Angst, Narkose)

präsynaptisch: Noradrenalinfreisetzung ↓
postsynaptisch: β-Blockade

   a) Sinusfrequenz ↓, AV-Leitung ↓
     (Noradrenalin-induzierter Ca^{2+}-Einstrom ↓)

   b) Verhinderung der Dispersion von Erregungsbildung und -rückbildung während lokal unterschiedlicher Freisetzung von Noradrenalin

   c) Unterdrückung Noradrenalin-induzierter langsamer Aktionspotentiale

▶ 2. Senkung der Leitfähigkeit von Na^+-Kanälen bei Myokardischämie ($[K^+]_o$ ↑, pO_2 ↓, pH ↓)

▶ 3. Langzeiteffekt: QT_c-Verlängerung durch β-Blockade (Schutz vor plötzlichem Herztod?)

▶ 4. Verlängerung (akut) der Refraktärzeit: Sotalol

Dispersion von Erregungsabläufen, Repolarisationsvorgängen, Refraktärzeiten und diastolischen Depolarisationen im ventrikulären Erregungsleitungssystem bzw. Arbeitsmyokard zustande kommen kann. Diese Dispersion kann die Ursache von ektopischen Foci bzw. Reentry-Mechanismen sein und durch β-Rezeptorenblocker über deren β-sympatholytische Wirkung verhindert werden.

Obgleich β-Rezeptorenblocker am suffizienten Myokard im therapeutisch üblichen Konzentrationsbereich ohne Wirkung auf die Na^+-Kanäle der Myokardzellmembran sind, weisen Untersuchungen unter erhöhtem extrazellulärem Kalium und gleichzeitiger Ischämie auf eine Abnahme der Na^+-Leitfähigkeit hin [23].

Als Langzeiteffekt der β-Rezeptorenblocker tritt eine Verlängerung der Aktionspotentialdauer auf [61], die sich im EKG als Verlängerung der frequenzkorrigierten QT-Zeit (QT_c) manifestiert. Sotalol zeigt diesen Effekt bereits nach akuter Gabe, weil es die repolarisierenden K^+-Ströme der Myokardzellmembran hemmt. Mitentscheidend für die antiarrhythmische Wirkung der β-Rezeptorenblocker vor allem bei Patienten mit koronarer Herzkrankheit ist die Verbesserung der O_2-Zufuhr und die Abnahme des O_2-Verbrauchs (s. Abschnitt 5.3.3).

Für die meisten β-Rezeptorenblocker konnte nach Akutgabe die Abnahme der Sinusfrequenz, Zunahme der effektiven Refraktärzeit des Vorhofs, Verlängerung des AH-Intervalls, Abnahme des Wenckebach-Punktes und Zunahme der funktionellen Refraktärzeit des AV-Knotens gemessen werden [62]. Dagegen bleibt die Erregungsleitung im Vorhof, Ventrikel und His-Purkinje-System unbeeinflußt.

5.4.2 Monotherapie mit β-Rezeptorenblockern: Dosierung, Wirkdauer, Applikationsform

Die Sinustachykardie spricht besonders gut auf β-Rezeptorenblocker an. Dies gilt vor allem für das hyperkinetische Herzsyndrom und alle Sinustachykardien im Zusammenhang mit einer erhöhten sympathoadrenergen Aktivität (Streß, Angst, Hyperthyreose). Beim Syndrom des kranken Sinusknotens (Tachykardie-Bradykardie-Syndrom) ist mit β-Rezeptorenblockern wie mit allen anderen Antiarrhythmika Vorsicht geboten, da eine extreme Bradykardie induziert werden kann und die posttachykarde Pause bedrohlich verlängert werden kann.

Vorhofextrasystolen sind in der Regel nicht behandlungsbedürftig. Treten sie im Rahmen einer koronaren Herzkrankheit oder Digitalisintoxikation auf, so ist die Therapie mit β-Rezeptorenblockern sinnvoll [58].

Bei supraventrikulären Tachykardien reduzieren β-Rezeptorenblocker durch Abnahme der Erregungsleitung im AV-Knoten die Zahl der übergeleiteten Erregungen und somit die Kammerfrequenz.

Bei Vorhofflattern und -flimmern wird die Kammerfrequenz in praktisch allen Fällen gesenkt, dagegen gelingt eine Konversion zum Sinusrhythmus nur in wenigen Fällen.

Eine gute Wirkung zeigen β-Rezeptorenblocker ebenfalls beim WPW-Syndrom, bei dem nur die im AV-Knoten verlaufende, nicht jedoch die akzessorische Erregungsleitung (mit Ausnahme von Sotalol) verzögert wird. Vor allem in der Anfallsprophylaxe der AV-Knoten-

Tachykardie bei Patienten mit ausgeprägter sympathikotoner Reaktionslage erweisen sich β-Rezeptorenblocker als nützlich. Allerdings können sie bei der AV-Knoten-Tachykardie auch von Nachteil sein. Aufgrund der verlängerten Überleitung im AV-Knoten kann die Echozone verbreitert sein, so daß eine AV-Knoten-Tachykardie begünstigt wird [59].

Bei ventrikulären Ektopien wirken β-Rezeptorenblocker deutlich schwächer als bei supraventrikulären, doch läßt sich noch in bis zu 40% der Fälle ein Therapieerfolg erzielen [64]. Insbesondere bei ventrikulären Extrasystolen und komplexen Arrhythmien unter psychischer oder physischer Belastung, d. h. bei hohem Sympathikustonus, sind β-Rezeptorenblocker als Mittel der ersten Wahl anzusehen. Sie scheinen die Vulnerabilität des Ventrikelmyokards zu senken bzw. die Flimmerschwelle günstig zu beeinflussen. Selbst wenn sich nicht alle ventrikulären Extrasystolen beseitigen lassen, so kommt es offensichtlich zu einer Stabilisierung des Myokards, so daß die Folgen vereinzelter Extrasystolen als weniger gefährlich einzustufen sind. Für die Behandlungsindikation ventrikulärer Extrasystolen sind das R auf T Phänomen (frühzeitiger Einfall), das salvenartige Auftreten, die Polymorphie und der repetitive Charakter von Bedeutung. Die Therapie eines bestehenden Grundleidens (z. B. koronare Herzkrankheit) steht jedoch im Vordergrund. Bei ventrikulärer Tachyarrhythmie im Zusammenhang mit einem akuten Herzinfarkt ist Lidocain i.v. oder nach Kenntnis der hämodynamischen Parameter evtl. die Gabe eines β-Rezeptorenblockers angezeigt (s. Abschnitt 5.3.7).

β-Rezeptorenblocker eignen sich ferner zur Behandlung von Herzrhythmusstörungen im Zusammenhang mit einer Hyperthyreose sowie bei Digitalisintoxikation, da eine erhöhte arrhythmogene Wirkung endogener Katecholamine an der Entstehung dieser Arrhythmien ursächlich beteiligt ist.

Obgleich sich Antiarrhythmika heute nach ihrem Einfluß auf die Ionenströme durch kardiale Zellmembranen charakterisieren lassen [18], ist es nur bedingt möglich, ihren therapeutischen Erfolg aus den elektrophysiologischen Grundwirkungen abzuleiten. In vielen Fällen läßt sich das am besten geeignete Medikament nur durch Austestung auffinden. β-Rezeptorenblocker haben im Vergleich zu den chinidinartigen Medikamenten mit Hemmwirkung auf die Na^+-Kanäle den Vorteil einer bedeutend geringeren Nebenwirkungsquote. Dies gilt insbesondere für die proarrhythmischen Wirkungen (s. Abschnitt 5.4.3).

Ihre pharmakodynamischen Wirkqualitäten spielen für die antiarrhythmische Wirkung wahrscheinlich keine Rolle (mit Ausnahme der akut eintretenden Klasse-3-Wirkung von Sotalol), dagegen lassen sich die pharmakokinetischen Besonderheiten für die Therapie nutzen.

β-Rezeptorenblocker stellen beim AV-Block 2. Grades keine absolute Kontraindikation dar. In Untersuchungen an 9 tachykarden Patienten konnte bei 7 durch Senkung der Sinusfrequenz eine 1:1-Überleitung hergestellt und dadurch bei 4 der Patienten mit Kammerbradykardie eine Anhebung der Kammerfrequenz erzielt werden [65].

Die Dosierung ist vom klinischen Bild der Herzrhythmusstörungen abhängig. Das hyperkinetische Herzsyndrom mit hoher sympathoadrenerger Aktivität spricht bereits auf niedrige Dosierungen (z. B. 20–40 mg Propranolol/Tag oder äquivalente Dosierungen anderer Substanzen) ausgezeichnet an. Wie für alle anderen Antiarrhythmika gilt auch für β-Rezeptorenblocker, daß sie, wie bereits im Zusammenhang mit der Therapie der koronaren Herzkrankheit erörtert, entsprechend ihrer biologischen Wirkdauer oft genug appliziert werden müssen, um eine ausreichende Wirkung zu erzielen. Oxprenolol, Propranolol und Sotalol sollten 2- bis 3mal täglich gegeben werden, während z. B. Betaxolol, Bisoprolol, Carteolol, Penbutolol und Nadolol bei einmal täglicher Applikation ausreichend lange wirken.

Intravenöse Gaben sind in den wenigsten Fällen erforderlich und müssen unter strenger Kontrolle der Herzfrequenz langsam vorgenommen werden. Die Wirkung der meisten oral verabreichten Substanzen setzt bereits nach ca. 20 Minuten ein und erreicht nach 1 bis 3 Stunden ihr Maximum, so daß in der Praxis im allgemeinen auf eine i. v.-Gabe verzichtet werden kann. Die einmalige Dosis beträgt bei i. v.-Applikation in mg: Acebutolol 12,5–25; Metoprolol 2,5–5; Oxprenolol 1–2; Pindolol 0,2–0,4; Propranolol 1–2.

5.4.3 Differentialtherapie

Zur Differentialtherapie von Herzrhythmusstörungen stehen zahlreiche Antiarrhythmika zur Verfügung, die sich nach ihren elektrophysiologischen Eigenschaften, d. h. ihrer Wirkung auf die Na^+-, Ca^{2+}- bzw. K^+-Kanäle der Myokardzellmembran, charakterisieren lassen. Substanzen, die ähnlich wie Chinidin wirken (chinidinartige Antiarrhythmika), hemmen in starkem Maße den Na^+-Einstrom in die Herzmuskelzelle und senken daher die Erregungsleitung vor allem im Vorhof, His-Bündel, Purkinje-Fasern und Ventrikelmyokard. Lidocainartige Präparate besitzen erst in höheren Konzentrationen eine Na^+-Kanalinhibitorische Wirkung. Ihre Hauptwirkung besteht darin, daß sie die durch eine ablaufende Erregung inaktivierten Na^+-Kanäle daran hindern, rasch wieder einen aktivierbaren Zustand anzunehmen. Dies hat zur Folge, daß unmittelbar nach einer Erregung des Myokards einfallende Extrasystolen nicht weitergeleitet, d. h. unterdrückt werden.

Calciumantagonisten wirken am intakten Herzmuskel nahezu ausschließlich auf Sinus- und AV-Knoten-Zellen, für deren elektrische Erregung der langsame Einstrom von Ca^{2+}-Ionen entscheidend ist. Durch Senkung der Ca^{2+}-Leitfähigkeit der Zellmembran reduzieren sie die Spontanfrequenz im Sinusknoten sowie die Erregungsleitung im AV-Knoten und eignen sich daher in erster Linie für die Therapie supraventrikulärer Tachykardien bzw. Extrasystolen.

Substanzen mit Hemmwirkung auf die K^+-Kanäle, wie Amiodaron und der β-Rezeptorenblocker Sotalol, verlängern das Aktionspotential und somit die effektive Refraktärzeit in allen Abschnitten des Herzens, so daß ihre Wirkung sowohl bei supraventrikulären wie auch ventrikulären Rhythmusstörungen ausnutzbar ist.

β-Rezeptorenblocker antagonisieren die arrhythmogene Wirkung von Katecholaminen und sind in ihrer klinischen Wirksamkeit vom Sympathikustonus abhängig (s. Abschnitt 5.4.1). Hemmstoffe der Cholinozeptoren, wie Atropin oder Ipatropiumbromid, wirken nur bei supraventrikulären Rhythmusstörungen und hier insbesondere bei der Sinusbradykardie. Ihre Wirkintensität ist um so größer, je höher der Parasympathikustonus ist.

Herzwirksame Glykoside schließlich senken die Sinusfrequenz und reduzieren die Überleitung im AV-Knoten. Sie sind in erster Linie bei Vorhofflattern und -flimmern indiziert, um die Zahl der auf die Kammer übergeleiteten Erregungen und somit die Kammerfrequenz

Tabelle 21 Therapie der supraventrikulären und ventrikulären Herzrhythmusstörungen

Supraventrikuläre Rhythmusstörungen	
▶ Sinustachykardie	Sedierung, β-Rezeptorenblocker, Herzglykoside
▶ Sinusbradykardie	Atropin, Orciprenalin, Schrittmacher
▶ Supraventrikuläre Extrasystolen	β-Rezeptorenblocker, Herzglykoside, Gruppe 1a, 1c
▶ Supraventrikuläre Tachykardie	*Akut:* Sedierung, Vagusreiz, Verapamil i. v., Ajmalin bzw. Propafenon i. v. *Langzeittherapie:* β-Rezeptorenblocker; Herzglykoside; Calciumantagonisten (Verapamil-Typ); Gruppe 1a, 1c
▶ Vorhofflattern, Vorhofflimmern	*Frequenzsenkung:* Herzglykoside, β-Rezeptorenblocker, Verapamil *Akut:* Ajmalin bzw. Propafenon i. v., Elektrotherapie *Konversion:* Gruppe 1a, 1c; Elektrotherapie
▶ SA-, AV-Block, Bradyarrhythmia absoluta	Elektrischer Schrittmacher
Ventrikuläre Rhythmusstörungen	
▶ Ventrikuläre Extrasystolie	*Akut:* Lidocain i. v. (Gruppe 1a, 1c i. v.) *Langzeittherapie:* β-Rezeptorenblocker, Gruppe 1a, 1b, 1c; Sotalol
▶ Ventrikuläre Tachykardie	*Akut:* Lidocain i. v. (Gruppe 1a, 1c i. v.) *Langzeittherapie:* Gruppe 1a, 1b, 1c; Sotalol; Amiodaron; Elektrotherapie
▶ Kammerflimmern	Defibrillation (200–400 Ws), Lidocain i. v.

Gruppeneinteilung:
Gruppe 1a: Ajmalin, Chinidin, Disopyramid, Prajmalin, Procainamid
Gruppe 1b: Lidocain, Mexiletin, Tocainid
Gruppe 1c: Flecainid, Propafenon
Zur Anwendungsbeschränkung der Antiarrhythmika s. Text

zu senken. Diese kurz skizzierten Angriffspunkte der unterschiedlichen Antiarrhythmika sind die Basis für ein Behandlungsschema kardialer Rhythmusstörungen, das in Tabelle 21 zusammengefaßt ist.

Nach Veröffentlichung der CAST-Studie wird allgemein akzeptiert, daß Antiarrhythmika der Klasse I nach *Vaughan Williams* (Natriumkanalblocker) wegen der lebensbedrohlichen proarrhythmischen Wirkungen nur noch eingesetzt werden sollten, wenn sie entweder der Symptomlimitierung oder der Prognoseverbesserung dienen. Neueste Untersuchungen mit Sotalol (SWORD-Studie) haben darüber hinaus das proarrhythmische Potential von Antiarrhythmika der Klasse III (K^+-Kanal-Blocker) aufgezeigt, insbesondere das Auftreten von Torsade-de-pointes-Arrhythmien. Ab 1. Oktober 1993 hat das Bundesgesundheitsamt im Rahmen des Stufenplans zur Abwehr von Arzneimittelrisiken die Zulassung für die Antiarrhythmika der Klassen I und III wie folgt geändert:

▶ 1. Die Anwendungsgebiete der Antiarrhythmika der Klassen Ia und Ic sind wie folgt zu beschränken:
„Symptomatische und behandlungsbedürftige tachykarde supraventrikuläre Herzrhythmusstörungen, wie z. B. AV-junktionale Tachykardien, supraventrikuläre Tachykardien bei WPW-Syndrom oder paroxysmales Vorhofflimmern. Schwerwiegend symptomatische ventrikuläre tachykarde Herzrhythmusstörungen, wenn diese nach Beurteilung des Arztes lebensbedrohend sind."

▶ 2. Die Anwendungsgebiete der Antiarrhythmika der Klasse Ib sind wie folgt zu beschränken:
„Schwerwiegend symptomatische ventrikuläre tachykarde Herzrhythmusstörungen, wenn diese nach Beurteilung des Arztes lebensbedrohend sind."

▶ 3. Die Anwendungsgebiete der Antiarrhythmika der Klasse III sind wie folgt zu beschränken:
„Symptomatische und behandlungsbedürftige tachykarde supraventrikuläre Herzrhythmusstörungen, wie z. B. AV-junktionale Tachykardien, supraventrikuläre Tachykardien bei WPW-Syndrom oder paroxysmales Vorhofflimmern. Schwerwiegend symptomatische ventrikuläre tachykarde Herzrhythmusstörungen."

Für die Behandlung der tachykarden supraventrikulären Herzrhythmusstörungen bleiben die Antiarrhythmika der Klasse IV (Calciumantagonisten vom Verapamil-Typ), der Klasse II (β-Rezeptorenblocker) und herzwirksame Glykoside übrig.

Für tachykarde ventrikuläre Herzrhythmusstörungen ist bei Beachtung der Kontraindikationen (z. B. Herzinsuffizienz, Bradykardie usw.) die Therapie mit β-Rezeptorenblockern ohne Klasse-III-Wirkung möglich. $β_1$-selektiven Substanzen sollte zur Minimierung der Nebenwirkungen der Vorzug gegeben werden.

Sowohl bei supraventrikulären wie auch ventrikulären tachykarden Herzrhythmusstörungen besteht im Falle von sachgerecht nachgewiesenen oder vermuteten Elektrolytstörungen die Möglichkeit, Kalium-Magnesium- bzw. Magnesium-Präparate einzusetzen. Für den niedergelassenen Arzt wird es beim Auftreten symptomatischer, hämodynamisch relevanter und lebensbedrohender ventrikulärer Rhythmusstörungen vor allem darauf ankommen, eine zugrunde liegende Herzerkrankung ausreichend zu behandeln und extrakardiale Ursachen von Herzrhythmusstörungen zu beseitigen.

5.4.4 Kombinationstherapie mit β-Rezeptorenblockern

Die gleichzeitige Gabe von Herzglykosiden und β-Rezeptorenblockern kann sowohl die Sinusfrequenz wie auch die AV-Überleitung in starkem Maße senken, so daß extreme Bradykardien oder AV-Blockierungen 2. oder 3. Grades auftreten können. Analoge Aussagen gelten auch für die Kombination von β-Rezeptorenblockern mit den Calciumantagonisten vom Verapamil-Typ, die wie die β-Rezeptorenblocker am Sinus- und vor allem am AV-Knoten angreifen.

Dagegen lassen sich chinidin- und lidocainartige Antiarrhythmika zur Wirkungsverstärkung mit β-Rezeptorenblockern kombinieren. Dies gilt vor allem für die Behandlung von paroxysmalen supraventrikulären Tachykardien mit Ajmalin i.v. bei Patienten, die mit β-Rezeptorenblockern therapiert werden und bei denen Verapamil i.v. kontraindiziert ist.

Zusammenfassung

Die antiarrhythmische Wirkung der β-Rezeptorenblocker beruht im wesentlichen auf ihrer β-sympatholytischen Wirkung und ist daher in starkem Maße vom Sympathikustonus abhängig (psychischer und physischer Streß). Sotalol verlängert bereits nach akuter Gabe zusätzlich das Aktionspotential und damit die effektive Refraktärzeit. β-Rezeptorenblocker haben bei Sinustachykardie infolge der $β_1$-sympatholytischen Wirkung und bei paroxysmalen supraventrikulären Tachykardien einschließlich der AV-Knoten-Tachykardie mit akzessorischer Leitungsbahn (WPW-Syndrom) durch Senkung der AV-Überleitung eine hohe Erfolgsquote. Sie beeinflussen nicht die Erregungsleitung von Vorhof, akzessorischer Vorhofbahn, His-Bündel, Purkinje-Fasern und Ventrikelmyokard. Die Wirkung auf ventrikuläre Extrasystolen und Tachykardien ist schwächer. Treten diese jedoch unter Belastungsbedingungen auf (erhöhter Sympathikustonus), dann wirken β-Rezeptorenblocker auch hier sehr gut. β-Rezeptorenblocker haben den Vorteil einer geringen Nebenwirkungsquote. Sie lassen sich mit den weniger verträglichen chinidin- und lidocainartigen Antiarrhythmika erfolgreich kombinieren, sollten jedoch mit Calciumantagonisten vom Verapamil-Typ nicht kombiniert werden, da es zu AV-Blockierungen kommen kann. Ein AV-Block 2. Grades bei hoher Sinusfrequenz stellt keine Kontraindikation für β-Rezeptorenblocker dar, weil durch die Frequenzsenkung der Sinusrhythmus wiederhergestellt werden kann. Dagegen bedeutet ein AV-Block 3. Grades eine absolute Kontraindikation für β-Rezeptorenblocker.

5.5 Kardiomyopathien

5.5.1 Hypertrophische Kardiomyopathien

Hypertrophische Kardiomyopathien lassen sich unterteilen in die obstruktive Form (HOCM), die atypische (medioventrikuläre oder apicale) Form (HOCM) und die hypertrophische nicht obstruktive Kardiomyopathie (HNCM).

Die HOCM ist durch eine Hypertrophie gekennzeichnet, die in erster Linie das Ventrikelseptum betrifft. Während der Systole tritt eine Druckdifferenz zwischen dem Ventrikelkavum und dem subaortalen Abschnitt des Ventrikels auf. In der Austreibungsphase verhält sich die Ausflußbahn wie eine funktionelle Stenose. Bei leichten Formen ist in Ruhe die systolische Funktion des linken Ventrikels normal, dagegen bei körperlicher Belastung gestört. Der intraventrikuläre Druckgradient führt im Laufe der Zeit zur Verstärkung der Hypertrophie, so daß sich das Krankheitsbild ohne Therapie allmählich verschlechtert. Neben einer Abnahme der Dehnbarkeit der Muskulatur kommt es zum Anstieg des linksventrikulären enddiastolischen Druckes, der als Ursache der Belastungsdyspnoe anzusehen ist.

Vor allem Propranolol wurde für die medikamentöse Behandlung der HOCM eingesetzt. Langzeitstudien haben ergeben, daß Propranolol eine Zurückbildung weder der Linksherz-Hypertrophie noch der Dehnbarkeitsminderung bewirkte. Lediglich die diastolische isovolumetrische Relaxationszeit war verkürzt. Der linksventrikuläre enddiastolische Druck stieg dagegen noch weiter an [66]. Klinische Studien ergaben zwar initial eine Besserung der Symptomatik (bei mehr als 50% der Patienten), jedoch war der Erfolg bei Langzeittherapie deutlich seltener (bei 10–30% der Patienten). In einigen Fällen trat sogar eine Verschlechterung ein.

Der therapeutische Nutzen von β-Rezeptorenblockern scheint in erster Linie auf die Senkung der Kontraktilität und der Herzfrequenz zurückzuführen zu sein, so daß es zu einer Reduktion der Obstruktion und des O_2-Bedarfs kommt. Die Patienten verspüren unter Belastung weniger pektanginöse Beschwerden und Atemnot. Der unter Belastung gemessene Druckgradient ließ sich durch Propranolol nur geringgradig senken. Bei den Patienten, deren klinisches Bild sich verschlechterte, konnte eine deutliche Abnahme der kardialen Auswurfleistung mit erheblicher Zunahme des linksventrikulären enddiastolischen Druckes gemessen werden. Wahrscheinlich ist die Verschlechterung darauf zurückzuführen, daß die Frequenzsenkung durch β-Rezeptorenblocker infolge der verminderten Dehnbarkeit des linken Ventrikels nicht mit einer Erhöhung des Schlagvolumens verbunden ist.

Die Prognose der HOCM ist vom Schweregrad kardialer Rhythmusstörungen abhängig, die offensichtlich in direktem Zusammenhang mit dem Auftreten von plötzlichem Herztod stehen. Propranolol war langfristig jedoch nicht in der Lage, die Prognose zu verbessern. Bei den Schweregraden III und IV ist die Therapie mit Propranolol ohne Erfolg. Mittlerweile liegen Langzeitstudien über 10 Jahre mit dem Calciumantagonisten Verapamil in einer Tagesdosis von 360–720 mg vor, die eine günstige Wirkung auf die diastolische Ventrikelfunktion bei Patienten mit HOCM dokumentieren [90]. Auch die Ergebnisse hinsichtlich der jährlichen Sterberate sind eindrucksvoll.

Derzeit ist es empfehlenswert, Verapamil einzusetzen und bei Versagen der Verapamiltherapie rechtzeitig zu operieren, um einerseits Beschwerdefreiheit zu erzielen und andererseits die Langzeitprognose angesichts des allmählich fortschreitenden Krankheitsprozesses mit der Gefahr maligner Arrhythmien und des plötzlichen Herztodes nicht zu verschlechtern. Postoperativ ist der Druckgradient dauerhaft beseitigt und der linksventrikuläre enddiastolische Druck gesenkt. Angesichts der günstigen operativen Ergebnisse erscheint es angezeigt, auch Patienten mit geringen Schweregraden einer HOCM mit einer chirurgischen Therapie zu behandeln [67].

Zusammenfassung

Die Wirkung der β-Rezeptorenblocker bei der hypertrophischen obstruktiven Kardiomyopathie (HOCM) ist wahrscheinlich auf die Senkung der Herzfrequenz (Senkung des O_2-Verbrauches, Steigerung der O_2-Zufuhr infolge Verlängerung der Diastolendauer), Abnahme der Kontraktilität (Senkung des O_2-Bedarfes, evtl. Verbesserung der Hämodynamik in der verengten Ausstrombahn) und Unterdrückung von Arrhythmien zurückzuführen. β-Rezeptorenblocker verbessern nicht die eingeschränkte Dehnbarkeit des linken Ventrikels und verhindern nicht den progressiven Anstieg des linksventrikulären enddiastolischen Druckes. Angesichts der unbefriedigenden prognostischen Wertigkeit einer Langzeittherapie mit β-Rezeptorenblockern ist der möglichst frühzeitigen Therapie mit Verapamil oder der Operation der Vorzug zu geben.

5.5.2 Idiopathische dilatative und ischämische Kardiomyopathie

Bereits vor mehr als 20 Jahren wurden β-Rezeptorenblocker bei der idiopathischen dilatativen Kardiomyopathie von *Waagstein* et al. [79] mit Erfolg eingesetzt, obwohl sie bei der Herzinsuffizienz als kontraindiziert angesehen wurden. Damals bestand die Ansicht, daß positiv inotrope Maßnahmen für die Behandlung der Herzinsuffizienz nützlich seien.

Großangelegte kontrollierte Studien haben jedoch klargemacht, daß positiv inotrope Medikamente, wie z. B. β-Rezeptoragonisten oder Phosphodiesterasehemmer, die Überlebensrate der Patienten reduzieren. In den letzten Jahren sind wesentliche neue Erkenntnisse über die Pathophysiologie der Herzinsuffizienz erarbeitet worden, die als Rationale für den Einsatz von β-Rezeptorenblockern anzusehen sind [110]. Inzwischen haben mehrere Langzeitstudien mit β-Rezeptorenblockern die günstigen Ergebnisse der vor langer Zeit durchgeführten Studien hinsichtlich der kardialen Funktionsparameter und der Belastungstoleranz bestätigt. Darüber hinaus zeichnet sich als Ergebnis von kontrollierten Studien ab, daß β-Rezeptorenblocker bei der idiopathischen dilatativen Kardiomyopathie die Mortalität der Patienten senken können.

Das Konzept für den Einsatz von β-Rezeptorenblockern bei Herzinsuffizienz basiert auf der Kenntnis, daß eine gesteigerte Sympathikusaktivität erkennbar an der Erhöhung der Herzfrequenz und der Konzentration der Plasmacatecholamine sowie eine gesteigerte Aktivität des Renin-Angiotensin-Systems als Prädiktoren für die Progredienz der Erkrankung anzusehen sind. Im einzelnen sind folgende nachteilige neurohumorale und metabolische Veränderungen bei Patienten mit Herzinsuffizienz beobachtet worden [117]:

▶ 1. erhöhte Ruhe-Herzfrequenz;
▶ 2. negative Frequenztreppe, d.h. eine Abnahme der Kontraktionskraft mit Zunahme der Herzfrequenz. Die Insuffizienzzeichen nehmen bei Steigerung der Belastung des Patienten (physisch, psychisch) zu;
▶ 3. Zunahme der Plasmakonzentrationen von Noradrenalin und Angiotensin II, die als prognostisch ungünstig gilt, Begünstigung von Tachyarrhythmien;
▶ 4. Abnahme der myokardialen Noradrenalinkonzentration infolge der hohen Sympathikusaktivität;
▶ 5. Abnahme der β_1-Rezeptorendichte (insbesondere subendocardial) und Verminderung der Sensitivität von β_2-Rezeptoren (reduzierte Adenylatcyclaseaktivität nach β_2-Stimulation), Zunahme inhibitorischer G-Proteine;
▶ 6. Senkung der Calciumaufnahme in das sarkoplasmatische Retikulum, Verzögerung der diastolischen Relaxation;
▶ 7. Zunahme der anaeroben Glykolyse (Lactat-Freisetzung) und Einschränkung der oxidativen Phosphorylierung (Zahl und Funktion der Mitochondrien sind reduziert), Abnahme des myokardialen ATP-Gehaltes und der Energiereserve (CP/ATP-Quotient ist erhöht);
▶ 8. Autoantikörper gegen β_1-Rezeptoren mit positiv chronotropen und inotropen Eigenschaften (Versuche an isolierten Myozyten);
▶ 9. Zunahme des Natrium/Calcium-Austausches, Zunahme der diastolischen und Abnahme der systolischen freien intrazellulären Calcium-Konzentration.

Mehrere offene und blinde Studien haben die Besserung der Symptomatik und entsprechend eine Abnahme der NYHA-Klasse bei Patienten mit dilatativer Kardiomyopathie nachgewiesen. In zwei großen plazebokontrollierten Studien, der MDC-Studie (Metoprolol in Dilated Cardiomyopathy [118]) und der CIBIS-Studie (Cardiac Insufficiency Bisoprolol Study [119]), ergab sich eine signifikante Verbesserung der NYHA-Klasse. Darüber hinaus wurde die Lebensqualität der Patienten verbessert.

β-Rezeptorenblocker haben nur geringfügige akute hämodynamische Veränderungen zur Folge, mit Ausnahme von Carvedilol, das α_1- und β-Rezeptoren blockiert und akut eine Abnahme des Füllungsdruckes bewirkt.

In der Regel setzen die positiven Wirkungen einer β-Rezeptorenblockade erst nach mehreren Wochen ein. Einheitlich ist die Zunahme der Ejektionsfraktion, wobei Patienten mit idiopathischer dilatativer Kardiomyopathie (IDCM) mehr zu profitieren scheinen als solche mit ischämischer Kardiomyopathie (ICM). In mehreren Studien wurde darüber hinaus eine Zunahme der Belastungstoleranz gesehen.

Sowohl in der MDC- wie auch in der CIBIS-Studie nahm die Zahl der Krankenhausaufenthalte wegen Herzinsuffizienz oder Arrhythmien signifikant ab. Die Zahl der notwendigen Herztransplantationen war in der MDC-Studie reduziert. Signifikanz für eine Verringerung der Mortalität wurde weder in der MDC- noch in der CIBIS-Studie erreicht. Wurde jedoch in der CIBIS-Studie eine Subgruppenanalyse vorgenommen, so ergab sich eine signifikante Reduktion der Mortalität für die Patienten mit Herzinsuffizienz, bei denen vor der Behandlung kein Herzinfarkt aufgetreten war (Abbildung 13). Demgegenüber haben frühere Sekundärpräventionsstudien gezeigt, daß Patienten mit eingeschränkter Ventrikelfunktion nach Myokardinfarkt von der Therapie mit β-Rezeptorenblockern in besonderem Maße profitieren (vgl. Abschnitt 5.3.7).

In der MDC-Studie war die Senkung der Herzfrequenz durch Metoprolol der einzige Prädiktor für eine Verbesserung sowohl im Hinblick auf den primären Endpunkt Mortalität und Herztransplantationen als auch die Ejektionsfraktion. Bei Patienten mit ischämischer Kardiomyopathie bestand dagegen keine Korrelation zwischen Herzfrequenzsenkung und therapeutischem Erfolg. In der CIBIS-Studie waren die Ruheherzfrequenz und die Frequenzabnahme durch Bisoprolol Prädiktoren für die Überlebensrate. In einer weiteren Studie mit Metoprolol ergab sich eine Vorhersage der Besserung anhand des initialen

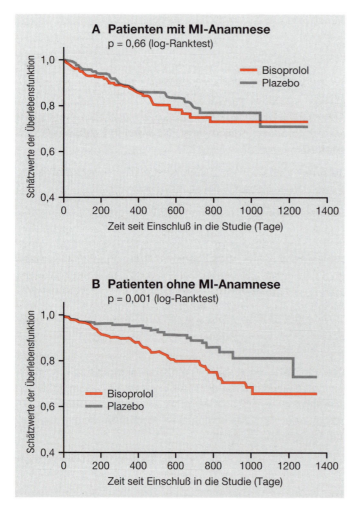

Abb. 13
A = Überlebensrate (*Kaplan-Meier*) bei den CIBIS-Patienten mit Infarkt-Anamnese (n = 303): 25 von 134 Patienten starben unter Plazebo, 35 von 169 unter Bisoprolol.
B = Überlebenskurven (*Kaplan-Meier*) bei den CIBIS-Patienten ohne Infarkt-Anamnese (n = 338): 42 von 187 Patienten starben unter Plazebo, 18 von 151 unter Bisoprolol [119].

Anstiegs des systolischen Blutdrucks. Darüber hinaus konnte gezeigt werden, daß sich die Abnahme der Symptome bei Patienten mit IDCM anhand des Ausmaßes und des Typs der Fibrose vorhersagen ließ [117].

Obgleich der hauptverantwortliche Wirkmechanismus für die günstigen Effekte von β-Rezeptorenblockern bei dilatativer Kardiomyopathie noch nicht eindeutig bekannt ist, so kommen folgende Ursachen für die Verbesserung der Symptomatik in Frage:

▶ 1. Abnahme der Herzfrequenz mit Senkung des O_2-Verbrauchs und Verlängerung des diastolischen Blutflusses.

▶ 2. Senkung der diastolischen intrazellulären Ca^{2+}-Konzentration durch Verminderung des transsarkolemmalen Ca^{2+}-Einstroms infolge β-Rezeptorenblockade, frühzeitige Verbesserung der diastolischen Ventrikelfüllung und Wegfall des 3. Herztones.

▶ 3. Normalisierung des myokardialen Stoffwechsels durch Verminderung der anaeroben Glykolyse und Steigerung der oxidativen Phosphorylierung mit Zunahme der zellulären Energiereserve und Verbesserung der systolischen Funktion.

▶ 4. Zunahme des myokardialen Noradrenalingehaltes durch längerfristige β-Rezeptorenblockade.

▶ 5. Hochregelung der $β_1$-Rezeptoren (insbesondere subendokardial), verstärkte inotrope Antwort auf eine gesteigerte Sympathikusaktivität mit Zunahme der Belastungstoleranz. Für die Substanzen Carvedilol und Bucindolol mit $β_1$-, $β_2$-, $α_1$-Rezeptorenblockade wurde allerdings weder eine Hochregelung der $β_1$-Rezeptoren noch eine deutliche Verbesserung der Belastungstoleranz gesehen.

▶ 6. Abnahme der Plasmakonzentrationen der prognostisch ungünstigen Neurohormone.

▶ 7. Reduzierung der Reninfreisetzung über Hemmung renaler β-Rezeptoren, Abnahme von Angiotensin II.

▶ 8. Antioxidative Effekte, insbesondere diskutiert für Carvedilol.

Von klinischer Bedeutung ist die Frage nach der Auswahl und Dosis des β-Rezeptorenblockers. Die bisherigen Studien haben keinen eindeutigen Anhaltspunkt dafür ergeben, daß für $β_1$-selektive, nicht $β_1$-selektive und $β_1$-, $β_2$-, $α_2$-blockierende Substanzen entscheidende Unterschiede in der Verbesserung der Ejektionsfraktion bestehen. Die initiale Dosis sollte niedrig gewählt werden, z. B. 1,25 mg Bisoprolol bzw. 3,125 mg Metoprolol bzw. 12,5 mg Carvedilol. Eine langsame Dosissteigerung über Wochen (Dosissteigerung um den Faktor 2 nach jeweils 1 Woche) bis zur bei Hypertonie üblichen Dosierung ist unter engmaschiger Überwachung der Patienten möglich. Während die Verbesserung der NYHA-Klasse bei Patienten mit Herzinsuffizienz als erwiesen angesehen werden kann, sind die Daten zur Senkung der Mortalität hinsichtlich der Signifikanz grenzwertig.

Die bisherigen Daten zum Einsatz von β-Rezeptorenblockern bei dilatativer Kardiomyopathie sind ermutigend. Zur Zeit läuft die BEST-Studie (Beta-blocker Evaluation of Survival Trial), die den β-Rezeptorenblocker Bucindolol mit Placebo bei ca. 3000 Patienten mit Herzinsuffizienz vergleicht und dazu beitragen dürfte, den Stellenwert von β-Rezeptorenblockern bei dieser Erkrankung zu verdeutlichen.

5.6 Funktionelle kardiovaskuläre Störungen

5.6.1 Hyperkinetisches Herzsyndrom

Beim hyperkinetischen Herzsyndrom sind infolge einer erhöhten sympathoadrenergen Reaktionslage die Herzfrequenz, das Schlagvolumen, das Herzminutenvolumen und der Blutdruck erhöht. Der periphere Widerstand ist gegenregulatorisch gesenkt. Die Patienten gehören nicht selten zum Kollektiv der Grenzwert-Hypertoniker. Sie reagieren unter psychischen Streßsituationen mit einem überschießenden Anstieg der Herzfrequenz und des Herzminutenvolumens bei unverändertem Schlagvolumen, so daß trotz Senkung des peripheren Widerstandes der Blutdruck erhöht ist [68]. In Ruhe sinken nach akuter Gabe von 15 mg Propranolol i.v. Herzfrequenz, Herzminutenvolumen und in geringem Maße auch das Schlagvolumen, während der periphere Widerstand infolge der Hemmung vasaler β_2-Rezeptoren ansteigt. Der Blutdruck bleibt daher unverändert.

Unter psychischen Streßbedingungen bewirken die β-Rezeptorenblocker im Vergleich zum Leerversuch eine Abnahme des Schlagvolumens, der Herzfrequenz, des Herzminutenvolumens und einen wesentlich größeren Anstieg des peripheren Widerstandes, so daß der arterielle Mitteldruck unverändert bleibt. Die Patienten verhalten sich durch die β-Rezeptorenblocker annähernd wie Normalpersonen ohne Medikation, jedoch sind Herzfrequenz und Herzminutenvolumen höher und der periphere Widerstand niedriger, möglicherweise wegen des zuvor erhöhten Ausgangsniveaus bzw. des Überwiegens eines erhöhten Vagustonus. Von praktischer Bedeutung ist die Beobachtung, daß bereits geringe Dosierungen eines β-Rezeptorenblockers zum therapeutischen Erfolg verhelfen.

5.6.2 Hypotone Regulationsstörungen

Die hypotonen Regulationsstörungen zählen zu den am häufigsten auftretenden hypodynamen Formen der funktionellen kardiovaskulären Erkrankungen. Letztere umfassen alle pathologischen Funktionsstörungen, die bei morphologisch intakten Organen zum Teil anfallsartig ablaufen und ein subjektives Krankheitsbild hervorrufen [69]. Die symptomfreie Hypotonie und Bradykardie stellen Normvarianten der Herz-Kreislauf-Regulation dar und sind erst zu behandeln, wenn die subjektiven Beschwerden das Wohlbefinden des Patienten deutlich einschränken.

Bei den hypodynamen Formen liegt eine hypotone Kreislaufregulation vor. β-Rezeptorenblocker reduzieren die Herzfrequenz und verbessern die diastolische Füllung des Herzens, so daß es über den Frank-Starling-Mechanismus zur Zunahme des Schlagvolumens kommt. Als Folge kann sich der Blutdruck normalisieren. Wichtig ist in diesem Zusammenhang die Beobachtung, daß β-Rezeptorenblocker einen hohen Blutdruck stark reduzieren, einen normalen oder niedrigen Blutdruck dagegen nur geringfügig senken. Die Hypotonie stellt demnach in der Regel keine Kontraindikation für β-Rezeptorenblocker dar.

Bei der orthostatischen Regulationsstörung kommt es beim Übergang vom Liegen zum Stehen zu einer vorübergehenden Hypotonie mit Herzfrequenzanstieg. Diese Symptome sind als überschießende gegenregulatorische Antwort des Kreislaufs darauf zu verstehen, daß durch den Lagewechsel Blut in den unteren Extremitäten versackt und der venöse Rückstrom zum Herzen abnimmt. Die Herzfrequenzsteigerung bewirkt eine ungenügende Ventrikelfüllung und als Folge hiervon eine Abnahme von Herzzeitvolumen und Blutdruck. β-Rezeptorenblocker sind aus zwei Gründen für die Therapie geeignet:

▶ 1. Sie vermindern die Herzfrequenz, erhöhen über die Gefäßtonisierung ($β_2$-Rezeptoren-Blockade) akut den venösen Rückstrom zum Herzen und steigern den arteriellen Blutdruck.

▶ 2. Sie vermindern die Kontraktionskraft des Herzens und verhindern die Auslösung einer orthostatischen vasovagalen Synkope, möglicherweise durch Verminderung der Reizung intramyokardialer Barorezeptoren [70].

Zusammenfassung

β-Rezeptorenblocker sind Mittel der ersten Wahl zur Behandlung des hyperkinetischen Herzsyndroms. Sie normalisieren insbesondere die unter Streßbedingungen (hoher Sympathikustonus) gestörte Kreislaufregulation. β-Rezeptorenblocker sind ferner geeignet für die Therapie der hypotonen und orthostatischen Regulationsstörungen. Durch Verminderung der Herzfrequenz wird das Schlagvolumen erhöht und der Blutdruck normalisiert.

5.7 Hyperthyreose

Bei hyperthyreoter Stoffwechsellage sind die Serumkonzentrationen von T_3 und T_4 aufgrund einer vermehrten Schilddrüsenhormonproduktion erhöht. Für die Therapie ist die Beobachtung wesentlich, daß es bei Immunhyperthyreosen in bis zu 30% zu Spontanremissionen kommen kann. Bei funktionellen Autonomien ist die einzige therapeutische Möglichkeit die Entfernung des autonomen Bezirkes, sei es operativ oder mit Radiojod.

Bei den Immunhyperthyreosen vom Typ des Morbus Basedow basiert die Behandlung auf der Senkung der sekretorischen Mehrproduktion der Schilddrüsenhormone in den euthyreoten Bereich mittels Thyreostatika vom Thionamid-Typ.

β-Rezeptorenblocker sind wertvolle Zusatzmedikamente mit symptomatischer, nur während des Anwendungszeitraumes nutzbarer Wirkung. Sie vermögen nicht die übernormale Sekretionsrate von Schilddrüsenhormonen oder die gesteigerte Radiojodaufnahme der Schilddrüse zu senken. Von großer Bedeutung ist, daß sie nicht mit dem Jodstoffwechsel und diagnostischen Testverfahren interferieren, so daß sie bereits vor der Diagnosesicherung und der gezielten Therapie mit Thyreostatika zur Verbesserung der Symptomatik gegeben werden können [71].

Als besonders empfehlenswert für die Therapie haben sich β-Rezeptorenblocker erwiesen, die keinen „First-pass"-Metabolismus besitzen, der insbesondere bei Patienten mit hyperthyreoter Stoffwechsellage zu starken interindividuellen Schwankungen der Plasmaspiegel führt (z. B. Propranolol, Metoprolol). Für Bisoprolol wurde bei Patienten mit Hyperthyreose eine im Vergleich zu Stoffwechselgesunden unveränderte Eliminationskinetik gemessen [104]. Dies äußerte sich in einer zuverlässigen Verbesserung der klinischen Symptomatik während einer siebentägigen Therapie.

Während der Hyperthyreose nimmt die Zahl der β-Rezeptoren und ihre Ansprechbarkeit auf sympathoadrenerge Reize zu. β-Rezeptorenblocker sind daher in besonderem Maße geeignet, die über β-Rezeptoren vermittelten vegetativen Symptome zu reduzieren. Dagegen sind sie ohne Einfluß auf den O_2-Verbrauch des Organismus und auf Ventilationsstörungen. Für Propranolol wurde zusätzlich eine Hemmung der Konversion von T_4 zu T_3 beobachtet. Im einzelnen können durch β-Rezeptorenblocker bei Hyperthyreose die folgenden günstigen Wirkungen erzielt werden:

▶ 1. Abnahme von Herzklopfen, Schwitzen, Thermophobie, Tremor, Nervosität;

▶ 2. Unterdrückung von Herzrhythmusstörungen;

▶ 3. Verhinderung vorübergehender Blutdruckanstiege;

▶ 4. Abnahme der thyreotoxischen Muskelatrophie bzw. hypokaliämischen Muskellähmung sowie Pseudobulbärparalyse;

▶ 5. Beseitigung einer seltenen Hypercalciämie.

Infolge der erhöhten Ansprechbarkeit der β-Rezeptoren auf Katecholamine sind β-Rezeptorenblocker mit ausgeprägter ISA, vor allem als i.v.-Gabe, bei Hyperthyreose zu vermeiden. Die Behandlung der Hyperthyreose sollte mit niedrigen Dosierungen begonnen werden (Tabelle 13, S. 41) und langsam gesteigert werden, wobei der Therapieerfolg nach der Herzfrequenzsenkung beurteilt werden kann. Die Beendigung der Therapie muß ausschleichend erfolgen, da nur schwer zu beurteilen ist, ob sich Zahl und Katecholaminempfindlichkeit der β-Rezeptorenblocker normalisiert haben.

Thyreostatika in Kombination mit β-Rezeptorenblockern haben sich zur Vorbereitung auf eine Schilddrüsenoperation bewährt. Die Dosierung liegt bei 80–160 mg/Tag Propranolol oder äquivalenten Dosierungen anderer β-Rezeptorenblocker ein bis zwei Wochen vor der Operation. Eine Kombinationstherapie mit Thyreostatika ist erforderlich, da β-Rezeptorenblocker eine thyreotoxische Krise nicht verhindern können. Die Therapie sollte noch drei Tage nach der Operation fortgeführt und ausschleichend beendet werden. Zur Behandlung der thyreotoxischen Krise werden β-Rezeptorenblocker zusammen mit Thyreostatika (z.B. Favistan®, Endojodin®) verabreicht [72]. Um einen raschen Wirkungseintritt zu erzielen, ist es möglich, den β-Rezeptorenblocker i.v. zu applizieren, z.B. 5 mg Propranolol in fraktionierten Dosen von 1 mg im Abstand von mehreren Minuten, mehrmals täglich. Die Verbesserung des Beschwerdebildes durch β-Rezeptorenblocker ist unmittelbar zu erreichen, während die Wirkung von Thyreostatika erst verzögert eintritt. Bislang ist noch nicht geklärt, ob sich die Prognose der thyreotoxischen Krise durch β-Rezeptorenblocker verbessern läßt.

Zusammenfassung

β-Rezeptorenblocker sind bei Hyperthyreose initial zur Besserung der Symptomatik, dagegen nicht als Dauermedikation empfehlenswert. Zur Vorbereitung auf eine Schilddrüsenoperation und bei thyreotoxischer Krise müssen sie zusammen mit Thyreostatika verabreicht werden.

5.8 β-Rezeptorenblocker in Neurologie und Psychiatrie

Obgleich Bindungsstudien mit radioaktiv markierten β-Rezeptorenblockern an Hirn-Homogenaten gezeigt haben, daß β-Rezeptoren im ZNS vorkommen, läßt sich ihre funktionelle Bedeutung bislang nicht beurteilen. Trotz des tierexperimentell nachgewiesenen Einflusses von β-Rezeptorenblockern auf biochemische und neuropharmakologische Parameter (Verhaltensforschung) ist ihr zentraler Wirkmechanismus ungeklärt und ihr Einsatz bei neurologisch-psychiatrischen Erkrankungen weitgehend symptomatischer Natur. Dementsprechend sind auch die Berichte über therapeutische Erfolge zum Teil widersprüchlich. Ferner bleibt anzumerken, daß die überwiegende Zahl klinischer Studien mit Propranolol ausgeführt worden ist (s. Tabelle 22, S. 86).

Hydrophile β-Rezeptorenblocker (z. B. Atenolol) passieren kaum die Blut-Hirn-Schranke und erreichen nur geringe Konzentrationen im Liquor und somit auch im Extrazellulärraum des Gehirns (s. Abschnitt 3.4.4.1). Dennoch zeigen diese Substanzen beim Angstsyndrom eine etwa gleich starke Wirkung wie R,S-Propranolol (Razemat), das im Gehirn in starkem Maße angereichert ist (vgl. Tabelle 4, S. 23). Die gleiche Dosis R-Propranolol, die ohne β-sympatholytische Wirkung ist, besitzt dagegen eine von Plazebo nicht verschiedene anxiolytische Wirkung. Bei Psychosen sind Therapieerfolge nur zu beobachten, wenn exzessiv hohe Dosierungen (500–3000 mg/Tag Propranolol) verwendet werden. Eine kritische Analyse der klinischen Studien mit β-Rezeptorenblockern legt den Schluß nahe, daß ihre zentrale Wirkung im üblichen Dosierungsbereich (vgl. Tabelle 13, S. 41) durch die Hemmung peripherer β-Rezeptoren zustande kommt. Die Dämpfung vegetativer Funktionen wirkt sich sekundär über Rückkopplungsmechanismen auf die psychische Reaktionslage aus [73, 74].

5.8.1 Parkinsonismus

Beim Parkinsonismus (Morbus Parkinson, Pseudoparkinsonismus) kommt es durch die Anwendung von β-Rezeptorenblockern zur deutlichen Abschwächung des Tremors, während der Rigor unbeeinflußt bleibt. Daher ist die Anwendung von Antiparkinsonmitteln unverzichtbar. β-Rezeptorenblocker stellen eine nützliche Zusatzmedikation dar, vor allem, wenn der Tremor und seine Auslösbarkeit durch emotionalen Streß im Vordergrund des klinischen Erscheinungsbildes stehen. Als tägliche Dosis sind 120–240 mg Propranolol oder äquivalente Dosierungen eines anderen β-Rezeptorenblockers zu empfehlen. $β_1$-selektive (kardioselektive) Substanzen sind schwächer oder nicht wirksam und sollten daher nicht eingesetzt werden. Hohe Dosierungen eines β-Rezeptorenblockers mit ISA sollten ebenfalls vermieden werden, da sie über die $β_2$-agonistische Eigenwirkung den Tremor verstärken können.

5.8.2 Essentieller Tremor

Der essentielle Tremor ist durch einen Frequenzbereich von 8–12 Hz ohne die Existenz anderer neurologischer Störungen gekennzeichnet und tritt im Unterschied zum Parkinson-Tremor verstärkt während einer Bewegung auf. 120–240 mg/Tag Propranolol oder Plasmaspiegel von ca. 40 ng/ml reichen zur Unterdrückung des essentiellen Tremors aus. Für die Wahl des β-Rezeptorenblockers gelten die gleichen Aussagen wie beim Tremor im Zusammenhang mit Parkinsonismus. Die unzureichende Wirkung β_1-selektiver Substanzen läßt darauf schließen, daß an dem Auslösemechanismus des essentiellen Tremors β_2-Rezeptoren beteiligt sind.

5.8.3 Migräne

Wenngleich der Entstehungsmechanismus der Migräne nicht endgültig geklärt ist, so bestehen Anzeichen dafür, daß primär über eine Noradrenalinfreisetzung aus Nervenendigungen intrakranieller Arterien eine Vasokonstriktion auftritt, an der auch Serotonin und Prostaglandine beteiligt sind [75]. Die dadurch ausgelöste lokale Hypoxie soll zur Freisetzung von ATP aus purinergen Nervenendigungen und damit zur Vasodilatation intra- und extrakranieller Gefäße führen. In der Phase der reaktiven Hyperämie sollen dann die Kopfschmerzen entstehen. Für β-Rezeptorenblocker lassen sich unter Berücksichtigung der verschiedenen Prozesse, die stufenweise zur Ausbildung der Migräne beitragen, folgende Angriffspunkte diskutieren:

▶ 1. Vasodilatation intrakranieller Gefäße durch Langzeittherapie, Verminderung der initialen Vasokonstriktion und damit sinnvoller Einsatz zur Prophylaxe der Migräne. Die nach Gabe von nicht β_1-selektiven β-Rezeptorenblockern akut auftretende Vasokonstriktion ist demgegenüber ohne Auswirkung auf den Migräneanfall;

▶ 2. inhibitorische Wirkung auf zentrale Serotonin-Freisetzungsmechanismen und Inhibition adrenerg-serotoninerger neuronaler Verbindungen;

▶ 3. zentrale Dämpfung der Sympathikusaktivität. Hydrophile Substanzen, wie z. B. Atenolol, reichern sich zwar deutlich geringer im ZNS an als lipophile, wie z. B. Propranolol, sind jedoch in der Migräneprophylaxe gleich wirksam. Allerdings penetriert auch ein geringer Anteil von Atenolol in das ZNS, der möglicherweise für die Auslösung einer zentralen Sympathikolyse ausreicht;

▶ 4. Hemmung der Noradrenalin- bzw. ADP-induzierten Plättchenaggregation. Dieser Effekt wurde für Metroprolol im Unterschied zu Propranolol nachgewiesen. Propranolol bewirkt eine Erhöhung der durch Noradrenalin ausgelösten Plättchenaggregation (Übersicht bei [93]). Da die Effektivität von Propranolol als Migräneprophylaktikum unbestritten ist, erhebt sich die Frage nach der Relevanz der Thrombozytenaggregationshemmung von β-Rezeptorenblockern für die Migräneprophylaxe;

▶ 5. Erhöhung der β-Rezeptorendichte durch β-Rezeptorenblocker ohne ISA (s. Abschnitt 3.4.3) und damit verbunden eine erhöhte zelluläre cAMP-Steigerung auf β-adrenerge Stimuli. Möglicherweise ist dies der Schlüssel zur Beantwortung der geringen Wirksamkeit von Substanzen mit ISA.

β-Rezeptorenblocker eignen sich nur zur Verhütung von Migräneanfällen, nicht dagegen zur Kupierung der Einzelattacke. Die meisten Untersuchungen zur Prophylaxe der Migräne sind mit Propranolol durchgeführt worden, wobei sich bei einigen Patienten Dosierungen von 40–60 mg/Tag, bei anderen von 160–240 mg/Tag als wirksam erwiesen haben. Demgegenüber wurde auch über Unwirksamkeit oder Verschlechterung des Krankheitsbildes berichtet. Eine ähnlich unterschiedliche Beurteilung ergibt sich ebenfalls für die Behandlung des Migräneanfalls mit Propranolol.

Therapieerfolge bei der Prophylaxe ließen sich bisher ferner mit Atenolol, Metoprolol und Timolol, nicht dagegen mit Acebutolol, Alprenolol, Oxprenolol und Pindolol erzielen (Übersicht bei [93]). β-Rezeptorenblocker mit ISA sind demnach für die Migränetherapie nicht geeignet. Dies stimmt mit der Vorstellung überein, daß eine erhöhte sympathoadrenerge Aktivität an der Entstehung des Migräneanfalls beteiligt ist. Die Beurteilung des Therapieerfolges von β-Rezeptorenblockern wird dadurch erschwert, daß auch unter Plazebo-Gabe Therapieerfolge von bis zu 50% zu verzeichnen sind [75].

Die Dosierung sollte einschleichend erfolgen. Ausgehend von einer Tagesdosis z. B. von 2 x 25 mg Atenolol, 1 x 5 mg Bisoprolol, 1 x 100 mg Metoprolol in Retardform oder 2 x 40 mg Propranolol kann die Dosis bei unzureichender Wirksamkeit im Verlauf von 4 Wochen langsam bis auf das Doppelte gesteigert werden. Da $β_1$-selektive und nicht-$β_1$-selektive Substanzen gleich wirksam sind, erstere jedoch die körperliche Leistungsfähigkeit in deutlich geringerem Maße beeinflussen (s. Abschnitt 5.11), ist den $β_1$-selektiven Präparaten insbesondere bei jüngeren, körperlich aktiven Migränepatienten der Vorzug zu geben.

5.8.4 Psychosen

Die meisten Studien zur Überprüfung der Wirksamkeit von β-Rezeptorenblockern bei Schizophrenie und Manie sind mit Propranolol in hoher Dosis (300–5000 mg/Tag), meistens zusammen mit einer Neuroleptika-Basistherapie durchgeführt worden. Propranolol unterscheidet sich von den Phenothiazinen und Butyrophenonen dadurch, daß eine Interaktion mit Dopaminrezeptoren und eine Erhöhung des Prolactinspiegels fehlen [73]. Die bisherigen Ergebnisse lassen keine eindeutige Entscheidung zu, ob β-Rezeptorenblocker für die Behandlung der Schizophrenie oder Manie geeignet sind. Eine Routineanwendung erscheint bei diesen Erkrankungen nicht gerechtfertigt, zumal die hohen Dosierungen mit einer entsprechend hohen Nebenwirkungsquote verbunden sein dürften.

5.8.5 Pathologische Angst, psychischer Streß

Angstzustände sind meistens mit erhöhter Sympathikusaktivität verbunden. In einer randomisierten, plazebokontrollierten Doppelblindstudie waren 80 mg Propranolol signifikant wirksamer als Plazebo. Vergleichende Untersuchungen ergaben für die Therapie der Angst mit β-Rezeptorenblockern eine etwa gleich starke Wirkung wie für Benzodiazepine, allerdings waren letztere bei Patienten mit zusätzlichen Schlafstörungen oder Depressionen deutlich wirksamer. Der Vorteil von β-Rezeptorenblockern gegenüber Benzodiazepinen besteht darin, daß sie keine Abhängigkeit induzieren können und daß die sedierende Komponente fehlt, die zur Vorsicht beim Führen eines Kraftfahrzeuges bzw. bei der Bedienung von Maschinen im beruflichen Alltag zwingt.

β-Rezeptorenblocker eignen sich besonders gut für die anxiolytische Therapie bei Patienten mit starken somatischen Begleiterscheinungen. Eine detaillierte Analyse der Angstkomponenten hat ergeben, daß β-Rezeptorenblocker zwar die somatischen Auswirkungen der Angst beseitigen, daß aber die psychische Angstkomponente bestehen bleibt (Abbildung 14, S. 85). Für den peripheren Wirkmechanismus sprechen ferner folgende Punkte [73]:

▶ 1. β-Rezeptorenblocker ohne wesentliche Passage der Blut-Hirn-Schranke, wie Atenolol, haben eine ähnlich stark anxiolytische Wirkung wie Propranolol;

▶ 2. R-Propranolol, dem die β-sympatholytische Wirkung weitgehend fehlt, ist ohne angstdämpfende Wirkung;

▶ 3. Dosierungen, die die Angst beseitigen, bleiben ohne erkennbare zentralnervöse Wirkung;

▶ 4. die klinischen Hauptwirkungen betreffen vorwiegend das kardiovaskuläre System und den Tremor, während das subjektive Angstempfinden nicht aufgehoben wird.

Die anxiolytische Wirkung der β-Rezeptorenblocker beruht demnach auf ihrer peripheren Sympathikolyse, die zur Dämpfung der Angstempfindung beiträgt. Bei Phobien, die Angstzustände in bestimmten Situationen darstellen, wie z.B. der Agoraphobie, sind β-Rezeptorenblocker unwirksam.

Psychischer Streß, bei dem neben dem erhöhten Sympathikustonus die situative Angstkomponente eine wesentliche Rolle spielt, läßt sich mit β-Rezeptorenblockern günstig beeinflussen. Bei Examensangst oder einer angespannten psychischen Reaktionslage vor öffentlichen Auftritten (Redner, Musiker, Schauspieler usw.) zeigen β-Rezeptorenblocker eine ausgezeichnete Wirkung. Sie beseitigen die somatischen Beschwerden (Tachykardie, Herzrhythmusstörungen), ohne die Vigilanz zu beeinflussen. Sie sind daher vor allem bei Schützen beliebt, um die Wettkampfleistung zu steigern (s. Abschnitt 5.11), gehören aber mittlerweile zu den Dopingmitteln.

5.8.6 Psychosomatische Störungen

Eine ständig anwachsende Patientenzahl leidet heutzutage an psychosomatischen Erkrankungen. Es bestehen funktionelle Störungen einzelner oder mehrerer Organe, ohne daß ein pathologischer Organbefund nachweisbar ist. Wenn periphere vegetative, über

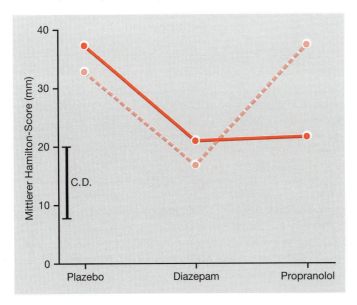

Abb. 14
Beurteilung der somatischen (——) und psychischen (– – – –) Angstkomponenten mit Hilfe der Hamilton-Angst-Skala. Ein Abstand größer als die kritische Differenz (C.D.) zeigt einen signifikanten Unterschied auf dem 5%-Niveau an. Propranolol reduziert nur die somatische, nicht dagegen die psychische Angst (nach *Tyrer* [73]).

β-Rezeptoren vermittelte Symptome auftreten (z. B. Palpitationen, Tachykardie, Tremor), dann zeigen β-Rezeptorenblocker eine sehr gute Wirkung. Dies gilt z. B. für die hyperdynamen Kreislaufregulationsstörungen (vgl. Abschnitt 5.6.1), nervöse Herzbeschwerden, Da-Costa-Syndrom und Hyperventilationssyndrom. Keine oder nur geringe Wirkungen der β-Rezeptorenblocker sind zu erwarten bei Reizkolon, Hyperhidrosis oder Spannungskopfschmerzen [73].

5.8.7 Entzugssyndrome

Entzugssyndrome nach Heroin- oder Alkoholmißbrauch lassen sich durch β-Rezeptorenblocker nicht oder nur unzureichend behandeln. Die kardiovaskulären Störungen können im einen oder anderen Fall vermindert werden, doch muß bei Alkoholikern infolge einer nicht auszuschließenden alkoholischen Kardiomyopathie mit der eventuellen Verschlechterung der kardialen Symptomatik gerechnet werden.

Tabelle 22 Therapie mit β-Rezeptorenblockern in Neurologie und Psychiatrie. Äquivalenzdosen anderer β-Rezeptorenblocker s. Tabelle 13, S. 41

Krankheitsbild	Dosis Propranolol (mg/Tag)	Beurteilung der β-Rezeptorenblocker
Psychosen	500–3000	Nur Propranolol untersucht, zur Routinetherapie nicht geeignet
Parkinsonismus	120–240	Weniger wirksam als Antiparkinsonmittel
Essentieller Tremor	80–240	$β_1$-selektive β-Rezeptorenblocker weniger wirksam, hohe Dosen von β-Rezeptorenblockern mit ISA vermeiden
Migräne	40–240	β-Rezeptorenblocker mit ISA sind weniger wirksam
Angstzustände, psychosomatische Störungen, psychischer Streß	40–240	Besonders wirksam bei Überwiegen der somatischen Komponente
Akute Phobie	20–120	Unzureichende Wirkung
Entzugssyndrome	40–240	Unzureichende Wirkung

Zusammenfassung (Tabelle 22)

Tremor bei Parkinsonismus (nicht jedoch der Rigor), essentieller Tremor sowie Migräne können mit β-Rezeptorenblockern behandelt werden. Bei Tremor sind hohe Dosierungen von β-Rezeptorenblockern mit ISA zu vermeiden. β-Rezeptorenblocker wirken bei Psychosen nur in extrem hohen Dosen. Sie sind nicht geeignet zur Routinebehandlung der Schizophrenie oder Manie, können jedoch evtl. als Zusatzmedikation verwendet werden. Bei Phobien sind sie wirkungslos. Angst, psychischer Streß und psychosomatische Störungen sprechen sehr gut auf niedrige Dosierungen von β-Rezeptorenblockern an, wobei allerdings nur die periphere β-sympatholytische Wirkung für den Therapieerfolg verantwortlich ist.

5.9 β-Rezeptorenblocker in der Anästhesie

In der Anästhesie ergeben sich im Zusammenhang mit der Anwendung von β-Rezeptorenblockern zwei wesentliche Fragestellungen:

▶ 1. Soll eine bereits bestehende Therapie mit β-Rezeptorenblockern fortgeführt werden?
▶ 2. Welche Indikationen bestehen zur intraoperativen Applikation?

Da die Narkose für den Organismus eine Streßsituation mit erhöhtem Sympathikustonus darstellt, ist zu empfehlen, β-Rezeptorenblocker bei Patienten mit koronarer Herzkrankheit, Herzrhythmusstörungen, Phäochromozytom und hypertrophischer obstruktiver Kardiomyopathie nicht präoperativ abzusetzen, weil es während der Narkose zu einer Exazerbation der Grunderkrankung kommen kann. Bei Hypertonikern ist die Entscheidung weniger kritisch, da nach Absetzen des β-Rezeptorenblockers der erniedrigte Blutdruck deutlich später das Ausgangsniveau erreicht als die Herzfrequenz. Die Blockierung kardialer β-Rezeptoren ist in Abhängigkeit vom verwendeten β-Rezeptorenblocker in 2 bis 7 Tagen aufgehoben.

Während der Narkose muß bei bestehender β-Rezeptorenblockade daran gedacht werden, daß die sympathoadrenerge Antwort auf Volumenverlust, Hypoglykämie, Schmerzreiz, Anstieg des pCO_2 abgeschwächt ist und daß alle parasympathomimetischen Stimuli verstärkt werden (z.B. negativ chronotrope Wirkung nach Neostigmin-Gabe). Ferner können sich die negativ inotropen Wirkungen von β-Rezeptorenblockern und Narkotika addieren, so daß eine zuvor nicht diagnostizierte latente Herzinsuffizienz intraoperativ manifest wird (Antidote s. Abschnitt 7).

In der Anästhesie ist in der Regel eine β-Rezeptorenblockade nur für eine begrenzte Zeit notwendig. Für diesen Zweck eignet sich insbesondere die kurzlebige $β_1$-selektive Substanz Esmolol (Plasmahalbwertszeit 9 min), die nur parenteral anwendbar ist [120]. Als Indikation für eine peri- oder postoperative β-Rezeptorenblockade kommen in Frage: akute Hypertonie, tachykarde Herzrhythmusstörungen, ischämische Episoden infolge koronarer Herzkrankheit, kardiale Auswirkungen perioperativer Reize (z.B. endotracheale Intubation) bei Patienten mit kardiovaskulärer Grunderkrankung sowie Myokardinfarkt.

Der intraoperative Einsatz von β-Rezeptorenblockern empfiehlt sich ferner, wenn bei Lokalanästhesie durch Adrenalinzusatz kardiovaskuläre Nebenwirkungen, wie Tachykardie, Herzrhythmusstörungen oder Blutdruckanstieg, zu befürchten sind oder auftreten. Ferner lassen sich narkosebedingte Herzrhythmusstörungen (z.B. bei Halothan-Narkose) bei sonst herzgesunden Patienten mit β-Rezeptorenblockern behandeln. Zu warnen ist vor der Therapie einer intraoperativen Tachykardie mit β-Rezeptorenblockern, wenn nicht vorher eine Blutung, ein beginnendes Lungenödem, Schockzustände, Acidose, Anstieg des pCO_2 oder Hypoxämie ausgeschlossen worden sind. Bei erhöhter Sympathikusaktivität in Zusammenhang mit einem Phäochromozytom, Operationen im Bereich des Grenzstranges, bei Applikation von Sympathomimetika oder Flimmerbereitschaft während Hypothermie ist an die Gabe von β-Rezeptorenblockern zu denken. Ferner verhindern β-Rezeptorenblocker bei Patienten mit Hypertonie oder koronarer Herzkrankheit den durch Laryngoskopie bzw. Intubation hervorgerufenen Anstieg von Herzfrequenz und Blutdruck [56].

Die perioperative Applikation von Esmolol erfolgt mit einer initialen Infusion von 100 µg/(kg x min). Unter Kontrolle von Herzfrequenz und Blutdruck kann die Dosis von Esmolol alle 5 bis 10 min um 50 µg/(kg x min) gesteigert werden, bis die gewünschte Wirkung erreicht ist. Durch Verzicht auf die früher empfohlene initiale Sättigungsdosis (500 µg/[kg x min] für 1 min) kann die Zahl symptomatischer Hypotonien reduziert werden. Alternativ sind i.v. anwendbare β-Rezeptorenblocker mit ISA wie Acebutolol zu bevorzugen, da der linksventrikuläre enddiastolische Druck weniger stark ansteigt [11]. Unter Kontrolle von Puls und Blutdruck sollten kleine Dosen fraktioniert gegeben werden, z.B. Acebutolol 12,5–25 mg langsam i.v. unter Puls- und Blutdruckkontrolle (vgl. Abschnitt 5.4.2, S. 69). Zur Unterdrückung von Herzrhythmusstörungen ist an Sotalol i.v. zu denken, das zusätzlich zur Sympathikolyse die effektive Refraktärzeit verlängert.

Zusammenfassung

Eine β-Rezeptorenblocker-Therapie sollte im allgemeinen vor einer Operation nicht beendet werden. Während der Narkose ist die veränderte Sympathikusaktivität vor allem bei Blutungen und Schockzuständen zu berücksichtigen. Die intraoperative Behandlung von Herzrhythmusstörungen mit β-Rezeptorenblockern darf nur erfolgen, wenn operationsbedingte Ursachen (z.B. Blutungen, Schock) ausgeschlossen worden sind. Für die i.v.-Applikation eignen sich vor allem das kurzlebige Esmolol, β-Rezeptorenblocker mit ISA, wie Acebutolol und Pindolol, oder bei tachykarden ventrikulären Herzrhythmusstörungen Sotalol, das zusätzlich die effektive Refraktärzeit verlängert.

5.10 Glaukom

Für die Homöostase des Augeninnendruckes sind in erster Linie die Kammerwasserproduktion und der Kammerwasserabfluß verantwortlich. Drei Prozesse sind hierbei beteiligt [76]:

▶ 1. Ultrafiltration: Wasser-Penetration durch die Zonulae occludentes an der Basis der nicht pigmentierten Epithelzellen;

▶ 2. Kammerwassersekretion in den Epithelzellen des Ciliarfortsatzes;

▶ 3. Kammerwasserabfluß durch den Schlemmschen Kanal.

β-Rezeptorenblocker senken beim Weitwinkel-Glaukom den Augeninnendruck, indem sie die Kammerwassersekretion wahrscheinlich durch Hemmung von $β_2$-Rezeptoren im Epithel des Ciliarkörpers reduzieren.

Erstaunlicherweise zeigen auch β-Rezeptor-Agonisten, wie z.B. Adrenalin, diese Wirkung, wenngleich nicht so zuverlässig wie die β-Rezeptorenblocker. Bislang ist der zelluläre Wirkmechanismus noch nicht geklärt. Für eine β-Rezeptor-spezifische Hemmwirkung spricht, daß die topische, parenterale und orale Applikation zu einer effektiven Senkung des Augeninnendruckes führen können, ohne Pupillenweite oder Akkommodation zu beeinflussen. Zur Zeit stehen die in Tabelle 26 aufgeführten β-Rezeptorenblocker in konzentrierter Lösung als Glaukommittel zur Verfügung.

Metipranolol wird im Gewebe rasch zu Desacetylmetipranolol abgebaut, so daß wahrscheinlich dieser Metabolit die entscheidende Wirksubstanz darstellt. Das Desacetylderivat hat nahezu die gleiche Affinität zum β-Rezeptor wie Metipranolol.

Die pharmakodynamischen Eigenschaften, wie $β_1$-Selektivität und ISA, spielen für die intraokuläre Drucksenkung wahrscheinlich keine Rolle, wohl jedoch für die eventuell auftretenden systemischen Nebenwirkungen (insbesondere bei fehlender $β_1$-Selektivität). Die Lipidlöslichkeit ist insofern von Bedeutung, als sie eine rasche Penetration durch die Cornea gewährleistet. Andererseits zeigen Substanzen mit ausgeprägter Lipidlöslichkeit eine starke lokalanästhetische Wirkung, die zu lokaler Reizung und Schäden des Hornhautepithels sowie Verringerung der Tränenproduktion führen kann. Die ein- bis zwei-

Tabelle 23 Als Glaukommittel verwendete β-Rezeptorenblocker

Freiname	Konzentration (%)	Handelsname (Auswahl)
Befunolol	0,25; 0,5	Glauconex®
Betaxolol	0,5	Betoptima®
Carteolol	1; 2	Arteoptic®
Levobunolol	0,25; 0,5	Vistagon®
Metipranolol	0,1; 0,3; 0,6	Betamann®
Pindolol	0,5; 1	durapindol®
Timolol	0,1; 0,25; 0,5	Chibro-Timoptol®

malige lokale Applikation von jeweils 1 Tropfen täglich reicht für eine langandauernde Drucksenkung aus. Initial wird der Augeninnendruck um ca. 50%, bei Dauertherapie um ca. 25% gesenkt. Offensichtlich kommt es bei Langzeittherapie zu einer gewissen Toleranzentwicklung. Wenngleich bei der lokalen Applikation nur äußerst geringe Mengen zur Anwendung kommen, so sind doch in seltenen Fällen Verschlechterungen einer obstruktiven Atemwegserkrankung oder die Entwicklung einer Herzinsuffizienz beobachtet worden.

Zusammenfassung

β-Rezeptorenblocker senken langfristig bei Patienten mit Weitwinkel-Glaukom den intraokulären Druck um etwa 25%. Die ein- bis zweimalige tägliche Gabe von Augentropfen stellt eine bequeme Applikationsform dar. Von Vorteil ist, daß β-Rezeptorenblocker die Akkommodation und Pupillenweite nicht verändern.

5.11 β-Rezeptorenblocker und körperliche Belastung

Da einerseits β-Rezeptorenblocker heutzutage eine breite Verwendung vor allem bei Zivilisationserkrankungen finden und andererseits von seiten der Sportmedizin die Empfehlung gilt, durch regelmäßige sportliche Betätigung das Herz-Kreislauf-System zu aktivieren (z. B. Trimming 130), ergeben sich für die Praxis eine Reihe wichtiger Fragestellungen:

▶ 1. Welche Kriterien sollte ein mit β-Rezeptorenblockern behandelter Patient berücksichtigen, wenn er sich körperlich belastet?
▶ 2. Darf ein herzgesunder, mit β-Rezeptorenblockern behandelter Patient (z. B. ein juveniler Hypertoniker) Hochleistungssport betreiben?
▶ 3. Lassen sich während einer Belastung mit β-Rezeptorenblockern Trainingseffekte erzielen?

Für die Beurteilung des Medikamenteneinflusses auf die körperliche Belastung sind eine Reihe von Einflußgrößen zu berücksichtigen, die den Patienten (z. B. Alter, Begleiterkrankungen), das Medikament (z. B. akute oder chronische Therapie, pharmakodynamische und pharmakokinetische Eigenschaften, Dosis und Dosisintervalle) oder die Art der Belastung (z. B. dynamisch oder isometrisch, Intensität und Dauer) betreffen. In zahlreichen Studien wurde nachgewiesen, daß die Beeinträchtigung der körperlichen Leistungsfähigkeit durch β-Rezeptorenblocker von der Belastungsintensität und -dauer abhängt (Übersicht bei [94]). Es ist daher von grundsätzlicher Bedeutung, die verschiedenen Formen der Körperarbeit hinsichtlich der Auswirkungen einer β-Sympathikolyse differenziert zu betrachten.

Bei supramaximaler Körperarbeit, der eine kurz andauernde anaerobe Belastung entspricht, senken β-Rezeptorenblocker die Leistungsfähigkeit. Dies wird in erster Linie auf eine Senkung der anaeroben Energiebereitstellung zurückgeführt, die sich in einer Abnahme der maximalen Laktat- und Glukosepiegel äußert. Wesentliche Faktoren dürften die Hemmung der durch $β_2$-Rezeptoren vermittelten Glykogenolyse im Skelettmuskel und die Abnahme der Muskeldurchblutung sein. Als Folge tritt eine schnellere Ermüdung der Muskulatur ein. $β_1$-selektive Substanzen sollen diese Effekte in geringerem Maße zeigen als die nicht-$β_1$-selektiven.

Die maximale Körperarbeit ist durch eine maximale Sauerstoffaufnahme und eine gleichzeitig über mehrere Minuten tolerierbare maximale Laktatkonzentration gekennzeichnet. Der Einfluß von β-Rezeptorenblockern wird uneinheitlich beurteilt, da sowohl eine Abnahme wie auch keine Veränderung der maximalen Sauerstoffaufnahme beschrieben wurden. Während die maximale Laktatkonzentration durch alle β-Rezeptorenblocker reduziert wird, werden die Glukosespiegel nur durch die nicht-$β_1$-selektiven Substanzen gesenkt.

Bei submaximaler Körperarbeit kommt es weder für die Serumkonzentrationen von Laktat noch für die von Glukose zu nennenswerten Veränderungen, während die anaerobe Schwelle geringfügig erniedrigt wird [94]. Für den mit β-Rezeptorenblockern therapierten Patienten ist aufgrund der behandlungsbedürftigen Herz-Kreislauf-Erkrankungen in der

Regel nur die submaximale Körperarbeit zu empfehlen. Bei Belastung auf dem Laufbandergometer mit 75% der maximalen Sauerstoffaufnahme wurde die angestrebte Laufzeit von 50 Minuten unter Placebo von allen gesunden Probanden eingehalten, während unter einer β_1-selektiven Substanz 19% und unter einer nicht-β_1-selektiven Substanz 50% der Probanden die Belastung vorzeitig abbrachen [94]. Als Begründung hierfür lassen sich in erster Linie die unterschiedlichen metabolischen Auswirkungen der β-Rezeptorenblockade anführen. Nach Hemmung der katecholaminabhängigen Lipolyse, die durch alle β-Rezeptorenblocker bewirkt wird, kann die Energiebereitstellung über die β_2-Rezeptor-vermittelte Muskelglykogenolyse in Gegenwart der β_1-selektiven Substanzen ungehinderter ablaufen. Allerdings werden die Unterschiede zwischen beiden β-Rezeptorenblocker-Typen mit abnehmender Intensität und Dauer der submaximalen Belastung zunehmend geringer. Der gegenregulatorische Anstieg von Cortisol, STH, Adrenalin und Noradrenalin im Plasma ist unter β_1-selektiver Rezeptorhemmung ebenfalls weniger ausgeprägt als nach Verwendung nicht-β_1-selektiver Substanzen. Ferner kommt es während der Belastung zu einem geringeren Anstieg der Kaliumspiegel, da der transmembranöse Kaliumtransport im Skelettmuskel über β_2-Rezeptoren vermittelt werden soll.

Wenngleich die meisten Studien nach akuter Gabe von β-Rezeptorenblockern durchgeführt wurden, so ergeben die wenigen bisherigen Langzeituntersuchungen ähnliche Resultate. Ferner wurde die Bestimmung der metabolischen Parameter unter Belastung zumeist an gesunden Probanden durchgeführt. Die zur Zeit vorliegenden Studien bei Hochdruckpatienten zeigen, daß die an Probanden gewonnenen Ergebnisse zum Einfluß der β-Rezeptorenblocker auf die belastungsinduzierte Veränderung der metabolischen Parameter im wesentlichen auf den Hypertoniker übertragbar sind.

Die Frage, ob eine Therapie mit β-Rezeptorenblockern während der üblichen körperlichen Belastung während des Tages zu einem Abfall der Blutglukose und damit zu einer Gefährdung des Patienten führt, wird kontrovers diskutiert. Dies gilt vor allem für die Frage, ob nicht-β_1-selektive Substanzen, die die über β_2-Rezeptoren vermittelte Glykogenolyse hemmen, sich bei der körperlichen Aktivität im Tagesverlauf in dieser Hinsicht von den β_1-selektiven Substanzen unterscheiden. Die Mehrzahl der Untersuchungen mit submaximaler Belastung bis zu einer Stunde haben ergeben [63], daß sich β_1-selektive Blocker in bezug auf die Blutglukose nicht anders als die nicht-β_1-selektiven Substanzen verhalten, daß die Abnahme der Blutglukose unter β-Rezeptorenblocker-Gabe nicht stärker ausfällt als unter β-Rezeptorenblocker-freien Bedingungen und daß die Blutglukose nicht auf Werte kleiner als 50 mg% absinkt [95]. Für den stoffwechselgesunden Patienten besteht demnach in der Regel keine Gefährdung durch Hypoglykämie, selbst wenn er sich im Alltag einer vorübergehenden submaximalen Belastung aussetzt. Dies gilt insbesondere, wenn die heutzutage empfohlenen niedrigen Dosierungen Anwendung finden (s. Abschnitt 5.1 und 5.3 sowie Tabelle 13, S. 41). Es existieren vereinzelte Fallberichte, denen zufolge Patienten während der Therapie mit nicht-β_1-selektiven Substanzen nach langdauernder sportlicher Belastung (z. B. Skilanglauf, Radfahren) kollabiert sind, nicht dagegen, wenn sie auf einen β_1-selektiven Blocker eingestellt waren [91, 109]. Es ist davon auszugehen, daß sich diese Patienten maximal belastet haben, so daß unter der nicht-β_1-selektiven Sympathikolyse möglicherweise eine hypoglykämische Schocksymptomatik auftrat. Wie bereits ausführlich diskutiert, werden mit abnehmender Intensität und Dauer der körperlichen Belastung einerseits die Einschränkung der Leistungsfähigkeit durch den β-Rezeptorenblocker und andererseits der Unterschied zwischen $β_1$-selektiven und nicht-selektiven Substanzen geringer.

Juvenile Hypertoniker, die früher Hochleistungssport betrieben haben und mit β-Rezeptorenblockern behandelt werden, sollten sich nicht maximal belasten. Bei insulinpflichtigen Diabetikern, die β-Rezeptorenblocker einnehmen, ist daran zu denken, daß eine verstärkte belastungsinduzierte Hypoglykämie auftreten kann, deren klinisches Bild durch den β-Rezeptorenblocker maskiert wird. Bei Diabetikern ist in jedem Fall den $β_1$-selektiven Substanzen der Vorrang zu geben, da diese den Wiederanstieg der Blutglukose im Anschluß an eine insulinbedingte Abnahme nur unwesentlich verzögern.

β-Rezeptorenblockern und körperlichem Training ist gemeinsam, daß sie die Herzfrequenz senken, das Füllungsvolumen des Herzens erhöhen (Abbildung 15) und den Frank-Starling-Mechanismus aktivieren. Während sportliches Training die maximale körperliche Leistungsfähigkeit steigert, wird sie, wie bereits erörtert, durch β-Rezeptorenblocker eher eingeschränkt. Bislang ist umstritten, ob sich durch regelmäßige körperliche Belastung in Gegenwart von β-Rezeptorenblockern Trainingseffekte erzielen lassen.

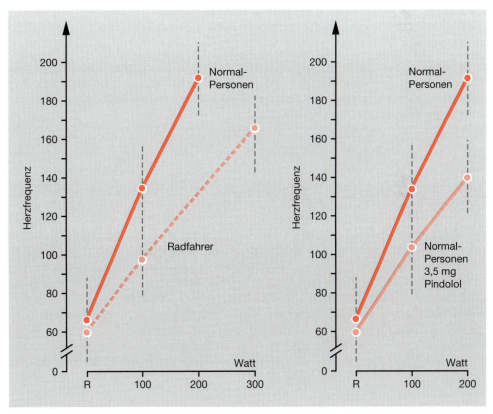

Abb. 15 Der Trainingseffekt bei Radsportlern wirkt sich auf die Herzfrequenz gleichartig aus wie die Gabe von 3,5 mg Pindolol bei Normalpersonen (nach *Roskamm* und *Samek* [82]).

Die Behandlung mit β-Rezeptorenblockern kann das körperliche Training keinesfalls ersetzen, schafft jedoch in einigen Fällen erst die Voraussetzung für eine schrittweise Belastung. Dies gilt vor allem für Patienten mit belastungsinduzierten Herzrhythmusstörungen, hyperkinetischem Herzsyndrom, Hypertonie und koronarer Herzkrankheit. Entsprechend dem Hamburger oder Kölner Modell werden heute Patienten nach Herzinfarkt zum Zwecke der Rehabilitation in Sportgruppen aufgenommen. Als Aufnahmekriterium gilt eine Mindestbelastung von ca. 75 Watt bzw. 1 Watt/kg Körpergewicht, ohne daß schwerwiegende Herzrhythmusstörungen, überhöhte Blutdruckanstiege oder Anzeichen für eine Koronarinsuffizienz auftreten [47]. Diese Kriterien sind teilweise nur durch medikamentöse Therapie, z. B. mit β-Rezeptorenblockern, zu erreichen.

Für die Überprüfung der Belastung während der sportlichen Betätigung anhand der Herzfrequenz bleibt zu berücksichtigen, daß bei gleicher Leistung die Herzfrequenz vor Einnahme von β-Rezeptorenblockern deutlich höher liegt als danach (vgl. Abbildung 15, S. 93). Es ist daher erforderlich, durch einen fahrradergometrischen Kontrollversuch (sofern ein Auslaßversuch mit β-Rezeptorenblockern möglich ist) zunächst die zumutbare Belastbarkeit in Watt zu bestimmen und den Belastungstest nach Gabe des β-Rezeptorenblockers zu wiederholen. Bei der gleichen Wattzahl tritt dann infolge der β-Sympathikolyse eine geringere Herzfrequenz auf als vor der Einnahme. Die entsprechend der zumutbaren Belastung unter β-Rezeptorenblocker-Therapie gemessene Herzfrequenz gilt für den Patienten während der sportlichen Betätigung als Richtschnur für seine Belastungsgrenze.

β-Rezeptorenblocker schwächen den überschießenden Blutdruckanstieg beim Hypertoniker nicht nur unter dynamischer, sondern auch unter isometrischer Belastung ab. Dies ist insofern bedeutsam, als die körperliche Belastung während des Tages eine Mischform aus beiden Belastungstypen darstellt.

Im Leistungssport beeinträchtigen β-Rezeptorenblocker nicht die Leistungsfähigkeit bei wenige Sekunden andauernden Belastungen mit hoher Anforderung in bezug auf Kraftentwicklung und Schnelligkeit (z. B. Wurf-, Stoß-, Sprungdisziplinen, kurze Sprints, Gewichtheben). Dagegen wird die Leistungsfähigkeit bei laktazid-anaeroben und aeroben Belastungen reduziert (z. B. Langstreckenlauf, Skilanglauf, Radfahren). Durch die Hemmung der Lipolyse durch β-Rezeptorenblocker nehmen die freien Fettsäuren ab, so daß die Energiebereitstellung zu Lasten der Glykogenvorräte geht, die dadurch rascher erschöpft sind. Die resultierende Einschränkung der Leistungsfähigkeit äußert sich z. B. bei Langstreckenlauf in Form von „bleiernen" Beinen. Andererseits sind eine Reihe von Sportarten mit ausgeprägter psychischer Komponente und vergleichsweise geringer Stoffwechselbelastung zu nennen, bei denen sich β-Rezeptorenblocker eher positiv auswirken (z. B. Sportschießen, Autorennen, Flugsportarten, Golf). Im Vordergrund steht hier die Dämpfung der Angst (vgl. Abschnitt 5.8.5) und der exzessiven Herz-Kreislauf-Reaktionen. Bei Sportschützen wird zusätzlich der katecholamininduzierte Tremor (vgl. Abschnitt 5.8.2) unterdrückt. Daher gehören β-Rezeptorenblocker inzwischen zu den Dopingmitteln.

Zusammenfassung

Bei herzgesunden Patienten und Sportlern, die β-Rezeptorenblocker einnehmen, ist die maximale körperliche Leistungsfähigkeit eingeschränkt. Patienten, bei denen unter körperlicher Belastung Herzrhythmusstörungen, Ischämiezeichen (koronare Herzkrankheit) oder exzessive Blutdruckanstiege (hyperkinetisches Herzsyndrom) auftreten, werden zum Teil erst durch die β-Rezeptorenblocker-Therapie körperlich belastbar. Die zumutbare körperliche Belastung kann der Patient anhand der Herzfrequenz beurteilen, wenn zuvor die Abhängigkeit der Herzfrequenz von der Leistung mit und ohne β-Rezeptorenblocker auf dem Fahrradergometer ermittelt wurde.

Bei Stoffwechselgesunden verstärken weder $β_1$-selektive noch nicht-$β_1$-selektive β-Rezeptorenblocker während submaximaler Belastung bis zu einer Stunde die Abnahme der Blutglukose. Bei sporttreibenden Patienten, insbesondere Diabetikern, sind $β_1$-selektive β-Rezeptorenblocker zu empfehlen, da sie die Glykogenolyse in geringerem Maße als die nicht-$β_1$-selektiven Substanzen beeinflussen.

6. Nebenwirkungen, Kontraindikationen

Obgleich β-Rezeptorenblocker bezogen auf ihre Verordnungszahl zu den Medikamenten mit geringer Nebenwirkungsquote gehören und ihr Nutzen-Risiko-Verhältnis ausgesprochen günstig ist, hat das seinerzeit während Langzeittherapie mit Practolol aufgetretene okulomukokutane Syndrom (Hyperkeratose, Xerophthalmie, Peritoneal- und Pleurafibrose) bewiesen, daß es angebracht ist, bei jedem Arzneimittel vor allem bei länger dauernder Verordnung das Auftreten von Nebenwirkungen kritisch zu überwachen. Vereinzelt sind auch für andere β-Rezeptorenblocker Augentrockenheit, psoriasisähnliche Exantheme oder sklerosierende Peritonitis beschrieben worden [78], jedoch sind in den letzten Jahren diesbezügliche Berichte ausgeblieben.

Tabelle 24 Nebenwirkungen der β-Rezeptorenblocker

▶ **Herz:**	Bradykardie, SA-, AV-Block Bei abruptem Absetzen: evtl. Stenokardien, evtl. Herzinfarkt, Herzinsuffizienz (s. Abschnitt 5.5.2)
▶ **Kreislauf:**	Hypotonie, periphere Durchblutungsstörungen (kalte Extremitäten), Blutdruckanstieg bei Phäochromozytom
▶ **Atemwege:**	Obstruktion (Atemnot), insbesondere bei obstruktiven Atemwegserkrankungen
▶ **Darm:**	Diarrhö, Spasmen, Nausea, Brechreiz
▶ **Urogenitaltrakt:**	Uterusmotilität ↑, Miktionsbeschwerden, Potenzstörungen
▶ **Skelettmuskel:**	Schwäche, Muskelkrämpfe
▶ **ZNS:**	Halluzinationen, Alpträume, Schlafstörungen, Müdigkeit, Depression (selten), Schwindel
▶ **Metabolismus:**	Hypoglykämie, HDL ↓, VLDL ↑
▶ **Haut:**	Schwitzen, Erythem, Parästhesien, allergische Reaktionen, Psoriasis
▶ **Auge:**	Reizerscheinungen der Bindehaut, Einschränkung des Tränenflusses (Kontaktlinsenträger)

$β_1$-Selektivität

Die Hauptnebenwirkungen der β-Rezeptorenblocker sind auf die rezeptorspezifische Hemmwirkung zurückzuführen (Tabelle 24, vgl. Tabelle 1, S. 9).

Da der überwiegende Anteil an spezifischen Nebenwirkungen durch Hemmung von $β_2$-Rezeptoren vermittelt wird, ist die Möglichkeit der niedrigen Dosierung $β_1$-selektiver Substanzen zu nutzen, bevor auf eine andere Medikamentengruppe übergewechselt wird.

Für die $β_1$-selektiven Substanzen beträgt die Nebenwirkungsquote bis etwa 4%, bei nicht-$β_1$-selektiven Substanzen dagegen bis zu 10% [24].

Dosis, Pharmakokinetik

Von entscheidender Bedeutung für die Häufigkeit der Nebenwirkungen ist die Dosishöhe. Es mag zwar trivial erscheinen, kann aber nicht deutlich genug hervorgehoben werden, daß eine Dosisanpassung mit Wahl der niedrigst möglichen Dosierung vor allem bei der Langzeittherapie die Nebenwirkungsquote erheblich reduzieren kann, ohne daß der therapeutische Effekt aufgehoben wird. Dies gilt insbesondere bei Patienten mit hohem Sympathikustonus unter Ruhe- oder Belastungsbedingungen, bei denen bereits niedrige Dosierungen zur Erzielung des therapeutischen Effektes ausreichen (z. B. hyperkinetisches Herzsyndrom). Für das Ausmaß der Nebenwirkungen sind ferner die Applikationsart, Häufigkeit der Verabreichung sowie die pharmakokinetischen Eigenschaften in Zusammenhang mit Leber- oder Niereninsuffizienz von großer Bedeutung (vgl. Abschnitt 4.4.2). Während bei eingeschränkter Nierenfunktion insbesondere die hydrophilen β-Rezeptorenblocker kumulieren können (vgl. Tabelle 7, S. 32), gilt dies bei Leberfunktionsstörungen insbesondere für die Substanzen mit First-pass-Effekt. Demgegenüber besteht für die renal und hepatisch eliminierten β-Rezeptorenblocker, wie z. B. Bisoprolol, Betaxolol und Pindolol (vgl. Tabelle 6, S. 28), bei Funktionseinschränkung der genannten Ausscheidungsorgane keine Kumulationsgefahr.

Intrinsische sympathomimetische Aktivität

Während die ISA praktisch nur bei hoher Dosierung oder i. v.-Gabe im Sinne einer geringeren Senkung der Herzfrequenz und der kardialen Kontraktilität zu nutzen ist, können andererseits bei lipophilen β-Rezeptorenblockern mit ISA zentralnervöse Nebenwirkungen wie Schlafstörungen, Unruhe, Alpträume oder als periphere Nebenwirkung Tremor ausgelöst werden.

Lipophilie

Die Lipophilie der β-Rezeptorenblocker ist eng mit ihrer unspezifischen Membranwirkung verbunden (vgl. Abschnitt 3.4.4.1) und spielt therapeutisch nur insofern eine Rolle, als sie die β-sympatholytische Wirkdauer mitbestimmt, da lipophile Substanzen in der Regel eine hohe Rezeptoraffinität aufweisen. Dagegen ist die Anreicherung lipophiler Substanzen in den Lipidstrukturen und die Passage durch lipophile Barrieren (z. B. Blut-Hirn-Schranke) für das Auftreten zentralnervöser Nebenwirkungen oder bei Intoxikationen von Bedeutung. Lipophile β-Rezeptorenblocker wie Propranolol sind kaum dialysierbar, so daß in Vergiftungsfällen eine Elimination durch Dialyseverfahren noch schlechter gelingt als bei hydrophilen Substanzen.

Die Nebenwirkungen (s. Tabelle 24, S. 97) sollen im folgenden den betroffenen Organsystemen zugeordnet werden:

Kardiovaskuläres System

β-Rezeptorenblocker können nur am vorgeschädigten Herzen, das zur Aufrechterhaltung der Pumpleistung einer erhöhten Sympathikusaktivität bedarf, eine Insuffizienz bewirken. Obgleich β-Rezeptorenblocker inzwischen bei der dilatativen Kardiomyopathie eine Therapiealternative darstellen, sollten sie bei der Herzinsuffizienz in der Praxis nur unter kontinuierlicher Überwachung und in initial niedriger Dosierung angewendet werden (s. Abschnitt 5.5.2). Vorzugsweise sollte die Kompensation der Herzinsuffizienz mit ACE-Hemmern und/oder Diuretika angestrebt werden, bevor eine Behandlung mit β-Rezeptorenblockern eingeleitet wird.

Eine asymptomatische Bradykardie bereitet dem Arzt gewöhnlich mehr Schwierigkeiten als dem Patienten, jedoch ist durch Senkung der Herzfrequenz die Verschlechterung einer latenten Herzinsuffizienz möglich. Die Bradykardie ist häufig Ausdruck einer Überdosierung, so daß als erste Maßnahme eine Dosisreduktion erfolgen sollte. AV-Blockierungen 1. und 2. Grades mit Tachykardie stellen keine Kontraindikation für β-Rezeptorenblocker dar [65]. Eine hohe Sinusfrequenz senkt die AV-Überleitung (Wenckebach-Periodik) und kann für einen AV-Block 2. Grades verantwortlich sein. Nach Gabe von β-Rezeptorenblockern kann in vielen Fällen ein normaler Sinus-Rhythmus wiederhergestellt werden. AV-Blockierungen 3. Grades dagegen stellen eine absolute Kontraindikation dar, da die Kammerautomatie durch β-Rezeptorenblocker weiter reduziert werden kann (Tabelle 25).

Eine durch β-Rezeptorenblocker induzierte Hypotonie ist in erster Linie auf die Verminderung der Herzfrequenz und/oder der Pumpleistung des Herzens zurückzuführen und läßt sich durch Dosisreduktion aufheben.

Periphere Durchblutungsstörungen hängen im wesentlichen vom sympathoadrenergen Tonus ab. Kalte Extremitäten werden durch Hemmung der glattmuskulären $β_2$-Rezeptoren mit nachfolgender Gefäßkonstriktion verursacht. Sie treten demnach bei $β_1$-selektiven Substanzen seltener auf als bei den nicht-$β_1$-selektiven. Obgleich Fallberichte zur Ausbildung eines Raynaud-Syndroms und zur Verschlechterung der Claudicatio intermittens vorliegen [78], konnte einerseits für Penbutolol keine zusätzliche Vasokonstriktion bei Hypertonikern mit Raynaud-Syndrom [16] sowie andererseits für Propranolol und Metoprolol bei Patienten mit Claudicatio intermittens keine Abnahme der Zeit bis zum Auftreten der ersten Schmerzen festgestellt werden [80]. Der Einsatz von β-Rezeptorenblockern sollte demnach vom klinischen Zustand des Patienten abhängig gemacht werden, wobei der Reduktion der Herzleistung für die periphere Zirkulation eine wesentliche Rolle zukommt.

Die Herzinsuffizienz stellt neuerdings in bestimmten Fällen (Abschnitt 5.5.2) eine Indikation für β-Rezeptorenblocker dar, bedarf jedoch der strengen Therapieüberwachung.

Tabelle 25 Kontraindikationen

▶ Sinusknoten-Syndrom
▶ Pathologische Bradykardie (< 50/min)
▶ AV-Block 3. Grades
▶ Hypotone Schocksyndrome
▶ Asthma bronchiale
▶ Ernährungsstörungen der Hornhaut
▶ Bei substanzspezifischer Überempfindlichkeit

Atemwege

Bei Gesunden ist die Hemmung der bronchodilatatorischen Sympathikusaktivität ohne nennenswerte Auswirkungen. Anders ist dies bei obstruktiven Atemwegserkrankungen (Lungenemphysem, chronische Bronchitis), bei denen die endogene β_2-Stimulation zur ausreichenden Ventilation beiträgt. Bei diesen Erkrankungen sind β-Rezeptorenblocker daher nur bei dringender Indikation und sorgfältiger Überwachung des Patienten indiziert, wobei nur β_1-selektive Substanzen in niedriger Dosis eingesetzt werden sollten. Da in der menschlichen Lunge β_1-Rezeptoren wahrscheinlich ohne funktionelle Bedeutung sind [8], kann bei Verwendung β_1-selektiver β-Rezeptorenblocker ein Bronchospasmus durch einen β_2-Agonisten (z. B. Fenoterol, Salbutamol, Terbutalin) durchbrochen werden, ein Vorteil, der bei nichtselektiven β-Rezeptorenblockern fehlt. Als weitere Maßnahme zur Bronchodilatation ist die Gabe von Theophyllin zu nennen. Für das praktische Vorgehen beim Einsatz von β_1-selektiven Substanzen bei milder stabiler Bronchialobstruktion ist die Lungenfunktionsprüfung (z. B. Peak-flow-Messung) vor und nach Gabe der Substanz als Voraussetzung anzusehen. Im Fall der Verschlechterung der Sekundenkapazität um 15% oder der Resistance um 25% sollte auf den β-Rezeptorenblocker verzichtet werden.

Das Asthma bronchiale stellt eine absolute Kontraindikation für alle β-Rezeptorenblocker dar. Es konnte gezeigt werden, daß sich bei Asthmatikern das Ausmaß der Bronchokonstriktion durch β-Rezeptorenblocker proportional zum bereits bestehenden Bronchospasmus verhält.

ZNS

Die zentralnervösen Nebenwirkungen sind verschiedenartiger Natur (Tabelle 24, S. 97) und lassen sich deutlich von der Plazebo-Wirkung abgrenzen. Für Pindolol mit mäßiger Lipophilie und ISA wurde in einer plazebokontrollierten Studie [13] eine signifikant höhere Zahl an Schlafstörungen (36%) beobachtet als bei Atenolol (14%). Hierfür ist möglicherweise die bei hoher Anreicherung im ZNS funktionell wirksame ISA von Pindolol verantwortlich. Immerhin gaben auch in der Plazebo-Gruppe 11% der Patienten Schlafstörungen an. Bei Propranolol wurden demgegenüber vereinzelt depressive Verstimmungen beobachtet. Zur Vermeidung zentralnervöser Nebeneffekte sind daher hydrophile β-Rezeptorenblocker geeigneter als lipophile.

β-Rezeptorenblocker beeinträchtigen nicht das Fahrverhalten (Bisoprolol, Bupranolol, Penbutolol) oder die Reaktionszeit des visuellen Systems (Atenolol) [55, 57, 60, 105]. Die Fahrtüchtigkeit im Fahrsimulator war bei männlichen Patienten mit hypersympathikotonen Kreislaufregulationsstörungen durch Bupranolol nicht eingeschränkt [55]. Bei Postinfarktpatienten kam es während der Therapie mit Bisoprolol nicht zur Beeinträchtigung der kraftfahrwesentlichen Leistung [105]. Die Patienten fuhren unter Bisoprolol langsamer, gleichmäßiger und umsichtiger als unter Isosorbiddinitrat (ISDN). Bisoprolol schützte im Vergleich zu ISDN den koronarkranken Autofahrer besser vor den hämodynamischen Auswirkungen mentaler Belastungen, wobei sich 1 x 5 mg täglich als ausreichend wirksam und verträglich erwiesen [105]. Da bei Patienten mit Hypertonie, Herzrhythmusstörungen oder Angina pectoris mit einer Beeinträchtigung der Fahrtauglichkeit durch das Grundleiden zu rechnen ist, kann man davon ausgehen, daß durch die Therapie das Fahrverhalten eher verbessert wird.

Gastrointestinaltrakt

Gastrointestinale Nebenwirkungen (5–10%) sind im allgemeinen milder Natur und in den meisten Fällen auf eine Erhöhung der Darmmotilität zurückzuführen, die als Ausdruck eines Überwiegens der Parasympathikusaktivität zu werten ist.

Urogenitaltrakt

β-Rezeptorenblocker können aus theoretischen Erwägungen die Uterusmotilität steigern, die Uterusgröße reduzieren und den Blutfluß in der Plazenta vermindern. Klinische Studien mit β-Rezeptorenblockern bei Schwangerschaftshochdruck haben gezeigt, daß sich die Prognose für das Kind durch die Therapie mit β-Rezeptorenblockern erheblich verbessert (vgl. Abschnitt 5.1.6). Eine Zunahme des Uterus-Tonus mit Einleitung frühzeitiger Wehentätigkeit spielt praktisch nur bei Patientinnen mit medikamentöser Wehenhemmung bei drohendem Abort eine Rolle. Hier sind β-Rezeptorenblocker nicht indiziert. In der Schwangerschaft sind nach strenger Indikationsstellung nur $β_1$-selektive β-Rezeptorenblocker in niedriger Dosis zu empfehlen.

Während der Therapie mit β-Rezeptorenblockern können Störungen der Sexualfunktion auftreten. Der im Vordergrund stehende Libidoverlust [78] läßt sich möglicherweise auf eine allgemeine Müdigkeit und Abgeschlagenheit zurückführen. Bisher veröffentlichte Prozentzahlen zur Häufigkeit sexueller Dysfunktion beziehen sich in der Regel auf Studien, in denen sehr hohe Dosierungen von β-Rezeptorenblockern eingesetzt wurden (Literaturübersicht bei [92]).

Ferner ist die vergleichsweise hohe Zahl an Sexualstörungen bei Patienten mit kardiovaskulären Grunderkrankungen zu berücksichtigen. Eine ausreichende Zahl plazebokontrollierter Studien zur Beurteilung der Inzidenz der Impotenz insbesondere bei Anwendung einer ausgewogenen, d.h. so niedrig wie möglichen Dosis steht derzeit noch aus. Es wird empfohlen, $β_1$-selektive Substanzen zu bevorzugen.

Stoffwechsel

β-Rezeptorenblocker reduzieren die Glukosefreisetzung aus Glykogenspeichern in der Leber und im Skelettmuskel durch Hemmung von $β_2$-Rezeptoren. Schwere hypoglykämische Zustände sind vor allem nach längerem Fasten oder bei Diabetikern beobachtet worden, die Insulin oder orale Antidiabetika erhielten. Bei diesem Personenkreis ist vor allem unter andauernder körperlicher Belastung mit einer Hypoglykämie zu rechnen (vgl. Abschnitt 5.11). Insbesondere bei nicht-$β_1$-selektiven β-Rezeptorenblockern sind Hypoglykämie und Vasokonstriktion für das Auftreten von Muskelschwäche und Muskelkrämpfen verantwortlich zu machen. Die nach Insulin-Gabe gesenkte Blutglukose steigt in Gegenwart nicht-$β_1$-selektiver Präparate deutlich langsamer an als in deren Abwesenheit. Ferner ist die Insulinreserve in stärkerem Maße erniedrigt.

β-Rezeptorenblocker stellen bei Diabetes mellitus keine Kontraindikation dar, wie man anfänglich annahm. Bei sorgfältiger Überwachung des Patienten ist das Hypoglykämie-Risiko gering, wenn $β_1$-selektive Substanzen verabreicht werden. Dabei ist zu berücksichtigen, daß die Hypoglykämie-Zeichen, wie z.B. Tachykardie und Palpitationen, durch β-Rezeptorenblocker maskiert werden.

Der Einfluß von β-Rezeptorenblockern auf die Parameter des Fettstoffwechsels wird widersprüchlich beurteilt [81]. Am häufigsten wurde beobachtet, daß akut die freien Fettsäuren abnehmen, da die katecholaminabhängige Lipolyse gehemmt ist (vgl. Abbildung 1, S. 11). Dagegen kommt es bei Langzeittherapie durch Steigerung der katecholaminunabhängigen Lipolyse zur Erhöhung des freien Fettsäureangebotes an die Leber und als Folge hiervon zu einer vermehrten Bildung von Triglyceriden, während das Gesamtcholesterin unverändert bleibt. Die Zunahme der Triglyceride wird vor allem an einer Erhöhung der Triglyceride und des VLDL-Cholesterins erkennbar, während das HDL-Cholesterin abnimmt. Dieser Effekt ist bei den β_1-selektiven β-Rezeptorenblockern deutlich geringer als bei den nichtselektiven Substanzen und den Substanzen mit ISA nicht zu beobachten. Er wurde wiederholt als Nachteil der übrigen β-Rezeptorenblocker herausgestellt mit dem Hinweis, sie würden das Arterioskleroserisiko erhöhen. Dadurch ist eine Verunsicherung vor allem im Hinblick auf den Nutzen einer Langzeittherapie mit β-Rezeptorenblockern eingetreten. Gegen die mehr spekulative Ansicht einer langfristigen Gefäßschädigung lassen sich allerdings schwerwiegende Einwände erheben. Zunächst ist es praktisch nicht möglich, aus den 5- bis 20%igen Veränderungen der Lipoproteinwerte das Risiko für das Gefäßsystem abzuschätzen. Ferner wird die Beurteilung der beschriebenen Befunde dadurch erschwert, daß die Fettstoffwechselveränderungen mit fixen Dosen unterschiedlicher β-Rezeptorenblocker, d. h. ohne Austestung der Dosisabhängigkeit, während unterschiedlicher Zeiträume und unter uneinheitlichen Bedingungen (Gewicht bzw. dessen Verlaufskontrolle, Ernährung, Begleitmedikamente usw.) festgestellt wurden. Außerdem, und dies ist der bedeutsamste Einwand, fehlt bisher beim Menschen der Nachweis, daß die veränderten Lipoproteinfraktionen auch tatsächlich mit einer erhöhten Einlagerung des Cholesterins in die Gefäße einhergehen. Es konnte nämlich bei Versuchstieren, die mit cholesterinreicher Nahrung gefüttert wurden, nachgewiesen werden, daß die Ausbildung von Atheromen der Gefäßwand, die die Cholesterinablagerung signalisieren, in der β-Rezeptorenblocker-Gruppe bedeutend geringer ausfiel als in der Kontrollgruppe [43, 77, 121]).

Folgende Mechanismen sind für die antiatherosklerotische Wirkung von β-Rezeptorenblockern diskutiert worden [121]: 1. Die Senkung des Herzzeitvolumens mit Abnahme des mittleren Wandstresses, 2. eine verminderte Thrombozytenablagerung an geschädigtem Endothel, 3. eine Steigerung der endothelialen Prostacyclinsynthese, denn diese soll durch β-Rezeptoraktivierung gehemmt werden.

Zwar läßt sich aus den tierexperimentellen Untersuchungen nicht auf ein analoges Verhalten der menschlichen Blutgefäße schließen, doch wird zumindest deutlich, daß die veränderten Lipoprotein-Fraktionen im Blut während β-Rezeptorenblocker-Therapie noch keine Aussage über die morphologische Auswirkung auf das Gefäßsystem zulassen. Die Langzeitstudien zur Prävention des Sekundärinfarktes mit β-Rezeptorenblockern haben eine Senkung der Mortalität und der Reinfarktrate ergeben (vgl. Abschnitt 5.3.7). Dies macht deutlich, daß der Nutzen der β-Rezeptorenblocker-Therapie das Arterioskleroserisiko bei weitem überwiegt, zumal letzteres mehr spekulativ aus dem Meßwert „Lipoproteine" hergeleitet wird.

Haut

Hautreaktionen nach Gabe von β-Rezeptorenblockern sind sehr selten. Erytheme und makulopapulöse Exantheme mit oder ohne Pruritus werden am häufigsten beobachtet. Darüber hinaus wurden Psoriasis-ähnliche Hautveränderungen beobachtet.

Hämatologie

Als äußerst seltene hämatologische Nebenwirkung ist unter Propranolol eine Purpura thrombocytopenica beobachtet worden.

Perinatalperiode

β-Rezeptorenblocker passieren die Plazenta und können beim Neugeborenen Bradykardie und Hypoglykämie auslösen. Auch mit der Muttermilch werden β-Rezeptorenblocker auf den Säugling übertragen. Die Indikation der β-Rezeptorenblocker ist während der Stillzeit streng zu stellen, wobei der Verwendung $β_1$-selektiver Substanzen der Vorzug zu geben ist. β-Rezeptorenblocker haben keine teratogene Wirkung.

Zusammenfassung

Die Nebenwirkungen und Kontraindikationen der β-Rezeptorenblocker ergeben sich in der Regel aus ihrer rezeptorspezifischen Hemmwirkung. $β_1$-selektive Substanzen sind bezüglich ihres geringeren Nebenwirkungsspektrums den nichtselektiven Substanzen vorzuziehen. Die Häufigkeit und das Ausmaß der Nebenwirkungen hängen vor allem von der verwendeten Dosis und der unzureichenden Elimination bei Leber- bzw. Nierenfunktionsstörungen ab, weshalb die Kenntnis der wichtigsten pharmakokinetischen Parameter der verschiedenen β-Rezeptorenblocker empfehlenswert ist. Lipophile Substanzen rufen häufiger zentralnervöse Nebenwirkungen hervor. Bei sachgemäßer Anwendung stellen β-Rezeptorenblocker allerdings gut verträgliche Arzneistoffe dar.

7. Intoxikation, Antidote

β-Rezeptorenblocker werden angesichts ihrer verbreiteten Anwendung in zunehmendem Maße auch in suizidaler Absicht oder von Kleinkindern versehentlich eingenommen. Nach Auswertung von 49 Vergiftungsfällen, in denen u.a. 6 g Acebutolol, 3,84 g Sotalol oder 40 Tabletten Oxycardin® (entsprechend 3,6 g Bupranolol und 200 mg Isosorbiddinitrat) eingenommen wurden, ließ sich keine gerichtete Aussage über die Zuordnung bestimmter Symptome zu den pharmakologischen Wirkqualitäten der β-Rezeptorenblocker machen [83]. Im Vordergrund der Symptomatik standen kardiovaskuläre Störungen wie Sinusbradykardie, Arrhythmie, Blutdruckabfall (30 Fälle), Schwindel und Benommenheit (17 Fälle), Bewußtlosigkeit und Halluzinationen (13 Fälle) sowie Krämpfe (3 Fälle). Bei Kleinkindern überwog die Hypoglykämie und die mit ihr verbundene Symptomatik. Zum Atemstillstand kam es dagegen nicht.

Obgleich β-Rezeptorenblocker rasch resorbiert und im Organismus verteilt werden, empfiehlt sich eine unmittelbare Magenspülung auch noch nach Stunden, da eine zusätzliche Einnahme von anderen Arzneimitteln nicht ausgeschlossen werden kann. Kohle und Glaubersalz können zur Entfernung von Substanzen mit enterohepatischem Kreislauf eingesetzt werden (z.B. Acebutolol). Bei Bradykardie ist Atropin nicht oder nur vorübergehend wirksam, während sich vor allem Dopamin und Dobutamin, in geringerem Maße auch Orciprenalin als erfolgreich erweisen. Isoprenalin ist weniger geeignet, weil es eine bedrohliche Hypotension bewirken kann. Auch Noradrenalin ist ungeeignet, weil es exzessive Blutdrucksteigerungen induzieren kann. Glukagon (0,2 mg/kg als Kurzinfusion, anschließend 0,5 mg/[kg x 12 Std.]) vermag eine sich entwickelnde Schocksymptomatik zu beheben.

Ferner ist bei hydrophilen Substanzen mit niedriger Plasmaeiweißbindung, wie z.B. Atenolol, Nadolol und Sotalol, an eine Dauerdialyse zu denken. Über die Auswirkungen einer Plasmapherese liegen bisher keine Daten vor.

Zusammenfassung der therapeutischen Richtlinien bei Intoxikation [83]

1. Primäre Giftentfernung durch Magenspülung
   Gabe von Kohle und Glaubersalz bei Acebutolol, Alprenolol, Metipranolol, Propranolol, Timolol;

2. intensive Überwachung der Herz-Kreislauf-Parameter und des Blutzuckers;

3. bei Bradykardie und Blutdruckabfall: Dopamin bzw. Dobutamin wiederholt i.v. oder als Dauerinfusion, bei fehlendem Erfolg, Herzinsuffizienz oder Schocksymptomatik: Glukagon i.v. und anschließende Dauerinfusion;

4. bei sekundärer Entgiftung (Atenolol, Nadolol, Sotalol) Dauerdialyse wegen der beträchtlichen Verteilungsvolumina der ß-Rezeptorenblocker.

8. Interaktionen mit anderen Arzneimitteln

Die wichtigsten Wechselwirkungen von β-Rezeptorenblockern mit anderen Arzneimitteln sind in Tabelle 26 zusammengefaßt. Zu den erwünschten Interaktionen zählen die Verstärkung der Wirkung von Antiarrhythmika, die erhöhte Senkung der AV-Überleitung in Kombination mit Herzglykosiden bei Vorhofflimmern, die Steigerung der antianginösen Wirkung von organischen Nitraten und Nifedipin sowie der gesteigerte antihypertensive Effekt bei gleichzeitiger Gabe von Diuretika oder gefäßerweiternden Pharmaka.

Tabelle 26 Arzneimittelinteraktionen der β-Rezeptorenblocker

Interaktion	Wirkung
▶ *Erwünscht:*	
Diuretika, Hydralazin, Prazosin, Dihydropyridin-Calciumantagonisten	Blutdrucksenkung ↑
Organische Nitrate, Molsidomin, Dihydropyridin-Calciumantagonisten	Antianginöse Wirkung ↑
Chinidin- und lidocainartige Antiarrhythmika	Antiarrhythmische Wirkung ↑
Herzglykoside (Vorhofflimmern)	AV-Leitung ↓
Cholinergica (z.B. Pilocarpin)	Antiglaukomatöse Wirkung ↑
α-Rezeptorenblocker	Phäochromozytom-Therapie
Levodopa/Propranolol	STH-Sekretion ↑
▶ *Unerwünscht:*	
Insulin, orale Antidiabetika	Hypoglykämie ↑
Chinidinartige Antiarrhythmika	Negative Inotropie ↑
Herzglykoside, Neostigmin, Clonidin, α-Methyldopa, Calciumantagonisten (Verapamil-Typ, Diltiazem)	Bradykardie ↑, AV-Block
α-Methyldopa, Noradrenalin	Schwere Hypertonie
MAO-Hemmstoffe (Tranylcypromin)	Hochdruckkrise
Diuretika, Phenothiazine, Narkotika	Hypotonie
Cimetidin/Propranolol, Metoprolol	Spiegel des β-Rezeptorenblockers ↑
Barbiturate/β-Rezeptorenblocker mit „First-pass"-Effekt	Spiegel des β-Rezeptorenblockers ↓
$β_2$-Agonisten, Theophyllin/nicht-$β_1$-selektive β-Rezeptorenblocker	Bronchospasmolyse ↓
Tubocurarin	Neuromuskuläre Blockade ↑

Nachteilig auswirken kann sich die Zunahme der Hypoglykämie bei Diabetikern, die insulinpflichtig sind oder orale Antidiabetika einnehmen, ferner die verstärkte negativ inotrope Wirkung bei Zusatztherapie mit chinidinartigen Antiarrhythmika, die Bradykardieneigung und Abnahme der AV-Leitung bis zur Entstehung von AV-Blockierungen bei gleichzeitiger Gabe von Herzglykosiden, Clonidin, Alpha-Methyldopa oder Calciumantagonisten vom Verapamil-Typ bzw. Diltiazem. Insbesondere die i.v.-Gabe von Verapamil ist bei mit β-Rezeptorenblockern behandelten Patienten streng kontraindiziert. Cimetidin reduziert den Abbau von oxidativ in der Leber metabolisierten β-Rezeptorenblockern wie z.B. Metoprolol und Propranolol, so daß erhöhte Blutspiegel dieser Substanzen auftreten können. Die i.v.-Gabe von Propranolol kann über die periphere β-Rezeptorenblockade während einer Therapie mit Alpha-Methyldopa eine schwere Hypertonie herbeiführen. Dies gilt auch für die gleichzeitige Gabe von β-Rezeptorenblockern und Hemmstoffen der Monoaminooxidase (MAO-Hemmer), bei der es zur Blutdrucksteigerung bis zur hypertensiven Krise kommen kann.

9. Auswahlkriterien für β-Rezeptorenblocker

Zwar sind alle β-Rezeptorenblocker in der Lage, durch kompetitiven Antagonismus zu Katecholaminen die in Abschnitt 5 beschriebenen klinischen Wirkungen zu erzielen, doch lassen sich sowohl die pharmakodynamischen wie auch pharmakokinetischen Wirkqualitäten für eine Differentialtherapie nutzen (vgl. Abschnitt 3.4 und 4). Die Kriterien, die sich zur Auswahl eines β-Rezeptorenblockers bei bestimmten Indikationen oder in besonderen Situationen ergeben, sind in Tabelle 27 zusammengefaßt. Während die ISA für die breite Anwendung von untergeordneter Bedeutung ist, kommt vor allem der $β_1$-Selektivität [84, 96], der Lipophilie und den pharmakokinetischen Eigenschaften eine besondere Bedeutung zu. Ein idealer β-Rezeptorenblocker sollte eine hohe $β_1$-Selektivität aufwei-

Tabelle 27 Auswahlkriterien für die Differentialtherapie mit β-Rezeptorenblockern

Situation	Auswahlkriterien bzw. Maßnahmen
1. Obstruktive Atemwegserkrankungen	$β_1$-Rezeptorenblocker, niedrige Dosis
2. Periphere Durchblutungsstörungen	$β_1$-Rezeptorenblocker, niedrige Dosis
3. Diabetes mellitus	$β_1$-Rezeptorenblocker, niedrige Dosis
4. Hypertonie in der Schwangerschaft	$β_1$-Rezeptorenblocker, niedrige Dosis
5. Tachykardie nach $β_2$-Agonisten	$β_1$-Rezeptorenblocker, niedrige Dosis
6. Körperlich aktive Patienten	$β_1$-Rezeptorenblocker
7. Portale Hypertension	$β_1$-Rezeptorenblocker
8. Primäre Hyperlipoproteinämie	$β_1$-Rezeptorenblocker, niedrige Dosis, β-Rezeptorenblocker mit ISA
9. Nierenfunktionsstörungen, ältere Patienten	β-Rezeptorenblocker, der über inaktive Metaboliten eliminiert wird bzw. Dosisanpassung bei renaler Elimination der Substanz in aktiver Form
10. Leberinsuffizienz, Interaktion mit Cimetidin	$β_1$-Rezeptorenblocker ohne „First-pass"-Effekt, hydrophile Substanzen
11. Bradykardie	Dosisreduktion, Substanzen mit ISA
12. Therapiebedingte Funktionseinschränkung des Herzens	ACE-Hemmer und/oder Diuretikum
13. Hyperthyreose	β-Rezeptorenblocker ohne ISA
14. Phäochromozytom	α- und β-Rezeptorenblocker (z. B. Carvedilol)
15. Tachyarrhythmien	Sotalol (akute Verlängerung der Refraktärzeit)
16. Einschlafstörungen, Alpträume, psychopathologische Begleiterscheinungen	Hydrophile β-Rezeptorenblocker
17. Tremor, Migräne	β-Rezeptorenblocker ohne ISA

sen, vollständig resorbiert werden, keinen „First-pass"-Effekt zeigen, nicht in aktive Metaboliten umgewandelt werden, bei eingeschränkter Nieren- und/oder Leberfunktion nicht kumulieren, eine lange biologische Wirkdauer aufweisen, die eine einmalige tägliche Gabe zur Auslösung der therapeutischen Wirkung ermöglicht, die Blut-Hirn-Schranke nicht passieren und dialysierbar sein. Diesem Ziel kommen die im Handel befindlichen Substanzen in unterschiedlichem Maße nahe, ohne es jedoch in allen Punkten zu erreichen.

10. Literaturauswahl

1. LANGLEY JN (1905) On the reaction of cells and nerve endings to certain poisons chiefly as regards the reaction of striated muscle to nicotine and to curare. J Physiol (Lond) 33: 374

2. DALE HH (1906) On some physiological actions of ergot. J Physiol (Lond) 34: 163

3. AHLQUIST RP (1948) A study of the adrenotropic receptors. Am J Physiol 153: 586

4. LANDS AM, ARNOLD A, McAUCLIFF JP, LUDUENA FP, BROWN TG (1967) Differentiation of receptor systems activated by sympathomimetic amines. Nature 214: 597

5. POWELL CE, SLATER IH (1958) Blocking of inhibitory adrenergic receptors by a dichlorananalogue of isoproterenol. J Pharmacol 122: 480

6. BLACK JW, STEPHENSON JS (1962) Pharmacology of a new adrenergic β-receptor blocking compound (nethalide). Lancet 2: 311

7. DALY MJ, LEVI GP (1979) The subclassification of β-adrenoreceptors: Evidence in support of the dual β-adrenoceptor hypothesis. Trends in Automatic Pharmacol I: 347

8. ZAAGSMA J, VAN DER SCHAAR MWG, VAN DER HEIJDEN PJCM, KRIELAART MJ (1983) Characterization of the heterogeneity of functional β-adrenoceptors and of β-adrenergic binding sites in human central and peripheral airways. Proc V Int Catecholamine Symp Abstr Nr 537, Göteborg, Schweden

9. BORCHARD U, HAFNER D, HIRTH C (1983) Pharmacological properties of diacetolol, the major metabolite of acebutolol in man. In: LICHTLEN P, MARANHAO MFC (eds) Advances in β-blocker therapy III. Schattauer Verlag, Stuttgart: 27

10. McDEVITT DG (1983) β-adrenoceptor blocking drugs and partial agonist activity. Is it clinically relevant? Drugs 25: 331

11. TAYLOR SH, SILKE B, LEE PS (1982) Intravenous betablockade in coronary heart disease. Is cardioselectivity or intrinsic sympathomimetic activity hemodynamically useful? N Engl J Med 306: 631

12. BARTSCH W, SPONER G, DIETMANN K (1980) Pharmakologie des Beta-Rezeptorenblockers Carazolol – Befunde vergleichender tierexperimenteller Untersuchungen an pharmakologischen und pathophysiologischen Modellen. In: PALM D, RUDOLPH W (Hrsg) Symposion über den Beta-Rezeptorenblocker Carazolol. Excerpta Medica, Amsterdam, Oxford, Princeton: 44

13. GREMINGER P, VETTER H, BOERLIN HJ, BAUMGART P, HAVELKA J, WALGER P, LÜSCHER T, SIEGENTHALER W, VETTER W (1982) Atenolol, Pindolol und Propranolol bei essentieller Hypertonie: Ansprechquote und Verträglichkeit. Schweiz med Eschr 112: 1831

14. DHALLA NS, ALTO LE, PIERCE GN, DALY MJ, DHILLON KS, COMPIER R, GUERIN A (1980) Cardiac effects of β-adrenergic receptor antagonists: β-moderators versus β-blockers. Clin Therapeutics 3: 1

15. PRUETT JK, WALLE T, WALLE UK (1980) Propranolol effects on membrane repolarization time in isolated canine Purkinje fibers: Threshold tissue content and the influence of exposure time. J Pharmacol exp ther 215: 539

16. HOLTI H (1979) A double-blind study of the peripheral vaso-constrictor effects of the betablocking drug penbutolol in patients with Raynaud's phenomenon. Curr Med Res Opin 6: 267

17. BORCHARD U, HAFNER D, HIRTH C, NEUSER G (1983) Untersuchungen zur Affinität, unspezifischen Membranwirkung und Wirkdauer von (–) und (+)-Penbutolol. Z Kardiol 72: 104

18. VAUGHAN WILLIAMS EM (1975) Classification of antidysrhythmics drugs. Pharmacol Ther B 1: 115

19. JAUERNIG R, LENGFELDER W, SZYGAN E, RIZOS I, BRACHMANN J, SENGES J (1982) Differenzierte Wirkung der Betablocker Metoprolol und Sotalol bei der paroxysmalen supraventrikulären Tachykardie. Z Kardiol 71: 636

20. BARRET AM, CULLUM VA (1968) The biological properties of the optical isomers of propranolol and their effects on cardiac arrhythmias. Br J Pharmacol 34: 43

21. KOBER G, SCHULZ W, HERMANN HJ, KALTENBACH M (1982) Ausmaß der betablockierenden Wirkung von S- und R-Penbutolol im Arbeitsversuch. Z Kardiol 71: 289

22. HEYMA P, LARKINS RG, HIGGINBOTHAM L, WAHNG K (1980) D-Propranolol und DL-Propranolol both decrease conversion of L-thyroxine to L-triiodothyronine. Br Med J 281: 24

23. VAUGHAN WILLIAMS EM, CAMPBELL TJ (1982) The effects of nadolol on various cardiac tissues in normoxia, and on atrial muscle in simulated ischemia. Eur J Pharmacol 83: 161

24. SIMPSON WT (1977) Nature and incidence of unwanted effects with atenolol. Postgrad Med J 53: 162

25. RIESS W, BRECHBÜHLER S, BRUNNER L, IMHOF P, JACK DB (1975) Der Metabolismus von betaadrenolytischen Substanzen im Zusammenhang mit ihrem pharmakokinetischen und -dynamischen Verhalten. Therapiewoche 25: 4259

26. JOHNSSON G, REGÅRDH C-G (1976) Clinical pharmacokinetics of β-adreno-receptor blocking drugs. Clin Pharmacokinetics I: 233

27. MORAN NC, PERKINS ME (1958) Adrenergic blockade of the mammalian heart by a dichloroanalogue of isoproterenol. J Pharmacol exp Ther 124: 233

28. KIRCH W, KÖHLER H, BERGGREN G, BRAUN W (1982) The influence of renal function on plasma levels and urinary excretion of acebutolol and its main N-acetyl metabolite. Clin Nephrol 18: 88

29. HOLZGREVE H (1980) Die Kooperation des Patienten bei der Hochdrucktherapie. Münch med Wschr 122: 268

30. KNAUF H, SCHÄFER-KORTING M, MUTSCHLER E (1981) Pharmakokinetik und biologische Wirkdauer von β-Rezeptorenblockern bei Niereninsuffizienz. Internist 22: 616

31. OHNHAUS EE, MÜNCH U, MEIER J (1976) Vergleichende Untersuchung zur Elimination von Pindolol (Visken) und Antipyrin bei Patienten mit Lebererkrankungen. Schweiz Med Wschr 106: 1748

32. WAAL-MANNING HJ (1979) β-Blockers in hypertension: How to get the best results. Drugs 17: 129

33. SCRIABINE A (1979) β-Adrenoceptor blocking drugs in hypertension. Ann Rev Pharmacol Toxicol 19: 129

34. SEEDAT YK (1980) Trial of atenolol and chlorthalidone for hypertension in black South Africans. Br Med J 281: 1241

35. BERTEL O, BÜHLER FR, KIOWSKI W, LÜTOLD BE (1980) Decreased betaadrenoceptor responsiveness as related to age, blood pressure, and plasma catecholamines in patients with essential hypertension. Hypertension 2: 130

36. ANAVEKAR SN, LOUIS WJ, MORGAN TO, DOYLE AE, JOHNSTON CI (1975) The relationship of plasma levels of pindolol in hypertensive patients to effects on blood pressure, plasma renin and plasma noradrenaline levels. Clin Exp Pharmacol Physiol 2: 203

37. FRANZ I-W (1982) Ergometrie bei Hochdruckkranken. Springer, Berlin, Heidelberg, New York

38. BEERMANN B, GROSCHINSKY-GRIND M (1977) Pharmacokinetics of hydrochlorothiazide in man. Eur J clin Pharmacol 12: 297

39. McGREGOR GA, BANKS RA, MARKANDU N, BAYLISS J, ROULSTON J (1983) Lack of effect of beta-blocker on flat dose response to thiazide in hypertension: efficacy of low dose thiazide combined with beta-blocker. Brit Med J 286: 1535

40. BÜHLER FR, HULTHEN UL, KIOWSKI W, MÜLLER FB, BOLLI P (1982) The place of the calcium antagonist verapamil in antihypertensive therapy. J Cardiovasc Pharmacol 4: 350

41. MAGOMETSCHNIGG D (1982) Zur Therapie der hypertonen Krisen. Dtsch med Wschr 107: 1423

42. LEBREC D, PONARD T, HILLON P, BENHAMOU JP (1981) Propranolol for prevention of recurrent gastrointestinal bleeding in patients with cirrhosis. A controlled study. N Engl J Med 305: 1371

43. REINIS Z, LOJDA Z, HEYROVSKY A, HORAKOVA D, REISENAUER R (1976) Effect of beta-blocking agents in experimental atherosclerosis of cocks. Rev Czech Med 22: 117

44. SANDSTRÖM B (1981) Beta-Rezeptorenblockade bei Schwangerschaftshochdruck. In: ÅBLAD, HEIDENREICH BJ, IRMER M, JUNG H (Hrsg) Betablockade und Tokolyse. Witzstock, Baden-Baden, Köln, New York: 21

45. BRANDELS J-W, KÖRST HA, SEN C, LITTMANN K-P (1982) Herzinfarkt nach Absetzen von Betarezeptorenblockern. Med Klin 77: 770

46. GLAUBIGER G, LEFKOWITZ, RJ (1977) Elevated beta-adrenergic receptor number after chronic propranolol treatment. Biochem Biophys Res Commun 78: 720

47 ROST R (1981) Körperliche Belastung und Betarezeptorenblockade. Der informierte Arzt 9, Separatum Nr 1

48 ROSKAMM H (1972) Hämodynamik und Kontraktilität in Ruhe und während körperlicher Belastung bei β-Sympathikolyse. In: DENGLER HJ (Hrsg) Die therapeutische Anwendung β-sympathikolytischer Stoffe. Schattauer, Stuttgart, New York: 159

49 RUDOLPH W, BLASINI R, KRAUS F (1982) Klinische Wirksamkeit der Nitrate bei Belastungs-Angina-pectoris. Herz 7: 286

50 KALTENBACH M (1976) Konservative Therapie der koronaren Herzkrankheit. Dtsch med Eschr 101: 208

51 KREBS R, AUMILLER J (1982) (Hrsg) Beta-Blocker: Leitlinien für die Praxis. MMW Medizin Verlag, München

52 CRUICKSHANK JM (1980) The clinical importance of cardioselectivity and lipophilicity in betablockers. Am Heart J 100: 160

53 BORCHARD U (1983) Pharmakologische Grundlagen der Therapie koronarer Herzkrankheiten. Schwerpunkt Medizin 6: 20

54 VUKOVICH RA, FOLEY JE, BROWN B, WILLARD DA, BUCKLEY M, O'KELLY D, FITZGERALD D, TORMEX W, DARRAGH A (1979) Effect of β-blockers on exercise double product (systolic blood pressure x heart rate). Brit J clin Pharmacol 7, Suppl 2: 167

55 SCHMIDT U, HOBURG A, BRENDEMÜHL D, DELBECK HW, BUCK W, ENGELS K (1980) Das Fahrverhalten kreislaufkranker Autofahrer unter dem Einfluß eines Beta-Rezeptorenblockers. Med Klin 75: 913

56 PRYS-ROBERTS C (1981) Cardiovascular response to anaesthesia and surgery in patients receiving β-receptor antagonists. In: POPPERS PJ, VAN DIJK B, VAN ELZAKKER AHM (Hrsg) β-blockade and anaesthesia. Lindgren & Söner, Mölndal (Schweden): 164

57 MOSER L, SCHLEUSENER E, HOPMANN G (1980) Der Einfluß von Betapressin auf die Kraftfahreignung. Therapiewoche 30: 6024

58 LÜDERITZ B (1978) Beta-Rezeptorenblocker bei kardialen Rhythmusstörungen. Internist 19: 532

59 LICHTLEN P (Hrsg) (1983) Neue Aspekte der Betablocker-Behandlung (Ein Workshop). Medical Tribune, Wiesbaden

60 HARMS D, PACHALE E, NECHWATAL D (1981) Vigilanz und Beta-Blockade. Fortschr Med 99: 313

61 RAINE AEG, VAUGHAN WILLIAMS EM (1980) Adaptational response to prolonged β-adrenoceptor blockade in adult rabbits. Br J Pharmacol 70: 205

62 BENAIM R (1982) The electrophysiological properties of betablockers in man. In: ZANCHETTI A (ed) Advances in β-blocker therapy II. Excerpta medica, Amsterdam, Oxford, Princeton: 117

63 LUNDBORG P, ASTRÖM H, BENGTSSON C, FELLENIUS E, VON SCHENCK H, SVENSSON L, SMITH U (1981) Effect of β-adrenoceptor blockade on exercise performance and metabolism. Clin Sci 61: 299

64 MERX W (1978) Wirksamkeit der Beta-Blocker bei verschiedenen Arrhythmien. In: MÄURER W, SCHÖMIG A, DIETZ R, LICHTLEN PR (Hrsg) Beta-Blockade 1977. Int. Symp. Rottach-Egern. Thieme, Stuttgart: 360

65 CSAPO G, WEISSWANGE A, ROSKAMM H (1978) Beta-Rezeptorenblocker bei atrioventrikulärem Block II. Grades: Intracardiale elektrographische Untersuchungen an 9 Patienten. Z Kardiol 67: 420

66 KUHN H (1979) Hypertrophische obstruktive Kardiomyopathie. In: BOLTE HD (Hrsg) Therapie mit Beta-Rezeptorenblockern. Springer, Berlin, Heidelberg, New York: 71

67 KUHN H, GIETZEN F, MERCIER J, LÖSSE B, KÖHLER E, SCHULTE HD, BIRCKS W, LOOGEN F (1983) Untersuchungen zur Klinik, zum Verlauf und zur Prognose verschiedener Formen der hypertrophischen Kardiomyopathie. Z Kardiol 72: 83

68 MAGOMETSCHNIGG D, BONELLI J, KAIK G (1979) Hämodynamische Veränderungen bei Patienten mit hyperkinetischem Herzsyndrom und bei Normalpersonen unter psychischem Streß vor und nach Beta-Rezeptoren-Blockade mit Propranolol. Z Kardiol 68: 183

69 LYDTIN H, LOHMÖLLER G (1977) Beta-Receptoren-Blocker. Aesopus, Lugano, München

70 BONELLI J (1979) Beta-Rezeptoren-Blockade. Springer, Wien, New York

71 LABHART A, ROTHLIN M (1978) Beta-Rezeptorenblocker bei Hyperthyreose. Internist 19: 538

72 HORSTER FA (1977) Schilddrüsenkrankheiten. Deutscher Ärzte-Verlag, FT25, Köln-Lövenich

73 TYRER PJ (1980) Use of β-Blocking Drugs in Psychiatry and Neurology. Drugs 20: 300

74 TURNER P (1979) Central nervous actions of beta-adrenoceptor blocking drugs in man. TIPS 10: 49

75 JOHNSON RH (1982) Beta-blockers in the management of migraine. In: ZANCHETTI A (ed) Advances in β-blocker therapy II. Excerpta medica, Amsterdam, Oxford, Princeton: 194

76 PALM D (1983) Rezeptorvermittelte Arzneimittelwirkungen am Auge. In: MERTÉ HJ (Hrsg) Metipranolol – Pharmakologie der Betablocker und ophthalmologische Anwendung von Metipranolol. Springer, Wien, New York: 3

77 WHITTINGTON-COLEMAN P, CARRIER O, DOUGLAS BH (1973) The effects of propranolol on cholesterol-induced athermatous lesions. Atherosclerosis 18: 337

78 CARRUTHERS SG (1980) Anti-anginal and beta-adrenoceptor blocking agents. In: DUKES MNG (ed) Meyler's Side Effects of Drugs. Excerpta Medica, Amsterdam, Oxford, Princeton: 29

79 WAAGSTEIN F, HJALMARSON A (1981) Cardiac failure and Beta-blockers. In: POPPERS PJ, VAN DIJK B, VAN ELZÄKKER AHM (Hrsg) β-blockade and anaesthesia. Lindgren & Söner, Mölndal (Schweden): 188

80 BOGAERT MG, CLEMENT DL (1983) Lack of influence of propranolol and metoprolol on walking distance in patients with chronic intermittent claudication. Eur Heart J 4: 203

81 ASSMANN G (1982) Lipidstoffwechsel und Atherosklerose. Schattauer, Stuttgart, New York

82 ROSKAMM H, SAMEK L (1978) Die Bedeutung des Sports in der Therapie der koronaren Herzerkrankung. Dtsch Ärztebl 50: 3039

83 EIBS HG, OBERDISSE U, BRAMBACH U (1982) Intoxikation mit Beta-Rezeptorenblockern. Dtsch med Wschr 107: 1139

84 MORSELLI PL, KILBORN JR, CAVERO I, HARRISON DC, LANGER SZ (1983) Betaxolol and other β-Adrenoceptor Antagonists. Raven Press, New York

85 PALM D (1977) Adrenerge β-Rezeptoren und β-Rezeptorenblocker. Straube, Erlangen

86 BRACHARZ H, LAAS H (1985) Antihypertensivum bei Altershochdruck. Dreifach-Kombination: Weniger Nebeneffekte. Ärztl Prax 37, Nr 82: 3209

87 KIRCHERTZ EJ, SCHELER F (1982) Neubewertung Captopril-assoziierter Nebenwirkungen. DMW 107: 345

88 BORCHARD U (1987) Pharmakologie der Calciumantagonisten. Aesopus Verlag, Basel

89 DAUL A, SCHEMUTH R, BRINKMANN M, BOCK KD, BORCHARD U, BRODDE OE (1985) The significance of intrinsic sympathomimetic activity (ISA) of β-blockers for its effect on human lymphocyte β_2-adrenoceptor (R) density. J Hypertension 3: 400–401

90 HOPF R, RODRIANY S, KALTENBACH M (1986) Die Behandlung der hypertrophischen Kardiomyopathie mit Calziumantagonisten. Therapiewoche 36: 1433–1454

91 HOLM G, HERLITZ J, SMITH U (1981) Severe hypoglycaemia during physical exercise and treatment with beta-blockers. Br med J 282: 1360

92 SMITH PJ, TALBERT RL (1986) Sexual dysfunction with antihypertensive and antipsychotic agents. Clin Pharm 5: 373

93 PFAFFENRATH V (1987) Die Bedeutung der Beta-1-Selektivität bei der Migräne. In: LOHMANN FW (Hrsg) Die Bedeutung der Beta-1-Selektivität in Klinik und Praxis. Walter de Gruyter Verlag, Berlin, New York: 9

94 KINDERMANN W (1987) Die Beeinflussung der körperlichen Leistungsfähigkeit durch Beta-Rezeptorenblocker. In: LOHMANN FW (Hrsg) Die Bedeutung der Beta-1-Selektivität in Klinik und Praxis. Walter de Gruyter Verlag, Berlin, New York: 37

95 KOEBE P (1985) Diss. med. Universität Köln

96 LOHMANN FW (1986) Zur Therapie der arteriellen Hypertonie mit Beta-Rezeptorenblockern. Nieren- und Hochdruckkrankheiten 15: 8

97 WELLSTEIN A, PALM D, BELZ GG (1986) Affinity and selectivity of β-adrenoceptorantagonists in vitro. J Cardiovasc Pharmacol 8 (Suppl II): 36–40

98 BURGHARDT I (1987) Diss. med. Universität Düsseldorf

99 LOHMÖLLER G, CONCA W, PÖTZL CH (1987) Klinische Bedeutung der ISA des Betablockers Carteolol. Med Klin 82: 47

100 WELLSTEIN A (1986) Characterization of adrenoceptors: Receptor-binding studies and agonist-antagonist interaction. In: MIDDEKE M, HOLZGREVE H (eds) New aspects in hypertension: Adrenoceptors. Springer-Verlag, Berlin, Heidelberg, New York, London, Paris, Tokyo: 25

101 WESTABY DD, BIHARY DJ, GIMSON AES, CROSSLEY IR, WILLIAMS R (1984) Selective and non-selective beta receptor blockade in the reduction of portal pressure in patients with cirrhosis and portal hypertension. Gut 25: 121

102 WINK K, STAIGER A, LAY W (1986) Behandlung des Pfortaderhochdrucks mit Beta-Rezeptorenblockern. Krankenhausarzt 59: 13

103 HAASIS R, BETHGE H (1987) Antihypertensive efficacy of bisoprolol and metoprolol 3 and 24 hours after oral administration. Abstr. Beta-Blockers in the Nineties, a European Workshop. Davos, March 28

104 PFANNENSTIEL P, RUMMENY E, BAEW-CHRISTOW TH et al. (1986) Bisoprolol: Untersuchungen zur Pharmakokinetik und zur Beeinflussung der Schilddrüsenhormone im Serum bei Patienten mit Hyperthyreose. J Cardiovasc Pharmacol 8, Suppl 11: 114

105 SCHMIDT U, BRENDEMÜHL D, HALHUBER C, DELLEN R, BETHGE H (1987) Einfluß von Bisoprolol auf die Fahrleistung und das Kreislaufverhalten von Autofahrern mit koronarer Herzkrankheit. Herz/Kreisl 19: 273

106 BRISTOW MR, GINSBURG R, UMANS V et al. (1986) β_1- and β_2-adrenergic-receptor subpopulations in nonfailing and failing human ventricular myocardium: coupling of both receptor subtypes to muscle contraction and selective β_1-receptor down-regulation in heart failure. Circ Res 59: 297

107 BORCHARD U, HAFNER D, SCHÜTZ D (1986) Frequency regulation in the sino-atrial node; function of β_1- and β_2-receptors. In: MIDDEKE M, HOLZGREVE H (eds) New aspects in hypertension. Adrenoceptors. Springer-Verlag, Berlin, Heidelberg, New York, London, Paris, Tokyo: 65

108 JUN HW, HAYES SL, VALLNER JJ, HONIGBERG IL, ROJOS AE, STEWART JT (1979) Plasma level profiles and clinical response of penbutolol after three different single oral doses in man. J Clin Pharmacol 19: 415

109 UUSITUPA M, ARO A, PIETIKÄINEN M (1980) Severge hypoglycaemia caused by physical strain and pindolol therapy. Ann Clin Res 12: 25

110 FISHER ML, PLOTNICK GD, PETERS RW, CARLINER NH (1986) Beta-Blockers in congestive cardiomyopathy. Conceptual advance or contraindication? Am J Med 80, Suppl 2B: 59

111 AMABILE G, SERRADIMIGNI A (1987) Comparison of bisoprolol with nifedipine for treatment of essential hypertension in the elderly: comparative double-blind trial. Eur Heart J 8: (Suppl M) 65

112 GOSSE P, ROUDOUT R, HERRERO G, DALLOCCHIO M (1991) β-Blocker gegen Angiotensin-Converting-Enzym-Hemmer bei Hypertonie: Wirkungen auf die linksventrikuläre Hypertrophie. J Cardiovasc Pharmacol 16: (Suppl 5) S145

113 MESSERLI FH (1994) ABC der antihypertensiven Therapie. Aesopus-Verlag, Basel

114 PASCAL JP, CALES P, MULTICENTER STUDY GROUP (1987) Propranolol in the prevention of first upper gastrointestinal tract hemorrhage in patients with cirrhosis of the liver and esophageal varices. N Eng J Med 317: 856

115 ARNIM VON T (1995) Medikamentöse Behandlung zur Senkung der ischämischen Gesamtbelastung: TIBBS-Studie (Total Ischemic Burden Bisoprolol Study), ein multizentrischer Vergleich zwischen Bisoprolol und Nifedipin. JACC 25: 231

116 MOTZ W, VOGT M, SCHELER S, SCHWARTZKOPFF B, STRAUER BE (1993) Verbesserung der Koronarreserve nach Hypertonieregression durch blutdrucksenkende Therapie mit einem β-Rezeptorenblocker. Dtsch med Wschr 118: 535

117 WAAGSTEIN F (1995) The role of β-blockers in dilated cardiomyopathie. Current Opinion in Cardiology 10: 322

118 WAAGSTEIN F, BRISTOW MR, SWEDBERG K, CAMERINI FC, FOWLER MB, SILVER MA, GILBERT EM, JOHNSON MR, GOSS FG, HJALMARSON A (1993) Beneficial effects of metoprolol in idiopathic dilated cardiomyopathy. Lancet 342: 114

119 CARDIAC INSUFFICIENCY BISOPROLOL STUDY (CIBIS) (1994) Betablockade bei Herzinsuffizienz: eine randomisierte Studie. Circulation 90: 1765

120 WIEST D (1995) Esmolol. A review of its therapeutic efficacy and pharmacokinetic characteristics. Clin Pharmacokinet 28: 190

121 ABLAD B (1988) Atherogene Beta-adrenerge Mechanismen. Therapiewoche (Sonderausgabe) 38: 22

122 YUSUF S, PETO R, LEWIS J, COLLINS R, SLEIGHT P (1985) Beta blockade during and after myocardial infarction: an overview of the randomized trials. Progr Cardiovasc Dis XXVII: 335

11. Präparateverzeichnis der β-Rezeptorenblocker

Freiname	Handelsname	Hersteller
Acebutolol	Acebutolol Heumann®	Heumann
	Neptal®	Procter & Gamble Pharmaceuticals
Alprenolol	Aptin®	Astra Chemicals
Atenolol	Atenolol®	Pohl
	Atenolol Heumann®	Heumann
	Atenolol Trom®	Trommsdorff
	Atenolol-Wolff®	Wolff
	Dignobeta®	Luitpold
	duratenol®	Durachemie
	Evitocor®	Apogepha
	Falitonsin®	Arzneimittelwerk Dresden
	Jenatenol®	Jenapharm
	Juvental®	Hennig
	Ternormin®	Zeneca
	Tonoprotect®	Brenner-Efeka
	Uniblock®	Köhler-Pharma
Befunolol	Glauconex®	Alcon-Thilo
Betaxolol	Betoptima Augentropfen®	Alcon-Thilo
	Kerlone®	Synthelabo
Bisoprolol	Concor®	Merck
	Fondril®	Procter & Gamble Pharmaceuticals
Bopindolol	Wandonorm®	Wander Pharma
Bupranolol	betadrenol®	Schwarz Pharma
Carazolol	Conducton®	Klinge
Carteolol	Areoptic Augentropfen®	Ciba Vision
	Endak®	Madaus
Carvedilol	Dilatrend®	Boehringer Mannheim
	Querto®	Byk Gulden
Celiprolol	Selectol®	Upjohn
Esmolol	Brevibloc®	Gensia
Levobunolol	Vistagan Liquifilm®	Pharm-Allergan
Mepindolol	Corindolan®	Schering
Metipranolol	Betamann®	Mann
Metoprolol	Beloc®	Astra Chemicals
	Dignometoprol®	Luitpold
	Jeprolol®	Jenapharm
	Lopresor®	Ciba
	Metodura®	Durachemie
	Metoprolol Heumann®	Heumann
	Metoprolol-GRY®	GRY
	Metoprolol-Wolff®	Wolff
	Prelis®	Ciba
	Sigaprolol®	Kytta-Siegfried

Freiname	Handelsname	Hersteller
Nadolol	Solgol®	Squibb-Heyden
Oxprenolol	Trasicor®	Ciba
Penbutolol	Betapressin®	Hoechst
Pindolol	durapindol®	Durachemie
	Glauco-Stulln Augentropfen®	Pharma Stulln
	Pinbetol®	Dolergiet
	Pindoptan®	Boots Pharma
	Visken®	Wander Pharma
Propranolol	Beta-Timelets®	Temmler Pharma
	Dociton®	Zeneca
	Efektolol®	Brenner-Efeka
	Indobloc®	Asta Medica
	Obsidan®	Isis Pharma
	Prophylux®	Hennig
	Propranolol-GRY®	GRY
	Propranur®	Henning Berlin
Sotalol	CorSotalol®	Durachemie
	Darob®	Knoll Deutschland
	Gilucor®	Giulini Pharma
	Rentibloc®	Rentschler
	Sotalex®	Bristol
Talinolol	Cordanum®	Arzneimittelwerk Dresden
Tertatolol	Prenalex®	Itherapia
Timolol	Arutimol®	ankerpharm
	Chibro-Timoptol®	Chibret
	Dispatim®	Ciba Vision
	duratimol®	Durachemie
	Timolol®	Ciba Vision
	Timomann®	Mann
	Tim-Ophtal®	Winzer
	Timopos®	Ursapharm
	Timosine®	Chibret
	Uniget®	Chibret

12. Sachwortverzeichnis

A

Absetzen 20
Acebutolol 10, 13, 16, 17, 19, 27, 30, 33, 41, 47, 59, 69, 84, 88, 105, 117
ACE-Hemmer 36, 45, 47, 99
Acetylcholin 66
Adenylatcyclase 10, 11, 16
Adrenalin 7, 11, 13, 24
Adrenalinzusatz 87
Affinität 12, 13, 15
Agonist-Rezeptor-Komplex 11
Agonisten, partielle 18
Ajmalin 70
Aktionspotentialdauer 70
Alkohol-Mißbrauch 86
Alpha-Methyldopa 108
α-Rezeptorenblocker 36
$α_1$-Rezeptorenblockade 77
$α_1$-Rezeptorenblocker 35
Alprenolol 17, 18, 19, 23, 27, 28, 29, 30, 31, 32, 41, 63, 84, 105, 117
Alter 33
Amiodaron 69
Anästhesie 20, 87
Angst 35, 84, 85, 86
antianginöse Wirkung 36
Antiarrhythmikum 22, 67, 70, 71
antiarrhythmische Wirkung 36
Anxiolyse 85
Äquivalenzdosis 41
Arrhyhtmie 64
arrhythmogene Wirkung 24, 66
arterielle Hypertonie 35
arterielle Verschlußkrankheit 49
Arteriosklerose 52
Assoziation 10
Asthma bronchiale 99
Atemwege 100
Atenolol 10, 13, 16, 17, 18, 19, 23, 27, 28, 29, 31, 32, 33, 34, 17, 41, 47, 57, 64, 82, 84, 85, 100, 105, 117
ATP 11
Atropin 105
Augeninnendruck 89
Ausscheidung 32
Auswahlkriterien 28
AV-Block 64, 99
AV-Blockierung 71, 99
AV-Knoten 45, 67, 68, 70
AV-Überleitung 71, 99

B

balanced clearance 30
Barorezeptor 37, 45
Befunolol 89, 117
Belastung, physische 53, 54, 65, 68
Belastung, psychische 52–54, 65, 68
Belastungsherzfrequenz 19
Belastungshochdruck 36
Bendroflumethiazid 48
$β_2$-Agonisten 20, 100
β-Blocker Heart Attack Trial (BHAT) 63
$β_1$-Rezeptoren 10, 13, 14, 15
$β_2$-Rezeptoren 10, 14, 15, 20
$β_1$-Selektivität 13, 14, 15, 16, 17, 30, 37, 48, 49, 50, 97, 109
$β_2$-Stimulation 20
Betaxolol 10, 13, 16, 17, 23, 24, 27, 28, 29, 30, 31, 41, 57, 59, 65, 69, 89, 117
Biotransformation 32
Bioverfügbarkeit 27, 29, 33, 58
Bisoprolol 10, 13, 16, 17, 18, 23, 24, 27, 28, 29, 30, 31, 34, 37, 38, 39, 41, 57, 58, 59, 61, 65, 69, 76, 80, 84, 98, 100, 117
Bopindolol 17, 27, 28
Blutdrucksenkung 40, 107
Blutglukose 12
Blut-Hirn-Schranke 22, 23, 82, 98, 110
Bradykardie 19, 64, 70, 71, 78, 99
Bronchialobstruktion 100
Bronchialtrakt 10
Bronchiolen 10
Bronchodilatation 20, 100
Bronchokonstriktion 15, 20
Bronchospasmus 100
Bupranolol 17, 27, 28, 29, 30, 41, 89, 100, 105, 117
Butizid 47

C

Ca^{2+}-Aufnahme 21
Ca^{2+}-Bindung 21
Ca^{2+}-Einstrom 12
Ca^{2+}-Kanäle 12
Calciumantagonist 35, 36
Ca^{2+}-Leitfähigkeit 70
cAMP 10, 11, 12
Captopril 35
Carazolol 13, 17, 27, 28, 29, 30, 41
Carboxybupranolol 27, 28, 29
Carotis-Sinus-Reflex 37
Carteolol 13, 17, 19, 21, 24, 27, 28, 31, 32, 33, 41, 57, 58, 59, 65, 69, 89, 117

Carvedilol 17, 27, 28
Celiprolol 13, 16, 17, 18, 19, 27, 28, 41
Chinidin 70
chinidinartige Wirkung 21
Chlortalidon 47
Cholesterin 102
Chronotropie 16, 18
Claudicatio intermittens 99
Clearance 28
Clonidin 36, 108
Clopamid 47
Compliance 39

D

Defibrillation 70
Depolarisation 22
Depression 23
Desacetyl-Metipranolol 27, 28, 29, 30, 31
Desaminierung 30
Diabetes mellitus 43, 49, 52, 101
Diacetolol 19, 23, 27, 30, 31, 32, 34
Dialyse 98, 105
Digitalis 68
Dihydralazin 35
Dihydropyridine 61
Diltiazem 35
Dissoziation 10
Diuretika 35, 36, 99
Dobutamin 105
Dopamin 105
Doping 86
Dosierungsempfehlung 41
Dosisabhängigkeit 27
Dosis, äquieffektive 15
Dosis-Wirkung-Beziehung 15
Druck-Frequenz-Produkt 39
Durchblutungsstörung 99

E

effektive Refraktärzeit 70
eingeschränkte Nierenfunktion 32, 33
Einnahmezuverlässigkeit 47
EIS-Studie (European Infarction Study) 20, 63
Elektrolytverlust 36
Elektrotherapie 70
Elimination 28, 31
Enalapril 35
enddiastolischer Druck 53
Endokarditis 52
Endomyokardfibrose 52
enterohepatischer Kreislauf 32
Entzugssyndrom 86
enzymatischer Abbau 29
Erhaltungsdosis 33
Erregungsabläufe 67

Erregungsleitung 70
Esmolol 17, 27, 28
essentielle Hypertonie 36
ethnische Unterschiede 36
European Infarction Study (EIS) 21, 63
Extrasystolen, supraventrikuläre 69

F

Fahrverhalten 100
Fenoterol 100
First-pass-Effekt 27, 29, 30, 32, 33, 58, 98, 110
Flecainid 70
Frank-Starling-Mechanismus 78, 93
freie Fettsäuren 12
Füllungsdruck, linksventrikulärer 20
Furosemid 47

G

Gallopamil 47, 61, 65
Gastrointestinaltrakt 101
Gefäßmuskulatur 47, 61
Gefäßspasmen (Prinzmetal-Angina) 52
Gefäßwiderstand 20
Gehirn 23, 24, 82
Gesamtkörperclearance 32, 33
Gilurytmal 71
Glaukom 35, 89, 90
Gleichgewichts-Dissoziationskonstante 10, 14, 16, 19, 22
glomeruläre Filtrationsrate 32
Glucuronidierung 30
Glukagon 105
Glukose 91, 92
Glukosestoffwechsel 44
Glykogenolyse 12, 92, 95, 101
Glykoside 70, 71
Grenzwert-Hypertoniker 78

H

Halluzination 23
Halothan 87
Hämatologie 103
Hämodialyse 32, 33
Haut 103
Heparin 33
hepatische Clearance 31, 32, 33, 50
Heroin-Mißbrauch 86
Herzfrequenz 15, 40, 54, 57
Herzglykoside 71, 108
Herzinfarkt 36
Herzinsuffizienz 20, 63, 99
Herzminutenvolumen 37, 54
Herzmuskelhypertrophie 36, 49

Herzmuskelzelle 21
Herzrhythmusstörung 24, 35, 66
Herzzeitvolumen 37
Hirngewebe 37
His-Bündel 70
Histamin 38
Hochdruckkrise 45
Hydralazin 45, 48
Hydrochlorothiazid 47
Hydrophilie 16, 21, 23, 31
hyperkinetisches Herzsyndrom 35, 67, 78, 98
Hyperthyreose 35, 59, 80, 81
hypertrophische obstruktive Kardiomyopathie 73, 74
Hyperurikämie 36
Hypoglykämie 36, 92
Hypokaliämie 48
hypotone Kreislaufregulationsstörung 35
Hypotonie 64, 78, 99

I

Infarkt 10
Inotropie 17, 21
instabile Angina pectoris 60, 62
Interaktion 107
Intoxikation 22, 105
intravenöse Gabe 69
instrinsische sympathomimetische Aktivität 12, 13, 17, 18, 19, 20, 21, 30, 59, 64, 82, 83, 84, 86, 88, 98, 100, 102, 109
ISIS (International Study of Infarct Survival) 64
Isoprenalin 18, 19, 23
Isoproterenol 13
Isosorbiddinitrat (ISDN) 62, 100, 105
Isosorbidmononitrat 62
i.v.-Applikation 20, 29

K

Kammerflimmern 64
Kammerbradykardie 68
Kardiodepression 22
Kardiomyopathie
 – hypertrophische nicht obstruktive (HNCM) 73
 – idiopathische dilatative 74, 75
 – ischämische 74, 75
 – obstruktive (HOCM) 73, 74
Kardioprotektion 62, 64
Kardioselektivität 15
Katecholamin 70
K-Kanäle 70
Kombinationstherapie 40, 46, 61, 71
komplexe ventrikuläre Arrhythmien 63
Kontraindikation 100
Kontraktilität 54
Konzentrations-Wirkungs-Beziehung 19

Koronararterien 52
Koronardilatator 53
koronare Herzkrankheit (KHK) 35, 36, 39, 52
Koronarfluß 52, 54
Koronarinsuffizienz 52
Koronarreserve 52
Koronarstenose 52
Koronarwiderstand 52, 53
körperliche Belastung 91
Kreatinin-Clearance 33
Kreislaufregulation 78, 79
Kumulation 32, 33, 40

L

Laktat 91
Langzeittherapie 20
Leber 29, 30, 31, 32
Leberdurchblutung 33, 50
Leberinsuffizienz 27, 32, 34, 50, 98
Leberzirrhose 50
Levobunolol 89, 117
Levodopa 107
Lidocain 68
linksventrikulärer enddiastolischer Druck (LVEDP) 52
linksventrikuläres enddiastolisches Volumen (LVEDV) 52
Lipidlöslichkeit 21, 22, 24
Lipolyse 12, 92, 94, 102
Lipophilie 16, 21, 22, 23, 24, 31, 98, 109
Liquor 23, 82
Lokalanästhesie 87
lokalanästhetische Wirkung 21
Lunge 10, 23, 24
Lungenfunktionsprüfung 100

M

Magen-Darm-Trakt 29
maligne Hypertonie 36
Manie 84
MAO-Hemmer 108
maximale Sauerstoffaufnahme 91
M. Basedow 80
Mefrusid 47
Membranpotential 22
membranstabilisierende Wirkung 21
Mepindolol 17, 18, 19, 27, 28, 30, 32, 41, 50, 117
Metabolismus 27, 29, 30, 31, 32
Metabolit 29, 30, 31, 32
Methyldopa 47, 48, 107
Metipranolol 17, 27, 28, 29, 30, 31, 47, 89, 105, 117
Metoprolol 10, 13, 16, 17, 24, 27, 28, 29, 30, 31, 32, 33, 38, 39, 41, 47, 48, 51, 57, 63, 64, 69, 80, 84, 99, 108, 117

MIAMI trial 64
Migräne 25, 35, 83, 84, 86
Mikrosomen 21
milde Hypertonie 36
Minoxidil 35, 45
Mitochondrien 12, 21
Molsidomin 54, 58, 62
Mortalität 64
Myokard 22
Myokardinfarkt 39, 62, 64
Myokardinsuffizienz 65
M. Parkinson 82

N

Nachlast (afterload) 53, 54
Nadolol 13, 16, 17, 23, 24, 27, 28, 29, 31, 32, 33, 41, 57, 58, 59, 69, 105, 118
Na^+-Kanäle 22, 70
Na^+-Leitfähigkeit 21
Narkose 87, 88
Nebenwirkungen 20, 22, 23, 97, 98, 100, 101
Neostigmin 87
Neuroleptika 84
Neurologie 82
Nierenfunktion 33
Niereninsuffizienz 28, 32, 33, 34, 98
Nifedipin 35, 45, 46, 49, 54, 61, 107
Nitrendipin 45
Nitroprussid-Natrium 35
Noradrenalin 11, 13, 24, 35, 47, 64, 67, 105

O

obstruktive Atemwegserkrankung 16, 49, 100
Orciprenalin 105
organische Nitrate 60, 61, 62, 65
Orthostase-Syndrom 35
Oxprenolol 13, 17, 19, 20, 27, 28, 29, 30, 41, 47, 57, 63, 69, 84, 118

P

Parasympathikus 66
Parasympathikustonus 70
Parkinsonismus 82, 83, 86
Penbutolol 13, 17, 19, 22, 23, 24, 27, 28, 29, 30, 31, 40, 41, 42, 47, 48, 57, 65, 69, 99, 100, 118
peripherer Widerstand 52, 53
Pfortaderhochdruck 35, 51
Phäochromozytom 35, 36, 48, 87
Pharmakodynamik 22
Pharmakokinetik 34
Phenoxybenzamin 48
Phentolamin 49
Phobie 86
Phosphorylase 11, 12

Phosphorylierung 12
Pindolol 13, 17, 18, 19, 20, 27, 28, 29, 30, 31, 34, 40, 41, 47, 54, 57, 69, 84, 88, 89, 100, 118
Piretanid 47, 48
Plasmaeiweißbindung 21, 27
Plasmahalbwertszeit 22, 23, 31, 32, 33, 34, 57
Plasmapherese 105
Plasma-Renin-Aktivität 37, 38
Plasma-Spiegel 21, 22, 29, 30, 33, 38
Plättchenaggregation 83
Plazenta 101, 103
plötzlicher Herztod 64
portale Hypertension 35, 50
postsynaptisch 11
Practolol 24, 63, 97
Präinfarkt-Angina 60, 62
Prajmalin 70
präsynaptische Membran 37
präsynaptischer β-Rezeptor 11, 37
Prävention des Sekundärinfarktes 62
Procaterol 10
Pronethalol 7
Propanolol 7, 17, 18, 19, 21, 22, 23, 24, 25, 27, 28, 29, 30, 31, 32, 33, 37, 40, 41, 43, 48, 50, 57, 58, 63, 69, 73, 78, 80, 82, 83, 84, 85, 86, 98, 99, 100, 103, 105, 108, 118
Propanololstudie 63
Prostaglandine 83
Proteine 24
Proteinkinasen 11, 12
Psychiatrie 82
psychische Erkrankung 35
psychischer Streß 24
Psychose 23, 84, 86
psychosomatische Störung 35
Purkinje-Fasern 21, 70

R

Radioligandenbindung 10
Raynaud-Syndrom 20, 99
Razemate 14
Refraktärzeit 21, 25
Reinfarkt 64
renale Ausscheidung 32
renale Clearance 31, 32
renale Elimination 32
renale Hypertonie 36
Renin-Aktivität 37
Renin-Freisetzung 37
Reserpin 35
Reserverezeptor 19
Resorption 27, 29
Retardpräparate 29
Rezeptor 7
Rezeptorbesetzung 18
Rezeptor-Bindungsstudie 16
Rezeptorreserve 19

Rezeptor-Selektivität 12
Rigor 82
Risikofaktor 35

S

SA-Block 97
Salbutamol 100
Saluretika 36
sarkoplasmatisches Retikulum 12, 21
Schilddrüse 9, 80
Schilddrüsenhormon 80
Schizophrenie 84
Schlafstörung 23
Schlagvolumen 53
Schleifendiuretikum 48
Schocksyndrom 99
Schrittmacherzellen 66
Schwangerschaft 48
Schwangerschaftshochdruck 101
Sekundärinfarkt 35
Selektivität 16
Selektivitäts-Index 17
Serotinin 83
Serum-Kreatinin 33
Serumlipide 33
Sexualfunktion 101
Sinusbradykardie 70
Sinusfrequenz 9, 66, 67
Sinusknoten 16, 22, 70, 71
Sinusknoten-Syndrom 99
Sinusrhythmus 72
Sinustachykardie 57, 60, 67
Somatostatin 51
Sotalol 13, 16, 17, 22, 24, 25, 27, 28, 31, 32, 33, 34, 41, 47, 57, 66, 67, 69, 88, 105, 118
Speicheldrüse 16
Sport 49, 92, 93, 94, 95
Stereoisomere 13
Stereospezifität 13, 14, 24
STH-Sekretion 107
Stillzeit 103
Stoffwechsel 101
Streß 24, 78, 84, 85, 86
Stufenplan 44
supraventrikuläre Extrasystolen 70
supraventrikuläre Herzrhythmusstörung 70, 71
supraventrikuläre Tachykardie 70, 71
Sympathikustonus 11, 15, 20
Sympathomimetikum 7, 11, 18
Synapse 11, 12
Syndrom des kranken Sinusknotens 67

T

tachykarde Herzrhythmusstörung 22
Tachykardie 48, 62, 99
Tagesdosis 41

Talinolol 17, 27, 28
Terbutalin 100
terminale Halbwertszeit 22, 28
terminale Niereninsuffizienz 32, 33
Tertatolol 17, 27, 28
Thrombozytenaggregation 39
Thyreostatikum 80, 81
thyreotoxische Krise 35
Timolol 17, 24, 27, 28, 30, 37, 63, 84, 89, 105, 118
Toleranzentwicklung 60, 62
Trachea 10, 16, 22
Tremor 20, 35, 82, 85, 86, 94
Triamteren 47
Triglycerid 102
Triglyceridlipase 12

U

unspezifische Membranwirkung 17, 21, 22, 24
Urogenitaltrakt 101
Uterus 101

V

Vasodilatator 35, 45
Vasopressin 51
Ventilationsstörung 16, 20, 24, 80
Ventrikeldruck 52
Ventrikelmyokard 16, 21, 70
ventrikuläre Extrasystolen 63, 70
ventrikuläre Herzrhythmusstörung 70, 71
ventrikuläre Tachykardie 64
Verapamil 35, 45, 54, 61, 62, 72, 108
Verteilung 31
Verteilungskoeffizient 17, 31
Verteilungsvolumen 27, 31, 33
Vigilanz 86
Vorhof 70
Vorhofextrasystolen 67
Vorhofflattern 70, 71
Vorhofflimmern 70, 71
Vorlast (preload) 53, 54

W

Wandspannung 52
Wirkdauer 38
Wirkmechanismus der β-Rezeptorenblocker 11, 37
WPW-Syndrom 71

Z

Zentrales Nervensystem (ZNS) 31, 37, 83, 100
zentral-nervöse Nebenwirkungen 23

Die goldene Spindel

Spinnstuben- und Webermärchen aus vielen Jahrhunderten

ausgewählt von Josef Lukas
illustriert von Ruth Kerner

Buchverlag Fischer Druck AG, 3110 Münsingen

1978
© Buchverlag Fischer Druck AG, 3110 Münsingen
Alle Rechte vorbehalten
ISBN 3 85681 036-6

*Meiner kunstsinnigen Tochter Silvia
und ihren lieben
Kindern Gisela und Sonja
in herzlicher Verbundenheit
zugeeignet*

Es war einmal... so fing es leise an,
Wenn wir beim Lampenschein ein Märchen hörten,
Wenn fremde Laute nicht die Stille störten
Und uns ein Wunder zog in seinen Bann.

Wir sind erschauert ob des Bösen Fluch
Und haben froh des Guten Sieg erfahren.
Des Daseins Zwiespalt uns zu offenbaren
Vermochte so das alte braune Buch.

Wie wusste meines Vaters liebe Hand,
Das Wort mit der Gebärde zu begleiten
Und mit der Fingerkuppe zart die Seiten
Zu wenden in dem kleinen Lederband!

Noch heute ist er mir beim Märchenlesen
So nah, als wär' ich noch einmal ein Kind,
Das Worten lauscht, die längst verklungen sind
Und die doch einst beglückend dagewesen.

Monika Meyer-Holzapfel
(Aus: «Mosaiksteine»)

Die Bedeutung des Märchens

> Was der Verstand der Verständigen nicht sieht,
> liegt in der Einfalt des Märchens klar zutage!

Märchen sind das frohe Spiel des schöpferischen Geistes. Sie dienen uns, sich aus der engen Gebundenheit der harten Wirklichkeit loszulösen und den grauen Alltag heiter und unbeschwert zu gestalten. Märchen erfreuen jung und alt, denn ihre Zaubersprache ist allen verständlich.

Belustigt hören wir die Erzählungen von den witzigen Einfällen, den dummen Streichen und nächtlichen Gefahren. Ihre befreiende Phantasie sprengt alle Fesseln und Grenzen. Obwohl ihnen der Erdgeruch der heimatlichen Scholle anhaftet, sind sie dennoch wurzellos und atmen weltoffenen Geist. Der Märchenschatz ist nicht Alleinbesitz einer Gesellschaftsschicht oder einer Nation, sondern Gemeingut aller Menschen und Völker.

Die Spinnstuben früherer Zeiten waren ihre Heimstätte. Die winterlichen Spinnabende der dörfischen Bevölkerung dienten nicht nur dem gewerblichen Fleisse und der häuslichen Zucht, sondern auch dem Unterhaltungsbedürfnis. Die Monotonie der Alltäglichkeit wurde belebt durch gemeinsamen Gesang und das Erzählen von Märchen. Die Spinnstubengeschichten geben uns ein Bild von den Gewohnheiten und Sitten unserer Altvordern und dem Leben und Treiben auf dem Lande. Die vorliegende Sammlung von Märchen entsprach dem Bestreben, den literarischen Niederschlag eines Berufsstandes, nämlich der Spinnerinnen und Weber, einzufangen und der Vergessenheit zu entreissen. Nicht Prinzen und Könige sind die Helden dieser Märchen aus allen Zeiten und Zonen, sondern das Volk derer, die sich am Spinnrad und Webstuhl mit Flachs und Wolle mühen, ein kunstvolles Gewirk zu erzeugen und das Wohlbefinden der Menschen und den Reichtum der Welt zu mehren. Der einzige Held in diesem Märchenland, der überall herumgeistert und meistens triumphiert, das ist die Not der armen Leute. Darum die Sehnsucht nach Reichtum und Glück und die grosse Rolle, die gütige Feen und hilfreiche Geister in den Erzählungen spielen.

Viele Märchen haben eine moralische Sentenz, eine gute Lehre, die man leicht herausfindet, wenn man in den Geschichten mehr erblickt als nur ein leichtes Spiel der Phantasie. Bescheidenheit wird immer belohnt und Vermessenheit bestraft. Wer die dargebotenen Gaben nicht gierig an sich reisst, kann des Heils und Segens sicher sein, denn rätselhafte Gnomen befreien leidgequälte Menschen aus Not und Bedrängnis.

Das Märchen vom Flachse

Weit von unserem Vaterlande, dort, woher der böse Nordwind kommt, liegt ein Land mit hohen Bergen, tiefen Schluchten und schattigen Tälern. Die Bergesspitzen sind jahraus, jahrein mit Schnee und Eis bedeckt, die beim Sonnenaufgang und -untergang golden und purpurn glänzen.
Vor langer, langer Zeit wohnte dort ein Hirt mit Weib und Kindern in einsamem Waldestale. Täglich hütete er seine kleine Herde auf den grünen Wiesen und beschützte sie vor den Angriffen wilder Tiere. Manches Bären- und Wolfsfell, das den Boden seiner Hütte schmückte und ihm zur Lagerstätte diente, legte Zeugnis ab von seiner Wachsamkeit und Tapferkeit.
An einem schönen Sommertage war er auch mit seiner Herde hinausgezogen und hütete dieselbe hoch oben in den Bergen. Tiefe Stille herrschte ringsumher, und nirgends zeigte sich die Spur eines Feindes. Da erwachte in dem Hirten der Wunsch, einmal hinaufzusteigen zu den im Sonnenlichte glänzenden Eisfeldern und Herz und Blick an der weiten Welt zu erfreuen.
Mit Pfeil und Bogen versehen, erklomm er die kahlen Felswände, kroch über rutschende Steine immer höher und höher, bis hinauf zum ewigen Schnee und Eis. Da sperrte plötzlich eine riesengrosse Eiswand seinen Weg. Nirgends schien ein Ausweg vorhanden. Plötzlich erblickte er in der Wand ein kunstvoll gearbeitetes Tor; an dasselbe schloss sich ein langer, dunkler Gang, der in einem prächtigen, hellerleuchteten Saale endigte.
Mutig betrat der Hirte die dunkle Halle und eilte vorwärts in den Saal. Staunen fasste sein Auge, als er denselben betrat. Die Wände ringsum waren von Kristall und köstlichem Gestein, und Tausende von Lichtern, die ihn erleuchteten, warfen ihre Strahlen von den kristallenen Wänden zurück in den feenhaften Raum. In der Mitte des Saales aber stand eine herrliche, erhabene Frauengestalt, die Glieder gehüllt in silbernes Gewand, umgürtet mit goldenem Gürtel, das Haupt umwallt von blonden Locken und geschmückt mit diamantener Krone – das war die Göttin Hulda. Ihre Hand hielt einen Strauss

himmelblauer Blumen. Liebliche Jungfrauen, die Haare mit gleichen Blumen geschmückt, umgaben dienend die hehre Gestalt.
Ueberwältigt von der Hoheit und Schönheit der göttlichen Frau, sank der Hirt anbetend auf die Knie. Da wandte sie sich mild lächelnd zu ihm und sprach mit herzgewinnender Stimme: «Es ist dir erlaubt, von allen Schätzen, die du hier schaust, das Köstlichste zu wählen, Gold oder Silber, glänzende Edelsteine oder strahlende Diamanten.»
Flehend antwortete der Hirt: «Gib mir, erhabene Göttin, die Blumen, die deine Hand umschliessen; ein anderes Gut begehre ich nicht.»
«Du hast das Köstlichste dir erwählt», antwortete sie, sich gnädig zu ihm neigend. «Nimm hin diese Blumen, sie seien dir und den Menschen ein Segen für alle Zeit.»
Zugleich gestattete ihm die Gütige, aus einem mit Samen gefüllten Scheffel Tausende kleiner Körnlein zu entnehmen, um damit den Acker zu besäen und blaue Blumen zu gewinnen. Dankend wollte der Hirt vor der segnenden Göttin auf die Knie sinken, da erdröhnte ein gewaltiger Donnerschlag, und verschwunden waren Göttin und Dienerinnen samt der strahlenden Halle.
Wie aus einem tiefen Schlafe erwachend, sah der Hirt nur die mächtigen Eisfelder vor sich; der Eingang in die Wohnung der Göttin war verschwunden. Sinnend hielt er die Gaben der Göttin in der Hand und stieg endlich die Höhe hinab, um zu seiner Herde zu gelangen. Aber so weit er auch sein Auge schweifen liess, nirgends fand er eine Spur derselben.
Nach langem, vergeblichen Suchen machte er sich endlich auf nach seiner Hütte. Hier musste er von seiner Frau mit Schrecken vernehmen, dass er ein ganzes Jahr lang vom Hause entfernt gewesen sei und dass während seiner Abwesenheit Bären und Wölfe seine Herde zerrissen hatten. Für die munteren Kühe und die wollegebenden Schafe konnte er seiner Frau nun weiter nichts bieten als den von der Göttin erhaltenen Strauss und die braunen Körnlein. Zwar belehrte er sie, dass er das Land umgraben und die Samenkörner der Erde anvertrauen wolle; aber sie schalt über sein törichtes Beginnen und Treiben.
Trotz der harten Reden seiner Frau liess der Hirte sich nicht in seinem Unternehmen stören, grub fleissig seinen Acker und streute in das

gelockerte Land die Samenkörner. Und siehe, nach Monden wuchsen auf einem grossen Stück Landes Tausende von Pflanzen mit himmelblauen Blüten.

Jetzt hatte auch die Frau ihre Freude an den lieblich blühenden Blumen. Sorgsam hütete der Mann sein Ackerland, und oft sah er die Göttin aus den Bergen im Mondschein die Blumen segnen, und bald traten gelbe Samenknospen an deren Stelle. Da erschien die Göttin in der Hütte des Hirten und belehrte ihn und seine Frau, dass die blaublühenden Gewächse Flachspflanzen seien, die den Menschen von nun an grossen Nutzen bringen sollten. Sie unterwies sie hierauf in der Zubereitung des Flachses, lehrte sie spinnen und weben, und in kurzer Zeit kleideten sich Hirt und Hirtin in Gewänder, die sie aus der Gabe der huldreichen Göttin bereitet.

So kam der Flachs als eine göttliche Gabe zu den Menschen. Die Göttin Hulda (auch Frau Holle genannt) wacht aber noch heutigen Tages darüber, dass ihre Gabe geachtet und geehrt werde. Des Nachts besucht sie die Spinnstuben, und wo sie findet, dass faule Mägde den Rocken spinnen, da zerreisst und verwirrt sie denselben; wo aber fleissige Mädchen das Rädchen drehen, da spinnt sie wohl selbst die Spule voll und zieht um den Rocken Fäden glänzenden Goldes.

Das Märchen sollte wieder stärker ins Gespräch kommen. Die Menschen unserer Zeit berauben sich einer Fülle von Erlebnismöglichkeiten, wenn sie dem Märchen aus dem Wege gehen.
Vilma Mönckeberg

Der Flachs

Der Flachs blühte. Er hat schöne blaue Blumen, die so zart wie die Flügel einer Motte, und noch viel feiner sind! Die Sonne beschien den Flachs, und die Regenwolken begossen ihn, und das tat ihm ebenso wohl, wie es kleinen Kindern tut, wenn sie gewaschen werden und dann einen Kuss von der Mutter bekommen; sie werden ja viel schöner davon, und das wurde der Flachs auch.
«Die Leute sagen, dass ich ausgezeichnet gut stehe», sagte der Flachs, «und dass ich schön lang werde; es wird ein prächtiges Stück Leinwand aus mir werden! Wie glücklich bin ich doch! Ich bin gewiss der Glücklichste von allen! Ich habe es gut, und es wird etwas aus mir werden! Wie der Sonnenschein belebt und wie der Regen schmeckt und erfrischt! Ich bin ganz überglücklich, ich bin der Allerglücklichste!»
«Ja, ja, ja!» sagten die Zaunpfähle. «Du kennst die Welt nicht; aber wir, wir haben Knorren in uns.» Und dann knarrten sie ganz jämmerlich:

«Schnipp, Schnapp, Schnurre,
Baselurre,
Aus ist das Lied!»

«Nein, es ist nicht aus!» sagte der Flachs. «Die Sonne scheint am Morgen, der Regen tut wohl, ich kann hören, wie ich wachse, ich kann fühlen, wie ich blühe! Ich bin der Allerglücklichste.»
Aber eines Tages kamen Leute, die den Flachs beim Schopfe fassten und mit der Wurzel herausrissen, das tat weh; er wurde in Wasser gelegt, als ob er ersäuft werden sollte, und dann kam er über Feuer, als ob er gebraten werden sollte; das war greulich! «Es kann einem nicht immer gut ergehen!» sagte der Flachs. «Man muss etwas durchmachen, dann weiss man etwas!» Aber es wurde allerdings sehr schlimm. Der Flachs wurde gerissen und gebrochen, gedörrt und gehechelt, ja, was wusste er, wie das alles hiess; er kam auf den Spinnrocken: schnurre rrr! Da war es nicht möglich, die Gedanken beisammen zu behalten.

«Ich bin ausserordentlich glücklich gewesen!» dachte er bei aller seiner Pein. «Man muss froh sein über das Gute, was man genossen hat. Froh, froh, froh!» – und das sagte er noch, als er auf den Webstuhl kam, und so wurde er zu einem herrlichen grossen Stück Leinwand. Aller Flachs, jedes einzelne Pflänzchen kam in das eine Stück. «Aber das ist ja ganz ausserordentlich! Das hätte ich nie geglaubt! Nein, wie das Glück mir doch wohl will!» Ja, die Zaunpfähle wussten wahrscheinlich gut Bescheid mit ihrem:

«Schnipp, Schnapp, Schnurre,
Baselurre!»

«Das Lied ist keineswegs aus! Nun fängt es erst recht an. Es ist herrlich. Ja, ich habe gelitten; aber jetzt ist dafür auch etwas aus mir geworden; ich bin der Glücklichste von allen! Ich bin so stark und so weich, so weiss und so lang! Das ist ganz etwas anderes, als nur Pflanze zu sein, selbst wenn man Blumen trägt! Man wird nicht gepflegt und bekommt nur Wasser, wenn es regnet! Jetzt habe ich Aufwartung! Das Mädchen wendet mich jeden Morgen, und mit der Giesskanne erhalte ich jeden Abend ein Regenbad. Ja, die Frau Pastorin hat selbst eine Rede über mich gehalten und gesagt, dass ich das beste Stück im ganzen Kirchspiel sei. Glücklicher kann ich gar nicht werden!»
Nun kam die Leinwand ins Haus, dann kam sie unter die Schere. Wie man schnitt, wie man mit der Nähnadel hineinstach! Das war wahrlich kein Vergnügen. Aber aus der Leinwand wurden zwölf Stück Wäsche von der Art, die man nicht gern nennt, die aber alle Menschen haben müssen, es waren zwölf Stück davon.
«Ei sieh, jetzt ist erst etwas aus mir geworden! Das war also meine Bestimmung! Das ist ja herrlich; nun schaffe ich Nutzen in der Welt, und das soll man, das ist das wahre Vergnügen. Wir sind zwölfe geworden, aber wir sind doch alle eins und dasselbe, wir sind ein Dutzend! Was ist das für ein erstaunliches Glück!»
Jahre verstrichen – dann konnten sie nicht länger halten. «Einmal muss es ja doch vorbei sein!» sagte jedes Stück. «Ich hätte gern noch länger halten mögen, aber man darf nichts Unmögliches

verlangen!» Dann wurden sie in Stücke und Fetzen zerrissen, so dass sie glaubten, nun sei es ganz vorbei, denn sie wurden zerhackt und zerquetscht und zerkocht, ja sie wussten selbst nicht, wie ihnen geschah – und dann wurden sie schönes, feines, weisses Papier!

«Nein, das ist eine Ueberraschung! Und eine herrliche Ueberraschung!», sagte das Papier. «Nun bin ich feiner als zuvor, und nun werde ich beschrieben werden! Was kann nicht alles geschrieben werden! Das ist doch ein ausserordentliches Glück!» Es wurden die allerschönsten Geschichten darauf geschrieben, und die Leute hörten, was darauf stand, und es war richtig und gut, es machte die Menschen weit klüger und besser, als sie bisher waren; es war ein wahrer Segen, der aus den geschriebenen Worten sprach.

«Das ist mehr, als ich mir träumen liess, als ich noch eine kleine Blume auf dem Felde war! Wie konnte es mir einfallen, dass ich einmal dazu gelangen würde, Freude und Kenntnisse unter die Menschen zu bringen! Ich kann es selbst noch nicht begreifen! Aber es ist nun einmal wirklich so! Der liebe Gott weiss, dass ich selbst durchaus nichts dazu getan habe, als ich nach schwachem Vermögen für mein Dasein tun musste! Und doch gewährt er mir eine Freude nach der andern. Jedesmal wenn ich denke: «Aus ist das Lied!» dann geht es gerade zu etwas Höherem und Besserem über. Nun werde ich gewiss auf Reisen in der ganzen Welt herumgesandt werden, damit alle Menschen mich lesen können! Das ist das Wahrscheinlichste! Früher trug ich blaue Blumen, jetzt habe ich für jede Blume die schönsten Gedanken! Ich bin der Allerglücklichste!»

Aber das Papier kam nicht auf Reisen, es kam zum Buchdrucker, und da wurde alles, was darauf geschrieben stand, zum Druck für ein Buch gesetzt, ja, für viele hundert Bücher; denn so konnten unendlich viele Leute mehr Nutzen und Freude daran haben, als wenn das einzige Papier, auf dem das Geschriebene stand, die ganze Welt durchlaufen hätte und auf dem halben Wege schon abgenutzt worden wäre.

«Ja, das ist freilich das Allervernünftigste!» dachte das beschriebene Papier. «Das fiel mir gar nicht ein! Ich bleibe zu Hause und werde in Ehren gehalten, wie ein alter Grossvater! Ich bin es, der beschrieben worden ist, die Worte flossen aus der Feder gerade in mich hinein. Ich bleibe, und die Bücher laufen herum! Nun kann ordentlich was ausgerichtet werden! Nein, wie bin ich froh, wie bin ich glücklich!»

Dann wurde das Papier in ein Päckchen gebunden und in ein Fach gelegt. «Nach vollbrachter Tat ist gut ruhen!» sagte das Papier. «Es ist ganz in Ordnung, dass man sich sammelt und über das nachdenkt, was in einem wohnt. Jetzt weiss ich erst recht, was in mir enthalten ist! Und sich selbst erkennen, das ist erst der wahre Fortschritt. Was nun wohl kommen wird? Irgendeinen Fortschritt wird es geben, es geht immer vorwärts!»

Eines Tages wurde alles Papier auf den Feuerherd gelegt; denn es sollte verbrannt und nicht an Höker verkauft werden, die Butter und Zucker darin einwickeln. Alle Kinder im Hause standen ringsherum, sie wollten es auflodern sehen, sie wollten die vielen roten Feuerfunken in der Asche sehen, die scheinbar davonlaufen und erlöschen, einer immer nach dem andern, ganz geschwind – das sind die Kinder, die aus der Schule kommen, und der allerletzte Funke ist der Schulmeister; oft glaubt man, dass er schon fort ist, aber dann kommt er auf einmal noch hinterher.

Und alles Papier lag in einem Bündel auf dem Feuer. Uh, wie flammte es empor! «Uh!» sagte es, und gleichzeitig war da alles eine Flamme; die ging höher empor, als der Flachs je seine kleine, blaue Blume hätte erheben können, und glänzte, wie die weisse Leinwand nie hätte glänzen können. Alle die geschriebenen Buchstaben wurden augenblicklich ganz rot, und alle Worte und Gedanken gingen in Flammen auf. «Nun steige ich gerade zur Sonne empor!» sprach es in der Flamme, und es war, als ob tausend Stimmen das wie mit einer einzigen Stimme sagten; und die Flamme schlug durch den Schornstein oben hinaus.

Feiner als die Flammen, dem menschlichen Auge ganz unsichtbar, schwebten ganz kleine Wesen, an Zahl den Blumen, die der Flachs getragen hatte, gleich. Sie waren noch leichter als die Flamme, die sie hervorgebracht, und als die erlosch und von dem Papier nur noch die schwarze Asche übrig war, tanzten sie noch einmal darüber hin, und wo sie sie berührten, erblickte man ihre Fussspuren, das waren

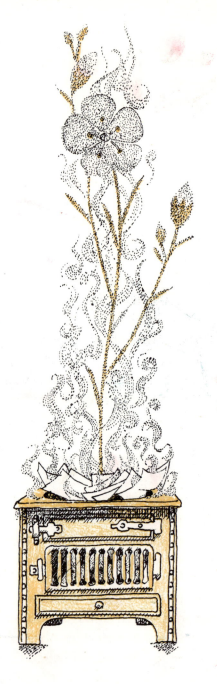

die roten Funken. «Die Kinder kamen aus der Schule, und der Schulmeister war der Allerletzte!» Das war eine Freude mitanzusehen; die Kinder des Hauses standen und sangen bei der toten Asche:

«Schnipp, Schnapp, Schnurre,
Baselurre!
Aus ist das Lied!»

Aber die kleinen unsichtbaren Wesen sagten alle: «Das Lied ist nie aus, das ist das Schönste von allem! Ich weiss es, und deswegen bin ich der Allerglücklichste!» Aber das konnten die Kinder weder hören noch verstehen, und das sollten sie auch nicht, denn Kinder brauchen nicht alles zu wissen.

Zweierlei Flachs

Zwei junge Dirnlein, die eine schön, die andere hässlich, säten Lein; jene auf dem Berge, diese im Tale. Die Schöne sang, während sie vor dem Pfluge ging, und gedachte dabei der vielen Freier um ihre Schönheit. Die andere hingegen, weil garstig und nicht begehrt, arbeitete schweigend drauflos und warf nur hie und da ein Körnlein Lein in die Büsche des nahen Waldes für das Holzfräulein.
Als die Leinsaat aufgegangen war und üppig emporwuchs, kamen die Mädchen wieder, um das Unkraut zu jäten. Die Schöne dachte mehr an ihre Freier als an die Arbeit; die Garstige aber war um so emsiger das Unkraut auszureissen und versäumte nicht, am Ende des Feldes dem Holzfräulein aus Flachsstengeln ein kleines Hüttchen zusammenzubinden. Dann rief sie noch in den Wald:
«Holzfräul, da ist dein Teil; gib 'n Flachs einen rechten Flug, nachher hab' ich und du genug!»
So rief sie und ging nach Hause.
Der Flachs auf dem Berge verkam, der im Tale aber schoss ellenlang auf. Beide Dirnlein brachten ihre Ernte ein, spannen im Winter und trugen im Frühling die Leinwand auf die Bleiche zur Wiese.
Und siehe: die Leinwand der Schönen war grob und wenig, die der

Hässlichen fein und viel. Da erzürnte sich die Schöne, schalt ihre Freundin und rief:

«Ich weiss schon, wie du's gemacht hast, du Nachteule! Eine Hexe bist du und hast es mit dem schäbigen Holzfräulein zu tun; darum bist du auch so garstig und bekommst ebenso wenig einen Mann wie die alte Waldjungfer!»

Da rollte es plötzlich auf dem Waldwege heran, und ein schöner Prinz auf einem goldenen Wagen kam mit vier Schimmeln gefahren und hatte einen Mohren hinten auf dem Sitze. An der Wiese hielt er an und stieg aus. Und er nahm die Schöne bei der Hand und fragte sie:

«Ich will dich heiraten; ist deine Leinwand fein?»

Das Mädchen schwieg; der Widerhall vom Walde her aber rief:

«Nein!»

Da liess der Prinz ihre Hand los und ging zur Garstigen, nahm sie bei der Hand und fragte:

«Ich will dich heiraten; ist diese da deine Leinwand?»

Sie aber schwieg errötend, und vom Walde kam der Widerhall mit der Antwort:

«Ja!»

Nun umarmte und küsste sie der Prinz als seine Braut, und von seines Mundes Hauch ward sie so schön wie ein Engel und stand da in die reichsten Gewänder gekleidet. Als die Schöne dies sah, wurde sie giftig vor Neid und so garstig. Der Mohr, der den Prinzen begleitet hatte, kam nun zu ihr und bot ihr seine Hand an, die sie aber voll Aerger wegstiess.

Der Prinz fuhr mit seiner glücklichen Braut von dannen, während die stolze Schöne, nun hässlich geworden und unglücklich vor Neid, allein ins Dorf zurückkehrte. Seitdem schweigen die Mädchen beim Säen des Leins und vergessen auch nicht, dem Holzfräulein aus den Restchen der Flachsstengel ein Hüttchen zu bauen.

Wenn du Märchenaugen hast, ist die Welt voll Wunder.

Victor Blüthgen

Vom Leiden des Flachses

Es war einmal ein Bursche und ein Mädchen. Sie hiessen Jonukas und Onute. Sie hatten sich beide so lieb, dass sie nicht ohne einander sein konnten. Aber nach einiger Zeit starb Jonukas, und Onute weinte und weinte. Und als sie ihm das letzte Geleit gegeben hatte, bat sie Gott, Jonukas möchte ihr wenigstens einst im Traume erscheinen. Einmal erschien er ihr auch und sagte ihr im Traum: «Onute, morgen abend geh' hinter die Scheune! Ich komme dann angeritten und nehme dich mit.» Am nächsten Abend machte sie sich fertig und ging hinaus, um auf ihn zu warten. Es dauerte nicht lange, da kam Jonukas angeritten: «Na, Onute, setz' dich! Wir wollen fortreiten!» Onute gehorchte, setzte sich hinter ihn, und sie ritten fort. Sie ritten zu einem hohen Berg, und in dem Berg war ein Loch: «Onute, kriech in das Loch!» Onute erschrak sehr und zitterte: «Jonukas, du bist das hier gewöhnt, kriech du zuerst hinein!»

Als Jonukas hineingekrochen war, floh Onute. Jonukas setzte ihr nach. Onute flüchtete in eine Hütte. Dort schimmerte ein kleines Lichtchen. Mit Mühe war sie in den Vorraum gekommen und hatte die Tür verschlossen, ohne dass sie Jonukas erreicht hatte. Als sie in die Mitte des Zimmers kam, sah sie einen Toten auf einem Bette liegen, und eine alte Frau hielt die Totenwacht. «Mütterchen, hab' Erbarmen», schrie sie «und verbirg mich!» Die Alte hiess sie hinter den Ofen kriechen. Dann setzte sie sich davor und schützte das Mädchen. Jonukas aber stand am Fenster und rief: «Toter, gib die Lebende heraus!» Die Hände des Toten bewegten sich. Da schrie er wieder: «Toter, gib die Lebende heraus!» Die Beine des Toten bewegten sich. Schliesslich rief er zum drittenmal: «Toter, gib die Lebende heraus!» Da richtete sich der Tote auf und kam herbei. Er ging zu der Alten und sagte: «Geh' zur Seite, denn ich muss die Versteckte greifen und sie dem geben, der sie braucht!»

Die Alte sagte: «Warte und dränge nicht so, höre zuerst des Flachses Qual! Dann kannst du ja...» «Gut, Alte, aber erzähle schnell!» «Hab' ein wenig Geduld! Denn auch des Flachses Qual hört nicht auf einmal auf, sondern langsam quälen sie . . .» «Ich sage, Alte, mach' schneller!» «Sofort, sofort! Also höre, wie sie den Flachs säten und ihn eggten, was erlitt er da für Qual! Wenn noch ein warmer Frühling kommt, geht es schneller, ist er aber kalt, so kriecht der Flachs mit der letzten Kraft aus der Erde, und kaum ist er aufgegangen, so bekommt er Stengel und Blätter, falls nicht eine Krankheit ihn erfassen sollte . . .»

«Alte, mach' schneller!» «Also, du Scheusal, sobald der Flachs aus der Erde hervorsieht, so hat es den Anschein, als könnte er wachsen. Sobald aber der Wind über ihn herfällt, schwankt er, biegt er sich und stösst die Köpfchen aneinander.»

«Schneller, Alte!» «Wenn er also ein wenig gewachsen ist, findet sich allerlei Unkraut, und die Mädchen raufen das Unkraut, treten und trampeln dem Flachs auf seinen Wurzeln herum und schleudern ihn nach allen Seiten.»

«Schneller, Alte!» «Ist er dann mit Mühe und Not aufgewachsen, so wird er vom Winde umweht, von der Sonne bestrahlt und wird schliesslich reif. Dann geht das ganze Gesinde des Bauern auf das Feld, rauft ihn aus der Erde, bindet ihn in Büschel und stellt ihn in Manndeln auf. Dann leidet er wieder viel, viel Qual, bis er ganz trocken wird, und wenn er trocken wird, fahren sie ihn nach Hause. Hier versammeln sich die Arbeiter, legen Bretter hin und schlagen, schlagen, schlagen, schlagen das Gehirn heraus.»

«Schneller, Alte!» «Ferner – sie fahren ihn auf das Feld und legen ihn auf den Wiesen auseinander. Dort peitscht ihn der Regen, quält ihn der Wind, und wenn er lange genug Qual erduldet, sammeln sie ihn auf, binden ihn in Bündel und fahren ihn wieder in die Flachsstube. Dort legen sie ihn auf ein Stangengerüst und trocknen ihn, bis sogar alle seine Knöchel zusammentrocknen. Dann versammeln sich wieder die Arbeiter und brechen die Knochen. Darauf bleibt bei richtiger Bearbeitung allein nur noch die Haut zurück.

«Schneller, Alte!» «Nicht genug damit. Wenn sie ihn also nach Hause gefahren haben, dann schälen sie mit scharfen Brettern die Haut ab. Dann ziehen sie diese durch Drahtbürsten durch, so dass nicht ein Stückchen Körper gesund bleibt.»

«Schneller, Alte!» «Dann drehen sie ihn wieder zu langen Fäden.

Darauf spannen sie diese auf dem dazu verfertigten Webstuhl aus, die einen lang, die andern quer, schlagen sie dicht zusammen und machen ein Gewebe.»
«Schneller, Alte!» «Nicht genug damit. Darauf breiten sie das Gewebe auf der Wiese aus, und es muss liegen bleiben, ob das Wetter so oder so ist. Es vermag kaum trocken zu werden, denn wieder giessen sie Wasser darauf und quälen es, wie sie können.»
«Schneller, Alte!» «Oh, wenn es doch genug wäre! Dann nähen sie sich Kleider, tragen sie, bis sie zerreissen, und wenn sie zerrissen sind, verkaufen sie diese dem Juden. Der fährt sie in die Fabrik. Dort zermahlen sie die Knochen und Häute und machen Papier daraus. Darauf schreiben und schreiben die Schreiber allerlei Geschichten, und wenn sie es vollgeschrieben haben, zerreissen sie es und werfen es fort, und der Wind trägt es über alle Felder.»
Da krähte der Hahn. Der Tote beschiss sich mit Teer, und Jonukas ging seines Weges. Onute blieb leben, aber sie erschrak so, dass sie nach einigen Tagen starb.

Die ausgelachte Jungfrau

Ein orientalisches Märchen berichtet von einer jungen Braut, die auf dem Wege zur Trauung ein blühendes Flachsfeld kreuzen musste. Da ein Zauberer ihre Sehkraft geschwächt hatte, war sie der Meinung, das blaublühende Flachsfeld sei ein Bach, weshalb sie ihre Kleider lüpfte und sich damit dem Gelächter des ganzen Hochzeitszuges preisgab.

Märchen sind Erwachsenengut. Aus ihnen spricht unmittelbar und unverfälscht die Seele und der Charakter der verschiedenen Völker.
Vilma Mönckeberg

Die Spinnerin im Monde

Eine lustige Spinnerin tanzte im Mondenschein bis auf den Friedhof hinaus. Da sie die Warnung ihrer Mutter nicht beachtete, rief diese: «Ei, so wollt' ich, du sässest im Monde und müsstest ewig spinnen für deine Freveltat!»
Seitdem sitzt das Mädchen im Monde und spinnt. Die Fäden, die als Altweibersommer durch die Luft fliegen, rühren vom Gespinst der Frevlerin her.

Der Ursprung des Altweibersommers

Ein frommes Mädchen erlangte einst von unserm Herrgott die Gnade, dass ein Hemde aus dem von ihr gesponnenen Garn seinen Träger unverwundbar mache. Dieses Hemde sollte sie ihrem Bruder schenken, wenn er in den Krieg ziehen müsste. Als aber das Hemde fertig war, schenkte sie es nicht dem Bruder, sondern ihrem Herzallerliebsten. Dieser aber war von falschem Herzen und führte üble Reden über das Mädchen. Da forderte ihn der Bruder zum Zweikampf heraus. Weil nun der Verleumder das Schutzhemd trug, blieb er unverletzt, der Bruder aber büsste im Kampfe das Leben ein. Als die Schwester das erfuhr, starb sie bald darauf in Wahnsinn.
Nach ihrem Tode kam sie nicht in den Himmel, sondern auf den Mond. Dort sitzt sie noch heute und spinnt. Sie kann jedoch keine zusammenhängenden Fäden mehr fertig bringen, sondern nur abgerissene Enden, die im Herbste vom Kreuztage an als sogenannte Altweiber- oder Frauensommer auf die Erde fallen und sich an Hut und Gewand des Wanderers setzen.

Die ungleichen Kinder Evas

Als Adam und Eva aus dem Paradies vertrieben waren, so mussten sie auf unfruchtbarer Erde sich ein Haus bauen und im Schweisse ihres Angesichts ihr Brot essen. Adam hackte das Feld und Eva spann Wolle. Eva brachte jedes Jahr ein Kind zur Welt, die Kinder waren aber ungleich, einige schön, andere hässlich. Nachdem eine geraume Zeit verlaufen war, sendete Gott einen Engel an die beiden und liess ihnen entbieten, dass er kommen und ihren Haushalt schauen wollte. Eva, freudig, dass der Herr so gnädig war, säuberte emsig ihr Haus, schmückte es mit Blumen und streute Binsen auf den Estrich. Dann holte sie ihre Kinder herbei, aber nur die schönen. Sie wusch und badete sie, kämmte ihnen die Haare, legte ihnen neugewaschene Hemden an und ermahnte sie, in der Gegenwart des Herrn sich anständig und züchtig zu betragen. Sie sollten sich vor ihm sittig neigen, die Hand darbieten und auf seine Fragen bescheiden und verständig antworten. Die hässlichen Kinder aber sollten sich nicht sehen lassen. Das eine verbarg sie unter das Heu, das andere unter das Dach, das dritte in das Stroh, das vierte in den Ofen, das fünfte in den Keller, das sechste unter eine Kufe, das siebente unter das Weinfass, das achte unter ihren alten Pelz, das neunte und zehnte unter das Tuch, aus dem sie ihnen Kleider zu machen pflegte, und das elfte und zwölfte unter das Leder, aus dem sie ihnen die Schuhe zuschnitt. Eben war sie fertig geworden, als es an die Haustüre klopfte. Adam blickte durch eine Spalte und sah, dass es der Herr war. Ehrerbietig öffnete er, und der himmlische Vater trat ein. Da standen die schönen Kinder in der Reihe, neigten sich, boten ihm die Hände dar und knieten nieder. Der Herr aber fing an sie zu segnen, legte auf den ersten seine Hände und sprach «du sollst ein gewaltiger König werden», ebenso zu dem zweiten «du ein Fürst», zu dem dritten «du ein Graf», zu dem vierten «du ein Ritter», zu dem fünften «du ein Edelmann», zu dem sechsten «du ein Bürger», zum siebenten «du ein Kaufmann», zu dem achten «du ein gelehrter Mann». Er erteilte ihnen also allen seinen reichen Segen. Als Eva sah, dass der Herr so mild und gnädig war, dachte sie: «Ich will meine ungestalten Kinder herbeiholen, vielleicht, dass er ihnen auch seinen Segen gibt.» Sie lief also und holte sie aus dem Heu, Stroh, Ofen, und wo sie sonst hin versteckt waren, hervor. Da kam die ganze grobe, schmutzige, grindige und russige Schar. Der Herr lächelte, betrachtete sie alle und sprach: «Auch diese will ich segnen.» Er legte auf den ersten die Hände und sprach zu ihm «du sollst werden ein Bauer», zu dem zweiten «du ein Fischer», zu dem dritten «du ein Schmied», zu dem vierten «du ein Lohgerber», zu dem fünften «du ein Weber», zu dem sechsten «du ein Schuhmacher», zu dem siebenten «du ein Schneider», zu dem achten «du ein Töpfer», zu dem neunten «du ein Karrenführer», zu dem zehnten «du ein Schiffer», zu dem elften «du ein Bote», zu dem zwölften «du ein Hausknecht dein Leben lang».

Als Eva das alles mit angehört hatte, sagte sie: «Herr, wie teilst du deinen Segen so ungleich! Es sind doch alle meine Kinder, die ich geboren habe; deine Gnade sollte über alle gleich ergehen.»

Gott aber erwiderte: «Eva, das verstehst du nicht. Mir gebührt und ist not, dass ich die ganze Welt mit deinen Kindern versehe: wenn sie alle Fürsten und Herren wären, wer sollte Korn bauen, dreschen, mahlen und backen? wer schmieden, weben, zimmern, bauen, graben, schneiden und mähen? Jeder soll seinen Stand vertreten, dass einer den andern erhalte und alle ernährt werden wie am Leib die Glieder.»

Da antwortete Eva: «Ach, Herr, vergib, ich war zu rasch, dass ich dir einredete. Dein göttlicher Wille geschehe auch an meinen Kindern.»

Die Frau in der Sonne

Wie im Monde ein Mann zu sehen ist, so ist auf der Oberfläche der Sonne eine Frau sichtbar, welche am Spinnrocken sitzt und spinnt. Man sagt, dass die Frau zur Strafe in die Sonne versetzt worden ist, weil sie immer am Sonntag gesponnen hat.

Frau Holle zieht umher

In der Weihnacht fängt Frau Holle an herumzuziehen, da legen die Mägde ihren Spinnrocken aufs neue an, winden viel Werg oder Flachs darum und lassen ihn über Nacht stehen. Sieht das nun Frau Holle, so freut sie sich und sagt:

>«So manches Haar,
>So manches gutes Jahr.»

Diesen Umgang hält sie bis zum grossen Neujahr, d. h. den Heiligen Dreikönigstag, wo sie wieder umkehren muss nach ihrem Horselberg; trifft sie dann unterwegens Flachs auf dem Rocken, zürnt sie und spricht:

>«So manches Haar,
>So manches böses Jahr.»

Daher reissen feierabends vorher alle Mägde sorgfältig von ihrem Rocken ab, was sie nicht abgesponnen haben, damit nichts daran bleibe und ihnen übel ausschlage. Noch besser ist's aber, wenn es ihnen gelingt, alles angelegte Werg vorher im Abspinnen herunterzubringen.

Ein Mensch, dem nie Märchen erzählt worden sind, wird ein Stück Feld in seinem Gemüt behalten, das in späteren Jahren nicht mehr angebaut werden kann.
                                                                Gottfried Herder

Frau Holle

Eine Witwe hatte zwei Töchter, davon war die eine schön und fleissig, die andere hässlich und faul. Sie hatte aber die hässliche und faule, weil sie ihre rechte Tochter war, viel lieber, und die andere musste alle Arbeit tun und das Aschenputtel im Hause sein.
Das arme Mädchen musste sich täglich auf die grosse Strasse bei einem Brunnen setzen und musste so viel spinnen, dass ihm das Blut aus den Fingern sprang. Nun trug es sich zu, dass die Spule einmal ganz blutig war; da bückte es sich damit in den Brunnen und wollte sie abwaschen, sie sprang ihm aber aus der Hand und fiel hinab. Es weinte, lief zur Stiefmutter und erzählte ihr das Unglück. Sie schalt es aber so heftig und war so unbarmherzig, dass sie sprach: «Hast du die Spule hinunterfallen lassen, so hol sie auch wieder herauf.» Da ging das Mädchen zu dem Brunnen zurück und wusste nicht, was es anfangen sollte, und in seiner Herzensangst sprang es in den Brunnen hinein, um die Spule zu holen.
Es verlor die Besinnung, und als es erwachte und wieder zu sich selber kam, war es auf einer schönen Wiese, wo die Sonne schien und viel tausend Blumen standen. Auf dieser Wiese ging es fort und kam zu einem Backofen, der war voller Brote; das Brot aber rief: «Ach, zieh mich 'raus, sonst verbrenn ich – ich bin schon längst ausgebacken.» Da trat es herzu und holte mit dem Brotschieber alles nacheinander heraus.
Danach ging es weiter und kam zu einem Baum, der hing voll Aepfel und rief ihm zu: «Ach schüttel mich, schüttel mich, wir Aepfel sind alle miteinander reif.» Da schüttelte es den Baum, dass die Aepfel fielen, als regneten sie, und schüttelte, bis keiner mehr oben war; und als es alle in einen Haufen zusammengelegt hatte, ging es wieder weiter.
Endlich kam es zu einem kleinen Haus, daraus guckte eine alte Frau; weil sie aber so grosse Zähne hatte, ward ihm angst, und es wollte fortlaufen. Die alte Frau aber rief ihm nach: «Was fürchtest du dich, liebes Kind? Bleib bei mir; wenn du alle Arbeit im Hause ordentlich tun willst, so soll dir's gut gehn. Du musst nur acht geben, dass du

mein Bett gut machst und es fleissig aufschüttelst, dass die Federn fliegen, dann schneit es in der Welt; ich bin die Frau Holle.»
Weil die Alte ihm so gut zusprach, so fasste sich das Mädchen ein Herz, willigte ein und begab sich in ihren Dienst. Es besorgte auch alles nach ihrer Zufriedenheit und schüttelte ihr das Bett immer gewaltig auf, dass die Federn wie Schneeflocken umherflogen; dafür hatte es auch ein gutes Leben bei ihr, kein böses Wort, und alle Tage Gesottenes und Gebratenes. Nun war es eine Zeitlang bei der Frau Holle, da ward es traurig und wusste anfangs selbst nicht, was ihm fehlte; endlich merkte es, dass es Heimweh war; ob es ihm hier gleich vieltausendmal besser ging als zu Hause, so hatte es doch ein Verlangen dahin. Endlich sagte es zu ihr: «Ich habe den Jammer nach Haus gekriegt, und wenn es mir auch noch so gut hier unten geht, so kann ich doch nicht länger bleiben, ich muss wieder hinauf zu den Meinigen.» Die Frau Holle sagte: «Es gefällt mir, dass du wieder nach Hause verlangst, und weil du mir so treu gedient hast, so will ich dich selbst wieder hinaufbringen.» Sie nahm es darauf bei der Hand und führte es vor ein grosses Tor. Das Tor ward aufgetan, und wie das Mädchen gerade darunter stand, fiel ein gewaltiger Goldregen, und alles Gold blieb an ihm hängen, so dass es über und über davon bedeckt war. «Das sollst du haben, weil du so fleissig gewesen bist», sprach die Frau Holle und gab ihm auch die Spule wieder, die ihm in den Brunnen gefallen war. Darauf ward das Tor verschlossen. Und das Mädchen befand sich oben auf der Welt, nicht weit von seiner Mutter Haus, und als es in den Hof kam, sass der Hahn auf dem Brunnen und rief:

«Kikeriki,
unsere goldene Jungfrau ist wieder hie.»

Da ging es hinein zu seiner Mutter, und weil es so mit Gold bedeckt ankam, ward es von ihr und der Schwester gut aufgenommen.
Das Mädchen erzählte alles, was ihm begegnet war, und als die Mutter hörte, wie es zu dem grossen Reichtum gekommen war, wollte sie der andern hässlichen und faulen Tochter gerne dasselbe Glück verschaffen. Sie musste sich an den Brunnen setzen und

spinnen; damit ihre Spule blutig war, stach sie sich in die Finger und stiess sich die Hand in die Dornhecke. Dann warf sie die Spule in den Brunnen und sprang selber hinein. Sie kam wie die andere auf die schöne Wiese und ging auf demselben Pfade weiter. Als sie zu dem Backofen gelangte, schrie das Brot wieder: «Ach, zieh mich 'raus, zieh mich 'raus, sonst verbrenn ich, ich bin schon längst ausgebakken.» Die Faule aber antwortete: «Da hätt' ich Lust, mich schmutzig zu machen», und ging fort. Bald kam sie zu dem Apfelbaum, der rief: «Ach, schüttel mich, schüttel mich, wir Aepfel sind alle miteinander reif.» Sie antwortete aber: «Du kommst mir recht, es könnte mir einer auf den Kopf fallen», und ging damit weiter. Als sie vor der Frau Holle Haus kam, fürchtete sie sich nicht, weil sie von ihren grossen Zähnen schon gehört hatte, und verdingte sich gleich zu ihr. Am ersten Tag tat sie sich Gewalt an, war fleissig und folgte der Frau Holle, wenn sie ihr etwas sagte, denn sie dachte an das viele Gold, das sie ihr schenken würde. Am zweiten Tag aber fing sie schon an zu faulenzen, am dritten noch mehr, da wollte sie morgens gar nicht aufstehen. Sie machte auch der Frau Holle das Bett nicht, wie sich's gebührte, und schüttelte es nicht, dass die Federn aufflogen. Das ward die Frau Holle bald müde, und sie sagte ihr den Dienst auf. Die Faule war das wohl zufrieden und meinte, nun würde der Goldregen kommen; die Frau Holle führte sie auch zu dem Tor, als sie aber darunter stand, ward statt des Goldes ein grosser Kessel voll Pech ausgeschüttet. «Das ist zur Belohnung deiner Dienste», sagte die Frau Holle und schloss das Tor zu. Da kam die Faule heim, aber sie war ganz mit Pech bedeckt, und der Hahn auf dem Brunnen, als er sie sah, rief:

«Kikeriki,
unsere schmutzige Jungfrau ist wieder hie.»

Das Pech aber blieb fest an ihr hängen und wollte, solange sie lebte, nicht abgehen.

Die goldenen Spindeln

Es war einmal ein Haus an einem Waldrande. In dem Haus wohnten ein Vater, die Mutter und zwei Kinder. Neben dem Hause lag ein grosser, schöner See. Die beiden Mädchen gingen einmal neben dem See Blumen pflücken. Aus dem See kam von Zeit zu Zeit eine Nixe an die Oberfläche, die die Leute, welche in der Nähe waren, reich beschenkte. Wie die beiden Mädchen die Blumen pflückten, hörten sie auf einmal ein Geplätscher in dem See. Da sahen sie, wie die Nixe aus dem Wasser stieg. Die Mädchen wollten fortlaufen. Die Nixe aber winkte, sie sollten zu ihr hinkommen. Die Mädchen gingen hin, und die Nixe gab jeder eine goldene Spindel und sagte:

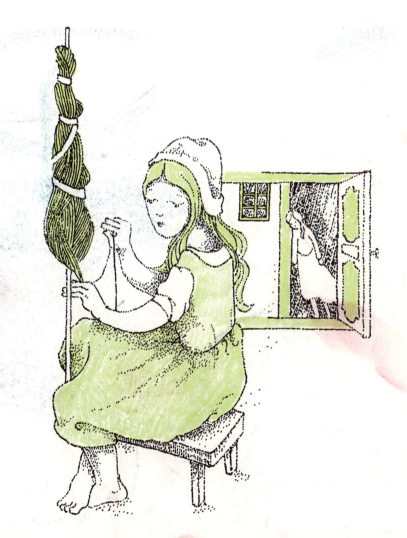

«Hebt sie euch gut auf! Ihr werdet sie einmal gebrauchen!» Die Mädchen liefen voller Freude nach Hause. Die Mutter hob die Spindeln gut auf.

Es dauerte nicht lange, da starben Vater und Mutter. Die Kinder kamen in grosse Not. Da dachten sie an die goldenen Spindeln. Das älteste Mädchen nahm seine Spindel und ging damit in die Stadt. Sie verkaufte sie für viel Geld. Für das Geld kaufte sie sich ein schönes Haus in der Stadt und lebte einen guten Tag. Aber das Geld war bald verjubelt, und das Mädchen musste aufs Haus Schulden machen. Es dauerte nicht lange, da war das Haus verschuldet. Die Schuldleute kamen und nahmen ihr das Haus weg. Da machte sich das Mädchen auf den Weg zur Schwester. Durch und durch nass kam sie bei ihr an. Sie zog ihre schlechten Kleider aus und bekam neue. Dann ass sie ein gutes Abendessen. Danach suchte die Schwester ihre goldene Spindel. Sie spann damit und es wurden goldene Fäden. Die Fäden trug sie zu Markte und bekam viel Geld dafür. Da lebten sie gut, bis sie gestorben sind.

Maria als Spinnerin

Die Liebe Frau wott spinnen,
Wott spinnen dem Herrn ein' Rock;
Sie kniete vor dem Altar
Und dienet allzeit Gott.

Und als sie ausgedienet,
Was gab man ihr als Lohn?
Den besten Teil im Himmel,
Dazu eine gold'ne Kron.

Der Spindelknopf

Es war einmal ein Mann, der hatte drei Söhne, und die waren alle drei an schmucke Frauen verheiratet. Eines Tages fand er auf dem Felde einen silbernen Spindelknopf, und als er am Abend nach Hause kam, sagte er zu seinen drei Schnuren (Schwiegertöchtern): «Kommt einmal her, ihr Schnuren, ich habe auf dem Felde einen silbernen Spindelknopf gefunden, und an wessen Spindel er passt, soll ihn haben.» Da versuchte es zuerst die älteste, doch der Knopf passte nicht an ihre Spindel, und ebenso erging es der zweiten, aber an die Spindel der dritten passte er vollkommen, und sie behielt ihn also. Darüber wurden ihr die beiden andern neidisch, und sie verdrängten sie daher von allem und liessen sie nicht einmal mit am Tische essen. Eines Tages sagte ihre alte Schwiegermutter zu ihr: «Komme her und lause mich ein wenig.» Da setzte sie sich mit ihrer Schwiegermutter auf einen Haufen Weintrester, der vor der Türe lag, und lauste sie, und weil sie sehr hungrig war, so ass sie dabei die Körner, die in dem Trester waren. Wie das die andern Schnuren sahen, verspotteten sie die Aermste und sagten, die äss Läuse.

Als nun ihre Männer Briefe schickten, dass sie aus der Fremde nach Hause kommen würden, da machten die zwei älteren Frauen neue Kleider und Schuhe für ihre Männer, aber die jüngste tat nichts dergleichen, und wie die Männer heimkamen, da gaben die beiden älteren Frauen den ihrigen, was sie für sie gearbeitet hatten, und diese prangten in neuen Kleidern und neuen Schuhen, doch die jüngste gab ihrem Manne nichts, er musste also mit seinen alten Kleidern einhergehen und war darüber sehr zornig. Als sie ihm aber auch noch erzählten, dass seine Frau Läuse esse, da beschloss er, sich ihrer zu entledigen und sie so tief in den Wald zu führen, dass sie darin umkommen müsse. Er sprach also zu ihr: «Wollen wir nicht zu deiner Mutter Grab gehen und ihr die Totenlieder singen?» Und als seine Frau das zufrieden war, da nahm er einen Korb voll Weizen, führte seine Frau in den tiefen Wald und sprach: «Bleibe hier und mache Feuer und siede den Weizen und warte, bis ich wiederkomme, denn ich will einen Hasen schiessen, damit wir etwas zu essen haben.» Da machte die Frau Feuer an und kochte den Weizen und wartete auf ihren Mann, aber der kam nicht wieder, und als es nun Nacht wurde, da betete sie zum lieben Gott und sprach: «Lieber Gott, gib mir eine Höhle, um meinen Kopf hineinzustecken», und der liebe Gott schenkte ihr eine solche, und sie steckte ihren Kopf hinein. Als nun in der Nacht die Vögel kamen und von dem Weizen frassen, sprach sie: «Wohl bekomme es euch, liebe Vögel, und bittet für meine Mutter.» Am andern Tag aber bat sie den lieben Gott, er möge ihr ein Haus geben mit allen nötigen Geräten, von denen ein jedes reden könne, und kaum hatte sie darum gebeten, so stand auch ein solches Haus vor ihr, und alle Geräte, die darin waren, hiessen sie willkommen.

Nach einer Weile sehnte sich aber ihr Mann nach ihr und sprach bei sich: «Ich muss doch einmal nachsehen, was aus der armen Frau geworden ist.» Er nahm also seine Flinte und ging in den Wald, und als er an die Stelle kam, wo er sie verlassen hatte, sah er da ein Haus stehen und ging auf dasselbe zu, um nach seiner Frau zu fragen. Wie ihn nun die Hunde kommen sahen, da riefen sie: «Frau! Frau! Draussen steht ein Fremder, sollen wir ihn hereinlassen?» Und jene antwortete von innen: «Lasst ihn hereinkommen.» Kaum war aber der Mann eingetreten, so erkannte er seine Frau; er gab daher vor, dass er sehr müde sei, hüllte sich in seinen Mantel und tat als ob er schliefe. Da nahm die Frau ihren Spinnrocken, spann und sprach: «Was soll ich dir erzählen, lieber Rocken? Wir waren unser drei Schnuren und hatten auch einen Schwiegervater, der fand auf dem Felde einen silbernen Spindelknopf.» – Und der Rocken sprach: «Spinne, Frau, und erzähle!» – Und so erzählte sie ihrem Rocken alles, wie es ihr ergangen. Als sie damit fertig war, stand ihr Mann auf und bat sie, wieder mit ihm zu kommen, und versprach ihr, dass es seine Schwägerinnen entgelten sollten. Da ging die Frau mit ihm, und als sie nach Hause kamen, schlug er seine beiden Schwägerinnen und seinen Vater tot und lebte nun allein mit seiner Frau in dem Hause.

Die falsche Spinnerin

Im Tale stand ein altes Haus, und dort wohnte ein frommes Mütterchen. Zur Winterszeit spann es den ganzen Tag, und jedermann stellte sie gerne zum Spinnen ein, weil sie gar feines Garn spann und so fromme Reden führte.

Als sie gestorben war, sah man vor ihrer Hütte eine alte Frau am Spinnrad, die ihr auf ein Haar glich, und als der Spuk sich mehrmals wiederholte, munkelten die Leute: «Ei, seht, wir haben doch gemeint, die Spinnerin sei eine fromme Frau gewesen, und nun kann sie keine Ruhe finden.»

Da fand sich jemand, der den Mut hatte, sie anzureden. Da offenbarte sich der Geist und sagte, er sei gar nicht der Geist der Spinnerin, er sei nur gekommen, bei den Dörflern den Schein zu erwecken, als ob die Spinnerin keine Ruhe finden könnte, denn er hätte diese Frau ihrer Frömmigkeit wegen nicht leiden können.

Da wurde etwas Gesegnetes geholt und an den Platz gestellt, wo die Spinnerin erschien, und da verschwand der böse Geist.

Samstagabend darf nicht gesponnen werden

Zwei alte Frauen waren gute Freunde und die eifrigsten Spinnerinnen im Dorfe, so dass sogar am Samstagabend ihre Räder nicht stille standen. Endlich starb die eine; aber am nächsten Samstagabend spät erschien sie der andern, die noch sass und eifrig spann, und zeigte ihr eine glühende Hand, indem sie sprach:

> «Sieh, was ich in der Hölle gewann,
> Weil ich am Samstagabend spann!»

Die diebische Spinnstube

Es war einmal ein Dorf, wenn da die Liebesleute in den Spinnstuben beisammen sassen, so war es von alten Zeiten her Sitte, dass jeden Abend ein Paar in die Obstgärten einbrechen und für die ganze Gesellschaft Aepfel und Birnen stehlen musste. Da kam die Reihe denn auch einmal an ein Pärchen, das sollte von den schönen Birnen aus des Pfarrers Garten holen, die waren so mürbe wie Taffent. Die Braut wollte durchaus nicht mit in den Garten hinein und blieb draussen am Zaune stehen, der Bräutigam aber stieg mit einem Sacke, den er mitgebracht hatte, auf den Baum und fing an, ihn vollzupflücken.

Nun war der Pfarrer, obgleich er nicht hatte heiraten dürfen und keine Kinder hatte, doch ein rechter Geizhals; seine blanken Dukaten liessen ihn manches Mal nicht schlafen, und auch in dieser Nacht war er noch auf den Beinen. Und als der junge Bauer eben mitten im besten Einsacken war, sah er ein Licht vom Pfarrhause sich her bewegen; der Pfarrer kam mit einer Leuchte und trug einen Kessel voll Geld und hatte den Teufel bei sich. Gerade unter dem Birnbaum machte er halt, fing an, ein Loch zu graben und merkte nicht, dass der Bräutigam oben im Geäst sass. Der Teufel schrie immerzu: «Hei kucket! hei kucket!» (er guckt); aber der Pfarrer hatte kein Arg daraus und liess sich nicht stören. Endlich setzte er den Geldkessel in die Grube hinein und machte mit dem Teufel aus: den Schatz solle niemand heben können, es sei denn, dass ein junges Ehepaar in der Brautnacht splitterfaselnackt angeritten käme, die Pferde an den Zaun bände und den Kessel unter dem Birnbaum ausgrübe. Er beschwor auch den Teufel bei allen Höllenstrafen, dass er das Geld unter keiner andern Bedingung hergeben solle, und dachte: das geschieht in alle Ewigkeit nicht. Darauf ging er mit dem Teufel fort, und der Bräutigam stieg vom Birnbaum herunter und erzählte sogleich seiner Braut, was er gesehen und gehört hatte.

Drei Wochen darauf hatte das Paar schon Hochzeit. In der Brautnacht aber ritt es zusammen splitterfaselnackt durch die

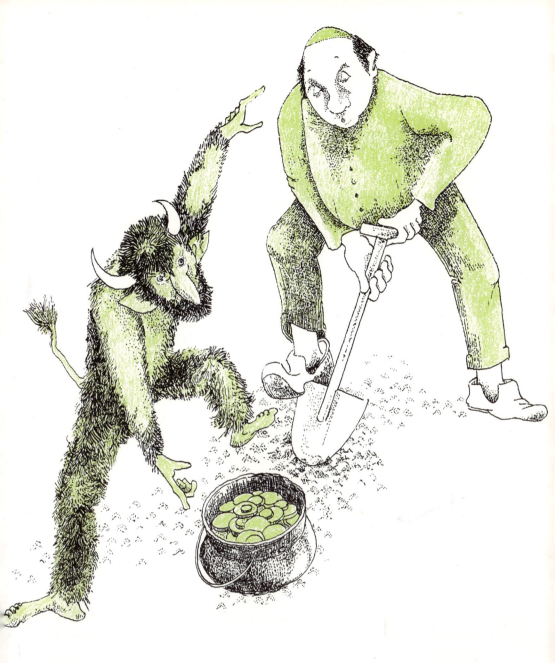

Gartentür bis unter den Birnbaum, band die Pferde an den Zaun und hob des Pfarrers Schatz.

Ebenso ungehindert und voller Freude brachten sie den Geldkessel nach Hause und luden noch nachträglich die ganze Spinnstube zur Hochzeit ein; da sollen sie wieder von des Pfarrers Birnen geschmaust haben.

Die alte Spinnerin

Es war einmal eine alte Frau, die hatte sich immer mit Spinnen ihr Geld verdient. Nun war sie alt geworden, und die Arbeit ging ihr so langsam von der Hand, dass sie kaum genug verdiente, um sich ein bisschen Brot zu kaufen.
Eines Tages ging sie in den Wald und wollte ein wenig Reisig sammeln. Da war sie ganz traurig und sagte:
«Ich bin nun alt und verbraucht, kann nicht mehr arbeiten und mein bisschen täglich Brot verdienen.»
Dann humpelte sie langsam durch den Wald.
Nicht gar lange darauf begegnete ihr ein Herr.
«Liebe Frau», sagte der, «warum seid Ihr denn so traurig?»
«Ich bin alt und kann nicht mehr arbeiten. Früher verdiente ich mir meinen Unterhalt mit Spinnen, jetzt aber kann ich das kaum noch.»
«Ihr sollt alles reichlich haben», sagte der Teufel – denn der Herr war kein anderer als dieser –, «wenn Ihr tut, was ich von Euch verlange.»
«Lasst hören!»
«Verkauft mir Eure Seele, dann bringe ich Euch sieben Jahre hindurch jeden Tag acht Pfund gesponnenen Flachs. Und an jedem Tage während dieser sieben Jahre dürfet Ihr raten, wie ich heisse. Ratet Ihr meinen Namen, dürfet Ihr Eure Seele behalten, wenn nicht, verliert Ihr sie.»
«Damit bin ich gern einverstanden!»
Und jeden Tag brachte nun der Teufel den gesponnenen Flachs, und jeden Tag riet die Alte, aber sie riet nie richtig.
Der letzte Tag der sieben Jahre war gekommen, und immer noch nicht hatte die Alte den Namen erraten. Da wurde sie sehr traurig und dachte:
«Wenn ich heute den Namen nicht errate, bin ich verloren.»
Da trat ein Jäger in ihr Häuschen und bat sie, ihm ein wenig zu trinken zu geben. Das tat die Alte. Der Jäger fragte sie, warum sie so traurig sei.
«Ach», sagte die Alte, «das darf ich Euch nicht sagen. Auch könntet Ihr mir doch nicht helfen.»

«Wer weiss? Ich habe eben etwas Seltsames erlebt, als ich im Walde war. Da sah ich einen Mann, der spann und sang immer dabei: Die Frau kann meinen Namen nicht erraten, und der ist doch so leicht! Ich heisse Fijfelaar (Flötenspieler).» Dann ging der Jäger wieder fort. «Diesmal rate ich aber richtig», dachte die Alte. Der Teufel kam und brachte ihr den gesponnenen Flachs. «Nun dürftet Ihr noch einmal raten.» «Wenn ich's nun diesmal richtig rate?» sagte die Alte. «Macht zu!» rief der Teufel ungeduldig.
«Fijfelaar!»
Da entfloh der Teufel, und die Alte hatte ihre Seele gerettet. Mit dem Gelde, das sie mit dem gesponnenen Flachse verdient hatte, konnte sie sorglos leben bis an ihr seliges Ende.

Die Spinnstube im Brunnen

Es war einmal eine Witwe, die lebte mit ihrer kleinen Tochter zusammen. Sie heiratete in zweiter Ehe einen verwitweten Mann, welcher gleichfalls eine Tochter aus erster Ehe hatte. Dieses Kind mochte die Frau nicht leiden, sie war eifersüchtig auf dieses, denn es war ebenso sanft wie gut, wie das ihrige zänkisch und bösartig war. Sie hielt es, so gut sie konnte, vom Hause fern. Eines Abends sagte sie zu ihm: «Du garstiges Ding, warum spinnst du nicht draussen?»
Die Kleine nahm betrübt ihren Spinnrocken und ihre Spindeln und ging davon, aber sie wusste nicht, wohin sie sich wenden solle. Als sie am Brunnen vorüberging, beugte sie sich über den Rand und war sehr überrascht, als sie eine grosse Helle und eine Menge Fräulein am Grunde des Brunnens sah. Sie war so überrascht, dass ihr die Spindel entglitt und in den Brunnen fiel. «Gott nehme mich in seine Hut!» sagte sie, «ich will hinter dir her!» Sie sprang über den Brunnenrand und war mit einem Male bei den Fräulein, von denen eines sagte: «Mama! Mama! Da ist ein kleines Mädchen, welches mit uns spinnen will. Was sollen wir ihm geben?»

«Was wünschest du von ihr?» antwortete die Mutter, welche eine schöne Frau war.
«Sie soll mich lausen!» Und das junge Mädchen machte sich gutwillig daran, das Haar des Fräuleins zu durchsuchen. «Was findest du, mein Liebling?» fragte die Mutter. «Nicht Laus noch Niss, der Kopf ist ganz sauber!» «Dich soll nicht Laus noch Niss bedrängen, mein Liebling!» sagte die Mutter.
Als die Spinnstube aus war, wollte das Kind den Brunnen verlassen; da sagte das Fräulein zu seiner Mutter: «Was wünscht ihr dem Kind?» «Ich wünsche, dass ihr bei jedem Wort, welches sie spricht, ein Taler aus dem Munde fällt.» Das kleine Mädchen kam heim, und die Stiefmutter rief ihr schlechtgelaunt entgegen: «Wo bist du so lange gewesen, garstiges Ding?» «Im Brunnen!» Und bei jedem Wort fiel ein Taler von ihren Lippen. «Ah!» sagte die Stiefmutter ganz entzückt, «du sollst nicht wieder hinein! Morgen wirst du hingehen, mein Töchterchen!»
Und am folgenden Abend führte sie das böse Kind an den Rand des Brunnens; auch dieses erblickte die Helle auf dem Grunde und warf eine Spindel hinunter mit den Worten: «Der Teufel hole mich, ich will hinter dir her!» «Mama!» rief das Fräulein, «da ist ein kleines Mädchen, welches mit uns spinnen will; was sollen wir ihm geben?» «Was wünschest du von ihr?» fragte die Mutter. «Sie soll mich lausen!» Mürrisch und widerwillig berührte jene mit den Fingerspitzen das Haar des Fräuleins. «Was findest du, mein Liebling?» fragte die Frau. «Läuse und Krätze, Frau!» «Läuse und Krätze sollen dich bedrängen, mein Liebling!» Und sogleich war ihr Kopf mit Ungeziefer bedeckt. Nachdem die Spinnstube zu Ende war, sagte das Fräulein: «Was wünschest du ihr, Mama?» «Ich wünsche, dass sie bei jedem Wort, welches sie spricht, einen Wind lassen muss.» Als sie heimkam, fragte sie die Mutter geschwind nach den Neuigkeiten aus ihrer Spinnstube. Aber als das geschah, was ihr angewünscht war, geriet jene in einen solchen Zorn, dass sie daran starb, und ihre Tochter tat alsbald aus Wut und Scham das gleiche, so dass die andern bis an das Ende ihrer Tage in Ruhe leben konnten.

Die faule Spinnerin

Auf einem Dorfe lebten ein Mann und eine Frau, und die Frau war so faul, dass sie immer nichts arbeiten wollte; und was ihr der Mann zu spinnen gab, das spann sie nicht fertig, und was sie auch spann, haspelte sie nicht, sondern liess alles auf dem Kauel gewickelt liegen. Schalt sie nun der Mann, so war sie mit ihrem Maul doch vorne und sprach: «Ei, wie sollt ich haspeln, da ich keinen Haspel habe, geh' du erst in den Wald und schaff' mir einen.» «Wenn's daran liegt», sagte der Mann, «so will ich in den Wald gehen und Haspelholz holen.» Da fürchtete sich die Frau, wenn er das Holz hätte, dass er daraus einen Haspel machte, den sie abhaspeln und dann wieder frisch spinnen müsste. Sie besann sich ein bisschen, da kam ihr ein guter Einfall, und sie lief dem Manne heimlich nach in den Wald. Wie er nun auf einen Baum gestiegen war, das Holz auszulesen und zu hauen, schlich sie darunter in das Gebüsch, wo er sie nicht sehen konnte, und rief hinauf:

«Wer da Haspelholz haut, der stirbt,
wer da haspelt, der verdirbt.»

Der Mann horchte, legte die Axt eine Weile nieder und dachte nach, was das wohl zu bedeuten hätte. «Ei was», sprach er endlich, «was wird's gewesen sein! Es hat dir in den Ohren geklungen, mache dir keine unnötige Furcht.» Also ergriff er die Axt von neuem und wollte zuhauen, da rief's wieder von unten herauf:

«Wer da Haspelholz haut, der stirbt,
wer da haspelt, der verdirbt.»

Er hielt ein, kriegte Angst und Bang' und sann dem Ding nach. Wie aber ein Weilchen vorbei war, kam ihn das Herz wieder, und er langte zum dritten Male nach der Axt und wollte zuhauen. Aber zum dritten Male rief's und sprach's laut:

> «Wer da Haspelholz haut, der stirbt,
> wer da haspelt, der verdirbt.»

Da hatte er's genug, und alle Lust war ihm vergangen, so dass er eilends den Baum herunterstieg und sich auf den Heimweg machte. Die Frau lief, was sie konnte, auf Nebenwegen, damit sie eher nach Hause käme. Wie er nun in die Stube trat, tat sie unschuldig, als wäre nichts vorgefallen, und sagte: «Nun, bringst du ein gutes Haspelholz?» «Nein», sprach er, «ich sehe wohl, es geht mit dem Haspeln nicht», und erzählte ihr, was ihm im Walde begegnet war, und liess sie von nun an damit in Ruhe.

Bald hernach fing der Mann doch wieder an, sich über die Unordnung im Hause zu ärgern. «Frau», sagte er, «es ist doch eine Schande, dass das gesponnene Garn da auf dem Kauel liegen bleibt.» «Weisst du was», sprach sie, «weil wir doch zu keinem Haspel kommen, so stell' dich auf den Boden, und ich steh' unten, da will ich dir den Kauel hinaufwerfen und du wirfst ihn herunter, so gibt's doch einen Strang.» «Ja, das geht», sagte der Mann. Also taten sie das, und wie sie fertig waren, sprach er: «Das Garn ist nun gesträngt, nun muss es auch noch gekocht werden.» Der Frau ward wieder angst, sie sprach aber: «Ja, wir wollen's gleich morgen früh kochen», dachte aber bei sich auf einen neuen Streich. Frühmorgens stand sie auf, machte Feuer an und stellte den Kessel bei, allein statt des Garns legte sie einen Klumpen Werg hinein und liess es immerzu kochen. Darauf ging sie zum Manne, der noch zu Bette lag, und sprach zu ihm: «Ich muss einmal ausgehen, steh' derweil auf und sieh' nach dem Garn, das im Kessel über'm Feuer steht: aber du musst's beizeit tun, gib wohl acht; denn wo der Hahn kräht, und du sähest nicht nach, wird das Garn zu Werg.» Der Mann war bei der Hand und wollte nichts versäumen, stand eilends auf, so schnell er konnte, und ging in die Küche. Wie er aber zum Kessel kam und hineinsah, so erblickte er mit Schrecken nichts als einen Klumpen Werg. Da schwieg der arme Mann mäuschenstill, dachte, er hätt's versehen und wäre schuld daran, und sprach in Zukunft gar nicht mehr von Garn und Spinnen. Aber das musst du selbst sagen, es war eine garstige Frau.

Die drei Spinnerinnen

Es war ein Mädchen faul und wollte nicht spinnen, und die Mutter mochte sagen, was sie wollte, sie konnte es nicht dazu bringen. Endlich überkam die Mutter einmal Zorn und Ungeduld, dass sie ihm Schläge gab, worüber es laut zu weinen anfing. Nun fuhr gerade die Königin vorbei, und als sie das Weinen hörte, liess sie anhalten, trat in das Haus und fragte die Mutter, warum sie ihre Tochter schlüge, dass man draussen auf der Strasse das Schreien hörte. Da schämte sich die Frau, dass sie die Faulheit ihrer Tochter offenbaren sollte, und sprach: «Ich kann sie nicht vom Spinnen abbringen, sie will immer und ewig spinnen, und ich bin arm und kann den Flachs nicht herbeischaffen.» – Da antwortete die Königin: «Ich höre nichts lieber als spinnen und bin nicht vergnügter, als wenn die Räder schnurren: gebt mir eure Tochter mit ins Schloss, ich habe Flachs genug, da soll sie spinnen, soviel sie Lust hat.» Die Mutter war's von Herzen gerne zufrieden, und die Königin nahm das Mädchen mit. Als sie ins Schloss gekommen waren, führte sie es hinauf zu drei Kammern, die lagen von unten bis oben voll vom schönsten Flachs. «Nun spinn mir diesen Flachs», sprach sie, «und wenn du es fertig bringst, so sollst du meinen ältesten Sohn zum Gemahl haben; bist du gleich arm, so acht' ich nicht darauf, dein unverdrossener Fleiss ist Ausstattung genug.» Das Mädchen erschrak innerlich; denn es konnte den Flachs nicht spinnen, und wär's dreihundert Jahr alt geworden und hätte jeden Tag vom Morgen bis Abend dabeigesessen. Als es nun allein war, fing es an zu weinen und sass so drei Tage, ohne die Hand zu rühren. Am dritten Tag kam die Königin, und als sie sah, dass noch nichts gesponnen war, verwunderte sie sich, aber das Mädchen entschuldigte sich damit, dass es vor grosser Betrübnis über die Entfernung aus seiner Mutter Haus noch nicht hätte anfangen können. Das liess sich die Königin gefallen, sagte aber beim Weggehen: «Morgen musst du mir anfangen zu arbeiten!»
Als das Mädchen wieder allein war, wusste es sich nicht mehr zu raten und zu helfen und trat in seiner Betrübnis vor das Fenster: Da

sah es drei Weiber herkommen, davon hatte das erste einen breiten Platschfuss, das zweite hatte eine so grosse Unterlippe, dass sie über das Kinn herunterhing, und das dritte hatte einen breiten Daumen. Die blieben vor dem Fenster stehen, schauten hinauf und fragten das Mädchen, was ihm fehle. Es klagte ihnen seine Not; da trugen sie ihm ihre Hilfe an und sprachen: «Willst du uns zur Hochzeit einladen, dich unser nicht schämen und uns deine Basen heissen, auch an deinen Tisch setzen, so wollen wir dir den Flachs wegspinnen und das in kurzer Zeit.» – «Von Herzen gern», antwortete es, «kommt nur herein und fangt gleich die Arbeit an.» Da liess es die drei seltsamen Weiber herein und machte in der ersten Kammer eine Lücke, wo sie sich hinsetzen konnten und ihr Spinnen anhuben. Die eine zog den Faden und trat das Rad, die andere netzte den Faden, die dritte drehte ihn und schlug mit dem Finger auf den Tisch, und so oft sie schlug, fiel eine Zahl Garn zur Erde, und das war aufs feinste gesponnen. Vor der Königin verbarg sie die drei Spinnerinnen und zeigte ihr, so oft sie kam, die Menge des gesponnenen Garns, dass diese des Lobes kein Ende fand. Als die erste Kammer leer war, ging's an die zweite, endlich an die dritte, und des war auch bald aufgeräumt. Nun nahmen die drei Weiber Abschied und sagten zum Mädchen: «Vergiss nicht, was du uns versprochen hast; es wird dein Glück sein.»

Als das Mädchen der Königin die leeren Kammern und den grossen Haufen Garn zeigte, richtete sie die Hochzeit aus, und der Bräutigam freute sich, dass er eine so geschickte und fleissige Frau bekäme, und lobte sie gewaltig. «Ich habe drei Basen», sprach das Mädchen, «und da sie mir viel Gutes getan haben, so wollte ich sie nicht gern in meinem Glück vergessen: erlaubt doch, dass ich sie zu der Hochzeit einlade, und dass sie mit an dem Tisch sitzen.» Die Königin und der Bräutigam sprachen: «Warum sollen wir das nicht erlauben?» Als nun das Fest anhub, traten die drei Jungfern in wunderlicher Tracht herein, und die Braut sprach: «Seid willkommen, liebe Basen.» – «Ach», sagte der Bräutigam, «wie kommst du zu der garstigen Freundschaft?» Darauf ging er zu der einen mit dem breiten Platschfuss und fragte: «Wovon habt Ihr einen solchen breiten Fuss?» – «Vom Treten», antwortete sie, «vom Treten!» Da ging der

Bräutigam zur zweiten und sprach: «Wovon habt Ihr nur die herunterhängende Lippe?» – «Vom Lecken», antwortete sie, «vom Lecken!» Da fragte er die dritte: «Wovon habt Ihr den breiten Daumen?» – «Vom Fadendrehen», antwortete sie, «vom Fadendrehen!» Da erschrak der Königssohn und sprach: «So soll mir nun und nimmermehr meine schöne Braut ein Spinnrad anrühren.» Damit war sie das böse Flachsspinnen los.

Die faule Grete

Es war einmal eine Mutter. Die hatte eine einzige Tochter, und die war eben kein hässliches Mädchen, nein, hübsch und fein von Leib und Antlitz. Aber arbeiten, nein, das tat sie nicht gern. Viel lieber sass sie müssig in der Stube und ass gute Sachen und schlief allmorgen in den Tag hinein, bis die Sonne hoch am Himmel stand. Und war sie endlich aus den Federn, so faulenzte sie weiter. Die Arbeit in Haus und Stall liess sie die Mutter besorgen. Da aber die Mutter mit ihren müden Gliedern und zittrigen Fingern nicht mehr das Spinnrad treten und den Faden drehen konnte, so hiess sie die Tochter spinnen. Aber die rührte den Rocken nicht an, und am Abend war der Faden so lang als am Morgen. Eines Tages gebot ihr die Mutter wieder, wie so manchesmal, sich ans Spinnrad zu setzen. Das Mädchen tat's, trat aber nicht, und das Rad blieb stille stehen. Da lief der guten Frau die Galle über. Handlich langte sie nach einem Stecken und schlug scheltend auf die träge Tochter ein, jagte sie zum Haus hinaus und lief noch ein Stück weit hinter ihr drein durch die Gasse und rief in einem fort: «Ich will sie nicht mehr! Ich will sie nicht mehr!»

In diesem Augenblick kam ein vornehmer Herr am Hause vorübergegangen und sah und hörte alles, und das weinende Mädchen tat ihm leid. «Was tut Ihr so wüst mit dem armen Ding!» rief er, «schämt Ihr Euch denn gar nicht, dass Ihr so schlagt und scheltet?»

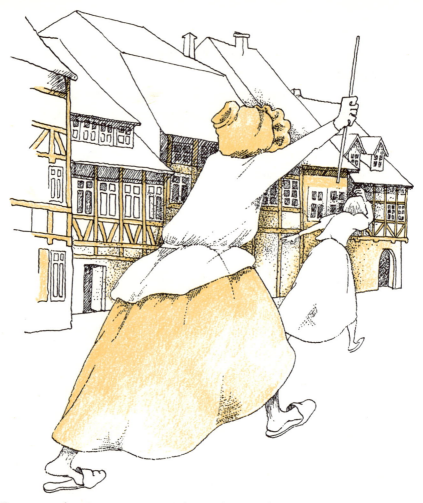

Das war der Mutter gar nicht recht, und schnell sprach sie zu dem Fremden: «Ach, mein lieber Herr, so sagt mir doch, was soll ich denn mit dem Mädchen machen? Nichts als spinnen will sie den lieben langen Tag, nichts als spinnen. Sieben Spindeln voll hat sie heut schon gesponnen. Und jetzt hab ich keinen Hanf mehr. Nein, einen Setzkopf hat das Kind, den kann keiner zurecht setzen!» Sprach der Herr: «Und darum straft Ihr sie so hart? Ich glaub schier, Ihr habt ein Rädlein zu viel im Kopf. Nein, gute Frau, wisst Ihr was, kann Eure Tochter so gut spinnen, dann gebt sie mir zur Frau. Eine fleissigere Frau finde ich ganz gewiss nicht auf der Welt, und Flachs und Hanf und Lein soll sie von mir bekommen, so viel ihr Herz begehrt und ihre Hände halten. Das lasst meine Sorge sein!» Die Rede lässt sich hören, dachte die Mutter und war herzensfroh, dass ein so feiner

Mann an der faulen Grete Gefallen fand, und mit tausend Freuden sagte sie ja. Und das Mädchen, ja, das war froh, dass es von der Mutter fortkomme in ein Haus, wo es nicht mehr arbeiten müsse. Also ward die Hochzeit gefeiert, und der fremde Herr führte seine junge Frau nach Hause.
Andern Tags schon kaufte der Mann einen grossen Haufen Flachs, eine ganze Kammer voll, und sprach: «Höre, Frau, morgen gehe ich für drei Tage in die Berge auf die Jagd. Du dreh derweil nach Herzenslust dein Rad, und wenn ich Samstag abend wieder komme, muss all dieser Hanf fix und fertig zu Faden versponnen sein!» Die Frau machte ein Gesicht, als tränke sie aus einer Essiggutter, und sprach: «Ach Gott, lieber Mann, aber ich kann doch gar nicht spinnen!» Da aber ward der Mann zornig: «Was muss ich hören!» rief er, «meinst du, ich habe dich zur Frau genommen, dass du in der Stube auf dem Stuhl hockst und den lieben langen Tag die Hände in den Schoss legst? Vorwärts jetzt, gleich ans Werk!» Und damit war er zur Tür hinaus und fort.
«O weh mir Armen, was soll ich nur machen?» dachte die junge Frau; «warum habe ich meiner Mutter nicht gefolgt und fleissig gesponnen!» Und die Tränen rannen ihr über das Gesicht herab wie ein Bächlein. Denn hätten auch hundert Mägde Tag und Nacht gesponnen, den Haufen Flachs hätten sie in drei Tagen nicht bewältigt. Ratlos stand sie vor ihrem Rocken zu und rang die Hände. Plötzlich hörte sie von draussen auf der Gasse eine schrille Stimme, die rief:

> «Holla holla ho!
> Der Spinn-Spann-Spunn isch do!
> Mys Rädli spinnt,
> Mys Häschpeli windt.
> Tüend uf das Lädli!
> I spinn eu's Fädli
> Gschwind wie der Wind,
> Ihr schöne Chind!
> Holla holla ho!
> Der Spinn-Spann-Spunn isch do!»

Flugs schaute die faule Frau zum Fenster hinaus. Da sah sie bei einem Karren zu ein kleines Männlein stehen in einem zündfeuerroten Gewändlein, ein spitzes Mützlein auf dem Kopf. Gleich winkte sie den seltsamen Gesellen herauf in die Küche, und – tipp tapp – schlurpte und schlarpte der Wicht die Treppe herauf. Sie zeigte ihm die Kammer voll Flachs: «Du, dieser Haufen da sollte bis Samstag abend fix und fertig zu Faden versponnen sein!» – «Ei», antwortete das Männlein, «das ist keine Sache für unsereinen. Ich kann Euch den Faden noch vor Samstag fix und fertig gesponnen bringen. Ein Fädlein so fein, so fein, wie keines sonst unter der Sonne gesponnen wird.» – «Ja, aber was verlangst du dafür?» fragte die Frau. «Nichts, gar nichts will ich dafür. Ihr müsst mir nur, wenn ich den Faden bringe, unter dreien Malen meinen Namen nennen. Erratet Ihr ihn nicht, so trag ich Euch samt dem Faden davon!» – «Kommt Zeit, kommt Rat», dachte die Frau, «wenn nur der Flachs Faden wird, ehe mein Mann heimkommt», und sagte ja. Da räumte das Männlein im Handkehrum die ganze Kammer aus, dass von dem Flachs auch nicht ein Fläumchen übrig blieb. Und sieben Säcke lud es auf seinen Karren, und wie der Blitz war es davon gefahren.
Kaum war das Männlein fort, da fiel es der Frau bleischwer auf's Herz, so dass ihr die Knie zitterten vor Angst. Wie sollte sie auch den Namen des sonderbaren Spinners erraten? Wer in aller Welt mochte ihn kennen? «Ach Gott, was wird aus mir werden», dachte sie, «wenn ich den rechten Namen nicht weiss? Und was wird mein Mann sagen, wenn er heimkommt und das Haus leer findet?» Und sie sann und sann und sann, und je länger sie sann, desto bänger ward es ihr zu Mute.
Und wie sie so dasass und sann, so war es unversehens Abend geworden, und draussen dämmerte es. «Nein», dachte sie, «ich will doch nach der Lampe sehen!» Aber da war der Docht trocken, und als sie Oel nachschütten wollte, da war die Flasche leer. Sie nahm also einen Sack voll Baumnüsse auf die Achsel und brachte sie in die Oele. Die lag zu hinterst hinten im Tale an einem Wildbach, dessen Wasser das Mühlwerk trieb. Als sie hinkam, war es bereits allerwegen dunkle Nacht. Da erblickte sie aufs Mal von ferne einen hellen Feuerschein. In der Kluft brannte ein flammender Holzstoss,

davon der Glast stand. Darum herum hockte im Kreise eine Schar uralter, verhutzelter Weiblein mit silbernen Spindeln und spannen und spannen, dass die Rädlein nur so surrten und schnurrten – rrr-rrr-rrr – fast gar wie ein Sägewerk. Vor der Lohe aber schwanzte und tanzte ein kleines Männlein in einem zündfeuerroten Gewändlein, ein spitziges Mützlein auf dem Kopf, und sprang und sang in einem fort:

>«Holla holla ho!
>Der Spinn-Spann-Spunn isch do!
>Wie-n-i rächt heiss,
>Niemer nit weiss;
>Heiss, wie der Aetti tuet:
>Hans mit em spitzige Huet.
>Juheia Juhei!
>Morn hol i sie hei,
>Die fuli Frau
>Muess spinne-n-au!
>Holla holla ho!
>Der Spinn-Spann-Spunn isch do!»

Als die Frau das hörte, da sprang sie vor Freude hoch auf, dass ihre Schürze flog, und wie ein Zicklein hüpfte und müpfte sie den ganzen Weg bis heim.

Am andern Morgen kam das rote Männlein mit seinem Karren wieder zum Hause der Frau und rief:

>«Holla holla ho!
>Der Spinn-Spann-Spunn isch do!
>Mys Rädli spinnt,
>Mys Häschpeli windt.
>Tüend uf das Lädli!
>I spinn eu's Fädli!
>Gschwind wie der Wind,
>Ihr schöne Chind!
>Holla holla ho!
>Der Spinn-Spann-Spunn isch do!»

Dann lud er ab und trug die Fadenbündel – tipp tapp – die Treppe hinauf in die Stube. «Also, gute Frau», sprach er höhnisch und legte die Bündel auf den Tisch, «da ist der Flachs, alles fix und fertig zu Faden versponnen, ein Fädlein so fein, so fein, wie keines sonst unter der Sonne gesponnen wird!» Und wie er das sagte, grinste und blitzte er, und trat von einem Fuss auf den andern. Die Frau aber tat ganz erschrocken und machte ein Gesicht, als besänne sie sich. Dann sagte sie: «Heissest du etwa Churri-Murri?» – «Nein, nein», rief das Männlein, «eins vorbei!» – «Ja so heissest du vielleicht Gicki-Gäcki?» sprach die Frau. – «Nein, nein», rief das Männlein, «zwei vorbei!» – «Ja dann», sprach die Frau, «dann heissest du sicherlich Hans mit em spitzige Huet.» – «Ohu, ohu!» schrie das Männlein so schrill, dass es einem in den Ohren gellte, und juckte auf bis schier gar an die Decke, als hätt's die Viper gestochen, knirschte vor Grimm mit den Zähnen, bleckte und belferte wie ein böser Köter. Und plötzlich fuhr er durch's Rauchloch auf und fort in die Luft, dass es im ganzen Hause tutete und chutete, als wäre Sturm. Die Frau aber legte die Fadenbündel sorglich in den Kasten und wartete auf ihren Mann. Am Samstag lief sie auf die Wiese und sammelte leere Schneckenhäuslein, grosse und kleine, und band sie sich auf den Rücken unter's Umtuch. Als nun der Mann abends nach Hause kam und seine Frau umarmte, da machte es krick krack, krick krack. «Was macht und kracht denn so an dir?» fragte er verwundert. «Ach Gott, lieber Mann, das kommt vom vielen Spinnen. Davon sind mir alle Knochen im Leibe zerbrochen. Vom vielen Spinnen, lieber Mann.» – «Nein, nein, um Himmelswillen, Frau, du darfst mir nie mehr spinnen! Ich will lieber eine heile Frau und zerschlissene Laken als ganze Laken und eine Frau mit zerbrochenen Knochen», sagte der Mann und schmiss die Spindel ins Feuer.
Und fortan hatte die faule Frau das gemächlichste Leben, und wenn sie nicht gestorben ist, so faulenzt sie am End noch heute.

Die drei Spinnerinnen

Es war einmal eine Mutter, die hat in hellem Zorn ihre Tochter ausgescholten, weil sie nicht spinnen konnte. Ein Herr, der unter dem Fenster vorbeiging, hat den Lärm gehört und ist ins Haus gegangen, um zu sehen, was es gebe. Da hat die Mutter gerade höhnisch gerufen: «Oh, seht die da, die will sogar das Moos aus den Wänden spinnen!»

Der Herr aber hat gedacht, das müsse doch eine wunderbare Spinnerin sein, und da er viel zu spinnen hatte, hat er sie als Magd zu sich genommen; der Mutter aber hat er eine grosse Börse voll Geld gegeben. Schon in den ersten Tagen, da sie bei ihm war, hat er ihr eine grosse Schürze voll Wolle gebracht, die solle sie spinnen.

Als er wieder fort war, hat das Mädchen, das ja gar nicht spinnen konnte, angefangen zu weinen und hat nach ihrer Grossmutter gerufen, sie möchte ihr helfen. Und wahrhaftig, bald darauf ist ihre Grossmutter, die schon längst gestorben war, zur Tür hereingekommen. Sie war alt und hinkte, aber das Rad konnte sie drehen, dass es eine Freude war. So hatte sie in ganz kurzer Zeit die Wolle gesponnen.

Der Herr war sehr zufrieden, und am nächsten Tag hat er eine noch viel grössere Menge Wolle gebracht. Diesmal hat die Arme nach ihrer Urgrossmutter gerufen. Da ist ein uraltes Mütterchen gekommen, die hatte eine gewaltig grosse Nase. Sie hat in einem Hui die Wolle gesponnen.

Als der Herr nun sah, was für eine gute Spinnerin er im Hause hatte, hat er am dritten Tag noch viel mehr Wolle gebracht. Nun ist das Mädchen doch heftig erschrocken, hat aber diesmal die Ur-Urgrossmutter gerufen, und diese hat sich nicht zweimal bitten lassen. Obwohl sie blind war, hatte sie, noch bevor das Mädchen recht sehen konnte was geschah, alles gesponnen.

Da war der Herr von der Kunst seiner Magd so erfreut, dass er sie zu seiner Braut gemacht hat. Während dem Hochzeitsmahl aber sind plötzlich die drei längst verstorbenen Spinnerinnen in den Saal gekommen, die Grossmutter, die Urgrossmutter und die Ur-

Urgrossmutter. Die erste hat zum Herrn gesagt: «Schau her, vom vielen Raddrehen ist mein Bein lahm geworden.» Die Urgrossmutter hat gesagt: «Von dem vielen Spinnwasser habe ich eine so grosse Nase bekommen.» Und die Ur-Urgrossmutter sagte: «Weil ich immer auf den Faden gesehen habe, bin ich blind geworden. Wenn du nicht willst, dass deine Frau hässlich werde, so lass sie niemals spinnen.» Dann sind sie verschwunden, der Herr aber hat seiner Frau das Spinnen strengstens verboten, und sie hat immer und immer wieder den toten Grossmüttern gedankt.

Das Fronfastenweib droht den späten Spinnerinnen

Meine Mutter hat einmal mit andern Frauen, die zu ihr in die Spinnstube gekommen waren, bis gegen Mitternacht gesponnen. Als es fast zwölf Uhr war, wurde plötzlich ein Fenster von aussen geöffnet und das Fronfastenweib warf einen ganzen Arm voll Spulen in die Stube herein, mit der Bemerkung, sämtliche Spulen müssten bis 12 Uhr gesponnen sein oder es setze etwas ab. Darüber entstand grosser Schrecken. Aber die beherzteste der Frauen sprang herbei und spann in den drei höchsten Namen schnell einen Faden um jede Spule dreimal herum. Die Spulen wurden sofort verbrannt. Das Fronfastenweib aber kam nicht wieder.
Das Fronfastenweib warf in der Durchspinnacht am 21. Dezember solchen Spinnerinnen, die gerne über die Leute spotteten, einen Haufen Spindeln nachts 12 Uhr leer in die Stube. Spannen sie diese nicht mehr voll, so geschah ihnen in jener Nacht noch ein Leid.

***

Eine Bäuerin blieb zu lange am Spinnrad. Da kam das Fronfastewible und machte ihr einen Finger. Die Bäuerin achtete aber nicht darauf. Am Morgen lag die schönste Kuh, in Faden verwickelt, tot im Stall.

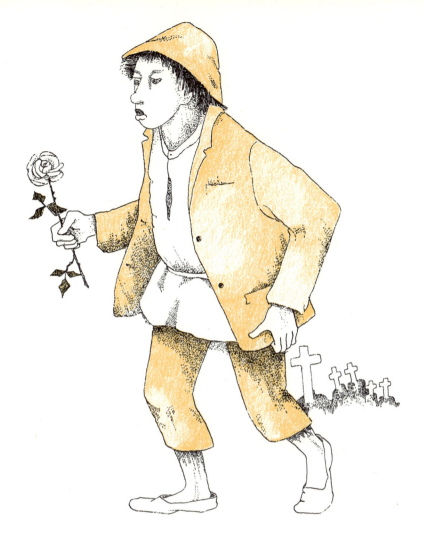

Unsagbar

Ein beherzter Bursche vermass sich in einer Spinnstube, er wolle nachts zwischen zwölf und ein Uhr auf den Kirchhof gehen und von des letztverstorbenen Pastors Grabe eine weisse Rose brechen. Er tat's und kam auch bald mit der weissen Rose nach atemlosem Lauf wieder ins Haus. Gefragt, warum er so erschrocken sei, und was er gesehen habe, antwortete er, das könne und dürfe er nicht sagen, und wenn er noch hundert Jahre alt würde. Auch hat er nie gesagt, was er gesehen, ist ein ganz stiller und in sich gekehrter Mann geworden und unbeweibt verstorben.

Eine fromme Spinnerin

Eine fromme Spinnerin war einmal,
Sie spinnte all Tag acht Schneller an Zahl.
Acht Schneller an Zahl, wie Syde so fein,
Sie glänzten wie Silber und Edelgestein.
Sie hatte das Betbuech stets auf der Schooss
Und betete beim Spinnrad ohn' Unterloos.

Oft hatte sie selber Mangel und Not,
Doch gab sie den Armen ihr Stücklein Brot.
Hät mängs arms Waisli als Chind agno,
Hät mänge Pilger gern über Nacht gno.
Im ganze Land, wyt und breit
Wurd von der frumme Spinnere gsait.

Eine Künigin hat im Baierland
Us ihrem Garn ein fines Gwand.
Der Künig und die Künigin
Sie kamen einmal zu der Spinnerin.
Sie sprachen: «O komm in unsren Palast,
Wo rych du bist, viel Freude du hast!»

Die Spinnerin sprach: «O nein, o nein!
Blyb lieber by minem Rädelein.»
Sie dütet gen Himmel mit Träne fast:
«Dort oben ist ein noch schönrer Palast.»
Sie hatte sich nicht bewegen lan,
Nahm auch kein Geld von ihnen an.
Einmal in einer dunklen Nacht,
Da stehet ihr Hüslein in Glanz und Pracht.

Man hörte singen und Harfentön,
Es war als sungen die Engelein schön.
Es liefen die Leute zu sehn was sei,

Es kam wohl das halbe Dörflein herbei.
Und siehe, die fromme Spinneri war
Gestorben und wyss wie der Schnee so klar.
Es führt ihre Seele zur ewigen Rueh
Eine Engelschar in Himmel ue.

Jakob Stutz

Der Klapperer

In einer Rockenstube unterhielten sich Knechte und Mägde mit dem Pfänderspiel. Wie es gerade recht lustig herging, sagte auf einmal eine Dirne: «Passt's auf! Wem jetzt das nächste Pfand gehört, der muss aus dem Beinhaus das Gerippe hereinholen, das alleweil so klappert.» «Also ausgemacht», sagten die anderen, «aber schau her, das Pfand gehört dir selber!» Die Dirne verfärbte sich, ging aber ohne Widerrede. Und wie sie zurückkam, trug sie wahrhaftig den Klapperer auf dem Buckel. Da drückten sich alle in den hintersten Winkel und schrien: «Jess' Maria und Josef! Gleich tragst ihn wieder fort!» «Ja», sagte die Dirn, «das Forttragen geht mich nichts an, ich hab' ihn nur hertragen müssen.» Aber keiner traute sich, den Klapperer anzurühren. Endlich sagte die Dirne: «In Gottes Namen nachher, wenn ihm jedes die Hand gibt, trage ich ihn wieder hinaus.» Was wollten sie machen? Schliesslich kam einer nach dem andern geschlichen und gab dem Klapperer die Hand.
Hinterm Ofen natzte das alte Mutterl. Die holten sie auch noch hervor. «He, Mutterl», sagten sie, «gebt doch dem Schatz auch eure Patschhand.» Das Weiblein schaute sich den Knochenmann eine Weile so an, nachher sagte sie: «Bist du es, dich kenn' ich schon, du hast mir damals mein Kind abgeleugnet, jetzt hat dich das selbige Kind hereintragen müssen. Meinst halt, ich soll dir verzeihen. Meinetwegen, dass mir unser Herrgott auch einmal gnädig ist, da hast meine Hand.» Auf der Stelle verfiel das Gerippe zu Staub. Das Mütterlein aber legte sich nieder und ist nicht mehr aufgestanden.

Der Tolpatsch

Im Hause seiner Mutter kamen die Mädchen oft in die Karz, oder wie man es hier nennt, «zu Licht». Die Mädchen wählen zu diesen abendlichen Zusammenkünften immer am liebsten eine jung verheiratete Gespielin oder eine freundliche Witwe; die älteren Hausherren stören das harmlose Treiben doch zu sehr. So kamen die Mädchen auch oft zur Mutter Marei, und die Bauernburschen kamen wie immer ungeladen dazu. Früher hatte sich Alois gar nicht daran gekehrt, wenn man sich nicht um ihn kümmerte, er sass in einer Ecke und tat gar nichts; jetzt sagte er sich immer in Gedanken: «Alois! beim Teufel, du bist doch jetzt neunzehn Jahr vorbei, du musst dich jetzt auch vornhin stellen», und dann sagte er wieder: «Wenn nur der Teufel den Jörgli lotweise holen tät.»
Dieser lehrte die Burschen und Mädchen neue Lieder, und insbesondere das Reiterlied «Morgenrot» usw.
Die Mädchen sassen im Kreise, ein jedes hatte seine Kunkel mit dem Goldschaum bedeckten Knauf vor sich stehen, an welcher der Hanf mit einem farbigen Bande befestigt war; sie netzten den Faden aus ihrem Munde und spannen mit der Spindel, die sich lustig auf dem Boden drehte. Es war dem Alois immer wohl, wenn er «etwas zum Annetzen», eine Schüssel voll Aepfel oder Birnen für die Mädchen auf den Tisch stellen konnte, und er stellte die Schüssel immer nahe zu Marannele, damit sie auch tapfer zugreifen konnte.
Anfang Winter tat Alois den ersten mutigen Schritt seiner Grossjährigkeit. Das Marannele hatte eine neue mit Zinn eingelegte schöne Kunkel bekommen. Als es nun zum erstenmal damit in die Spinnstube kam und sich zum Spinnen gesetzt hatte, trat Alois vor, erfasste die Kunkel oben und sagte den alten Spruch:

> «Jungfer derf i eu' bitte
> Lent (lasset) mi euere Engele schüttle,
> Die kleine wie die grosse
> Auf dere Jungfere Schosse.

Jungfer, warum seind ihr so stolz?
Eure Kunkel ischt doch nau, von Holz,
Wenn sie wär' mit Silber b'schlage
No wett (nachher wollt) i eu' was andres sage.»

Mit einer ungewohnten Festigkeit, wenn auch mitunter mit Zittern, hatte Alois den Spruch vorgebracht. Das Marannele schlug zuerst die Blicke in den Schoss aus Scham und aus Angst, der Alois möchte in seiner Rede steckenbleiben; jetzt aber sah es ihn mit glitzernden Augen an. Nach alter Sitte liess es darauf Spindel und Wirtel auf den Boden fallen, der Alois hob beide Gegenstände auf, und das Marannele musste ihm für die Spindel ein Knöpfle (schwäbische Mehlspeise) und für den Wirtel (ein Ring von beinhartem Holz oder Stein, den man in das Ende der Spindel steckt, damit man sie so beschwert besser drehen kann), ein Fastnachtsküchle versprechen.
Das Beste aber kam zuletzt. Alois gab die Kunkel frei, und als Ablosung gab ihm das Marannele einen rechtschaffenen Kuss. Der Alois schmatzte so laut, dass man ihn in der ganzen Stube hörte, und die andern Burschen ihn darum beneideten; er aber setzte sich wieder in eine Ecke, rieb sich die Hände und war mit sich und der Welt zufrieden. Das dauerte aber nicht lange, denn Jörgli war sein Störefried.
Eines Abends bat der Jörgli das Marannele – das die erste Vorsängerin in der Kirche war – das Lied vom «Schwarzbraunen Mädchen» zu singen. Es begann ohne langes Zaudern, und der Jörgli begann die zweite Stimme mit so kräftigem Wohllaute, dass alle anderen, die anfangs mitgesungen hatten, nacheinander stille wurden und den beiden zuhörten, die so schön sangen. Marannele, das sich von den Gefährtinnen verlassen sah, sang anfangs mit zitternder Stimme und stiess die andern nebenan, doch mitzusingen; als ihm aber niemand folgte, sang es keck weiter, als könne es gar nicht aufhören, und es war, als ob die Stimme Jörglis es frei und fest emporhielte wie gewaltige Arme.
Als ein jedes Mädchen seine vier bis fünf Spindeln voll gesponnen hatte, wurde der Tisch in die Ecke gerückt, und auf dem freien

Raume von kaum drei bis vier Schritten, den man dadurch gewonnen, begann nun eines nach dem andern zu tanzen; die Sitzenden sangen den anderen dazu. Als der Jörgli mit dem Marannele tanzte, sang er selber einen Ländler und tanzte dabei wie eine Spindel; ja, er brauchte fast nicht viel mehr Raum als eine Spindel, denn er behauptete: darin zeige sich ein echter Tänzer, dass man sich auf einem Teller gewandt und flink drehen könne.
Als er endlich mit dem Marannele einhielt, und es dabei nochmals so heftig schwenkte, dass der faltige Rock hoch aufwallte, da liess ihn das Marannele schnell stehen, wie wenn es sich vor ihm flüchtete, es sprang in die Ecke, wo der Alois trübselig zuschaute und seine Hand fassend, sagte es:
«Komm Alois, du musst auch tanzen.»
«Lass mich, du weisst ja, dass ich nicht tanzen kann. Du willst mich nur foppen.»
«Du Tol...» sagte Marannele, es wollte «du Tolpatsch» sagen, aber es hielt schnell inne, denn es sah sein Gesicht, auf dem die Wehmut ausgegossen war, dass ihm das Weinen näher stand als das Lachen, es sagte daher freundlicher:
«Nein, g'wiss nicht, ich will dich nicht foppen, komm, und wenn du auch nicht tanzen kannst, so musst du's lernen, und ich tanz so gern mit dir als wie mit einem andern.»
Sie tanzte nun mit ihm herum, aber Alois schlenkerte seine Füsse, wie wenn er Holzschuhe anhätte, so dass die andern vor Lachen nicht mehr singen konnten.
«Ich lern' dir's ganz allein, Alois», sagte das Marannele, ihn beruhigend.
Die Mädchen zündeten nun ihre Laternen an und wanderten nach Haus. Alois liess es sich nicht nehmen, sie noch zu begleiten; er hätte um alles in der Welt das Marannele nicht allein mit den andern gehen lassen, wenn der Jörgli dabei war.

Gebhart

Ein Mädchen hatte eine böse Stiefmutter. Sie quälte sie auf alle Weise, besonders mit Flachsspinnen. Denn immer trug sie ihr schon neue Arbeit zu, wenn sie mit der alten noch nicht zu Ende war; fast jeden Tag verdoppelte sie das Tagewerk, und weil das Mädchen einen Bräutigam hatte und gerne heiraten wollte, so sagte die Mutter: «Wenn du damit zum Abend fertig bist, so soll Hochzeit sein; eher aber kommst du nicht aus dem Hause.» Die böse Mutter hielt aber nie Wort, weil sie die fleissige Arbeiterin ungerne aus dem Hause lassen wollte und ihr dann auch ihr Vermögen hätte auskehren müssen. Zuletzt brachte sie ihr gar die halbe Stube voll Flachs; sagte aber, wenn sie das in drei Wochen abgesponnen hätte, solle sie ganz gewiss Ruhe haben. Das Mädchen sah, dass ihr das nimmer gelingen würde, wenn sie auch Tag und Nacht arbeitete; traurig ging sie hinaus und kam in einen Wald, wo sie sich niedersetzte, um sich einmal recht satt zu weinen. Als sie aber die Augen aufschlug, da stand ein kleines Männchen in einem kurzen Rock vor ihr und fragte, was ihr fehle. Sie klagte ihm ihre grosse Not; da hüpfte das Männchen herum und sagte:
«Wenn's weiter nichts ist, so kann ich dir schon helfen! Aber du musst drei Wochen lang meinen Namen behalten; ich heisse Gebhart; vergisst du den, so nehme ich dich mit und du musst meine Frau werden.»
Das Mädchen dachte, wie sollte ich nicht den Namen behalten? und nahm seinen Dienst mit Freuden an, führte ihn in ihre Kammer; er fing an zu spinnen und spann und spann, sie konnte ihm nur immer zuwerfen, und in einem Augenblick war alles aufgesponnen. Darauf verschwand der kleine Mann.
Das Mädchen freute sich, dass sie nun frei sei; dachte an ihre Hochzeit und rüstete alles darauf zu; als aber die drei Wochen bereits um waren, fiel ihr erst die Bedingung, die der kleine Mann gemacht hatte, wieder ein; da hatte sie den Namen vergessen und konnte sich gar nicht wieder darauf entsinnen. Sie rechnete sich alle Namen vor, die ihr bekannt waren und im Land gebraucht werden,

sie sah im Kalender nach; aber nirgends fand sie den rechten, oder bald dachte sie, dieser sei der rechte, bald jener. Vergeblich suchte sie auch das Männchen im ganzen Walde; es war durchaus nirgends zu finden. Darüber ward sie ganz traurig. Ihr Bräutigam bemerkte das, und am letzten Tage vor der Hochzeit musste sie ihm alles erzählen. Da ging der Bräutigam noch am selben Abend in den Wald, um das Männchen zu suchen; lange irrte er umher und fand nichts; doch zuletzt traf er auf ein ganz kleines Häuschen, das er früher nie gesehen. Da stand auf dem Tisch, mitten in der Stube, wie er durchs Fenster sah, ein brennendes Licht, und das kleine Männchen tanzte und sprang immer rundherum, klatschte in die Hände und sang dazu:

> Morgen musst du mit,
> Morgen sind wir quitt!
> Gebhart heiss ich, hopsassa!
> Morgen bin ich wieder da.

Da lief der Bräutigam schnell zurück zu seiner Braut, erzählte ihr, was er gesehen und gehört, und als nun am Morgen das Männchen kam und fragte: «Wie heiss' ich?» antwortete das Mädchen: «Gebhart heisst du!»; da verschwand das Männchen, und weil die böse Mutter nun nichts darwider haben konnte und ihr Wort halten musste, so gaben Braut und Bräutigam Hochzeit und lebten noch lange glücklich.

Ein sittlicher, oft geradezu ein christlicher Zug geht durch viele Märchen. Es ist die Liebe zu allem Verlassenen und Verstossenen. Wer mit Mühe und Kummer beladen ist, wird belohnt und befreit.

Silvia Bürgler
(Aus: «Die Bedeutung der Märchen»)

Aschenzuttel

Einst spannen Mädchen, die Rinder hüteten, um eine Grube herum. Da kam ein alter Mann mit wallendem Bart dahergegangen und sprach:
«Mädchen hütet euch vor dieser Grube, denn wie einer von euch die Spindel hineinfiele, so würde ihre Mutter augenblicklich in eine Kuh verwandelt.»
Neugierig rückten die Mädchen der Grube näher und da geschah es, dass dem schönsten Mädchen die Spindel aus der Hand glitt und in die Grube fiel. Und als am Abend das Mädchen heim kam, da war seine Mutter wirklich in eine Kuh verwandelt, stand vor dem Hause und muhte.
Der Vater heiratete nun wieder, und das Mädchen hatte es bei der Stiefmutter sehr schlimm. Die Stiefmutter gab dem Mädchen eines Morgens einen ganzen Ranzen voll Flachsraufen und sprach:
«Wenn du dies alles nicht heute fertig spinnst, und in schöne Knäuel windest, darfst du mir den Abend nicht heimkommen, sonst bring' ich dich um.»
Trotz vielem Fleiss merkte man zu Mittag dem Flachs nicht an, dass davon gesponnen würde, und das Mädchen weinte daher bitterlich. Wie dies die Kuh sah, die einst seine Mutter gewesen war, fragte sie, was ihm fehle, worauf das Kind alles erzählte. Da sprach die Kuh:
«Gräme dich weiter nicht, ich will den Flachs, den du spinnen sollst, ins Maul nehmen und kauen, da wird alsbald aus meinem Ohr ein Faden hervordringen, den erfasse und wind' ihn zu einem Knäuel.»
Und so geschah es auch. Des Abends war die Stiefmutter höchst erstaunt und gab den andern Morgen noch viel mehr Flachs zu spinnen, und so fort. Als sie dann des Rätsels Lösung erfuhr, drang sie darauf, dass die Kuh geschlachtet werde. Darüber ward das Mädchen traurig, doch die Kuh tröstete es wieder und sagte, es solle nur kein Fleisch von ihr essen und die Knochen sammeln und begraben, was sie auch tat.

Dornröschen

Vorzeiten lebten ein König und eine Königin, die sprachen jeden Tag: «Ach, wenn wir doch ein Kind hätten!» und kriegten immer keins. Da geschah es, als die Königin einmal im Bade sass, dass ein Frosch aus dem Wasser ans Land kroch und zu ihr sprach: «Dein Wunsch wird erfüllt werden; ehe ein Jahr vergeht, wirst du eine Tochter haben.»
Was der Frosch gesagt hatte, das geschah, und die Königin bekam ein Mädchen, das war so schön, dass der König vor Freude sich nicht zu fassen wusste und ein grosses Fest gab. Er lud nicht bloss seine Verwandten, Freunde und Bekannten, sondern auch die weisen Frauen dazu ein, damit sie dem Kind hold und gewogen wären. Es waren ihrer dreizehn in seinem Reiche; weil er aber nur zwölf goldene Teller hatte, von denen sie essen sollten, musste eine daheim bleiben.
Das Fest wurde mit aller Pracht gefeiert, und als es zu Ende war, beschenkten die weisen Frauen das Kind mit ihren Wundergaben, die eine mit Tugend, die andere mit Schönheit, die dritte mit Reichtum, und so mit allem, was auf der Welt zu wünschen ist.
Als elf ihre Sprüche eben getan hatten, trat plötzlich die dreizehnte herein. Sie wollte sich dafür rächen, dass sie nicht eingeladen war, und ohne jemand zu grüssen oder nur anzusehen, rief sie mit lauter Stimme: «Die Königstochter soll sich in ihrem fünfzehnten Jahr an einer Spindel stechen und tot hinfallen.» Und ohne ein Wort weiterzusprechen, kehrte sie sich um und verliess den Saal.
Alle waren erschrocken; da trat die zwölfte hervor, die ihren Wunsch noch übrig hatte, und weil sie den bösen Spruch nicht aufheben, sondern ihn nur mildern konnte, so sagte sie: «Es soll aber kein Tod sein, sondern ein hundertjähriger tiefer Schlaf, in den die Königstochter fällt.»
Der König, der sein liebes Kind vor dem Unglück gern bewahren wollte, liess den Befehl ausgeben, dass alle Spindeln im ganzen Reich verbrannt werden sollten. An dem Mädchen aber wurden die Gaben der weisen Frauen erfüllt; denn es war so schön und sittsam,

freundlich und verständig, dass jedermann, der es ansah, es liebhaben musste.

An dem Tag, an dem es gerade fünfzehn Jahre alt wurde, waren der König und die Königin nicht zu Hause, und das Mädchen blieb ganz allein im Schloss zurück. Da ging es allerorten herum, besah Stuben und Kammern, wie es Lust hatte, und kam endlich auch an einen alten Turm. Es stieg die enge Wendeltreppe hinauf und gelangte zu einer kleinen Tür. In dem Schloss steckte ein verrosteter Schlüssel. Als es ihn umdrehte, sprang die Tür auf, und da sass in einem kleinen Stübchen eine alte Frau mit einer Spindel und spann emsig ihren Flachs.

«Guten Tag, du altes Mütterchen», sprach die Königstochter, «was machst du da?»

«Ich spinne», sagte die Alte und nickte mit dem Kopf.

«Was ist das für ein Ding, das so lustig herumspringt?» fragte das Mädchen, nahm die Spindel und wollte auch spinnen. Kaum hatte sie aber die Spindel angerührt, so ging der Zauberspruch in Erfüllung, und sie stach sich damit in den Finger.

In dem Augenblick aber, wo sie den Stich empfand, fiel sie auf das Bett nieder, das dort stand, und lag in einem tiefen Schlaf. Und dieser Schlaf verbreitete sich über das ganze Schloss. Der König und die Königin, die eben heimgekommen und in den Saal getreten waren, fingen an einzuschlafen und der ganze Hofstaat mit ihnen. Da schliefen auch die Pferde im Stall, die Hunde im Hof, die Tauben auf dem Dach, die Fliegen an der Wand, ja, das Feuer, das auf dem Herd flackerte, wurde still und schlief ein. Der Braten hörte auf zu brutzeln, der Koch, der dem Küchenjungen, weil er etwas versehen hatte, eine Ohrfeige geben wollte, liess es sein und schlief. Und der Wind legte sich, und auf den Bäumen vor dem Schloss regte sich kein Blättchen mehr.

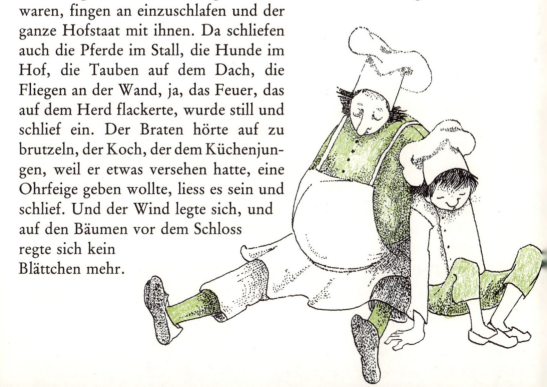

Rings um das Schloss aber begann eine Dornenhecke zu wachsen, die jedes Jahr höher wurde und endlich das ganze Schloss umzog und darüber hinauswuchs, dass gar nichts mehr davon zu sehen war, nicht einmal die Fahne auf dem Dach.
Es ging aber die Sage in dem Land von dem schönen schlafenden Dornröschen, denn so wurde die Königstochter genannt, so dass von Zeit zu Zeit Königssöhne kamen und durch die Hecke in das Schloss dringen wollten. Es war ihnen aber nicht möglich, denn die Dornen hielten fest zusammen, als hätten sie Hände, und die Jünglinge blieben darin hängen, konnten sich nicht wieder losmachen und starben eines jämmerlichen Todes.
Nach langen, langen Jahren kam wieder einmal ein Königssohn in das Land und hörte, wie ein alter Mann von der Dornenhecke erzählte. Es solle ein Schloss dahinter stehen, in dem eine wunderschöne Königstochter, Dornröschen genannt, schon seit hundert Jahren schlafe, und mit ihr schliefen der König und die Königin und der ganze Hofstaat. Der Alte wusste auch von seinem Grossvater, dass schon viele Königssöhne gekommen wären und versucht hätten, durch die Dornenhecke zu dringen, aber sie wären darin hängengeblieben und eines traurigen Todes gestorben. Da sprach der Jüngling: «Ich fürchte mich nicht, ich will hinaus und das schöne Dornröschen sehen.» Der gute Alte mochte ihm abraten, wie er wollte, er hörte nicht auf seine Worte.
Nun waren aber gerade die hundert Jahre verflossen, und der Tag war gekommen, wo Dornröschen wieder erwachen sollte. Als der Königssohn sich der Dornenhecke näherte, waren es lauter schöne, grosse Blumen, die taten sich von selbst auseinander und liessen ihn unbeschädigt hindurch, und hinter ihm taten sie sich wieder als eine Hecke zusammen.
Im Schlosshof sah er die Pferde und scheckigen Jagdhunde liegen und schlafen, auf dem Dach sassen die Tauben und hatten das Köpfchen unter den Flügel gesteckt. Und als er ins Haus kam, schliefen die Fliegen an der Wand, der Koch in der Küche hielt noch die Hand so, als wolle er dem Jungen eine Ohrfeige geben, und die Magd sass vor dem schwarzen Huhn, das gerupft werden sollte.
Da ging er weiter und sah im Saal den ganzen Hofstaat liegen und

schlafen, und oben auf dem Thron schlummerten der König und die Königin. Da ging er noch weiter; alles war so still, dass einer seinen Atem hören konnte; und endlich kam er zu dem Turm und öffnete die Tür zu der kleinen Stube, in der Dornröschen schlief.

Da lag es und war so schön, dass er die Augen nicht abwenden konnte, und er bückte sich und gab ihm einen Kuss. Wie er es mit dem Mund berührt hatte, schlug Dornröschen die Augen auf, erwachte und blickte ihn ganz freundlich an. Da gingen sie zusammen hinab, und der König erwachte und die Königin und der ganze Hofstaat, und sie sahen einander mit grossen Augen an. Und die Pferde im Hof standen auf und schüttelten sich, die Jagdhunde sprangen und wedelten, die Tauben auf dem Dach zogen das Köpfchen unterm Flügel hervor, sahen umher und flogen ins Feld. Die Fliegen an den Wänden krochen weiter, das Feuer in der Küche erhob sich, flackerte und kochte das Essen, der Braten fing wieder an zu brutzeln, und der Koch gab dem Jungen eine Ohrfeige, dass er schrie, und die Magd rupfte das Huhn fertig. Und da wurde die Hochzeit des Königssohnes mit dem Dornröschen in aller Pracht gefeiert, und sie lebten vergnügt bis an ihr Ende.

Das Nothemd

Das Nothemd wird auf folgende Weise zubereitet: In der Christnacht müssen zwei unschuldige Mägdlein, die noch nicht sieben Jahre alt sind, linnen Garn spinnen, weben und ein Hemd daraus machen. Auf der Brust hat es zwei Häupter, eins auf der rechten Seite mit einem langen Barte und einem Helm, eins auf der linken mit einer Krone, wie sie der Teufel trägt. Zu beiden Seiten wird es mit einem Kreuze bewahrt. Das Hemd ist so lang, dass es den Menschen vom Hals an bis zum halben Leib bedeckt.

Wer ein solches Nothemd im Kriege trägt, ist sicher vor Stich, Hieb und Schuss und anderm Zufall, daher es Kaiser und Fürsten hochhielten. Auch Gebärende ziehen es an, um schneller und leichter entbunden zu werden.

Allerleirauh

Es war einmal ein König, der hatte eine Frau mit goldenen Haaren, und sie war so schön, dass sich ihresgleichen nicht mehr auf Erden fand. Es geschah, dass sie krank lag, und als sie fühlte, dass sie bald sterben würde, rief sie den König und sprach: «Wenn du nach meinem Tode dich wieder vermählen willst, so nimm keine, die nicht ebenso schön ist, als ich bin, und die nicht solche goldene Haare hat, wie ich habe; das musst du mir versprechen.» Nachdem es ihr der König versprochen hatte, tat sie die Augen zu und starb. Der König war lange Zeit nicht zu trösten und dachte nicht daran, eine zweite Frau zu nehmen. Endlich sprachen seine Räte: «Es geht nicht anders, der König muss sich wieder vermählen, damit wir eine Königin haben.» Nun wurden Boten weit und breit umhergeschickt, eine Braut zu suchen, die an Schönheit der verstorbenen Königin ganz gleichkäme. Es war aber keine in der ganzen Welt zu finden, und wenn man sie auch gefunden hätte, so war doch keine da, die solche goldene Haare gehabt hätte. Also kamen die Boten unverrichteter Sache wieder heim.
Nun hatte der König eine Tochter, die war gerade so schön wie ihre verstorbene Mutter und hatte auch solche goldene Haare. Als sie herangewachsen war, sah sie der König einmal an und sah, dass sie in allem seiner verstorbenen Gemahlin ähnlich war, und er fühlte plötzlich eine heftige Liebe zu ihr. Da sprach er zu seinen Räten: «Ich will meine Tochter heiraten, denn sie ist das Ebenbild meiner verstorbenen Frau und sonst kann ich doch keine Braut finden, die ihr gleicht.» Als die Räte das hörten, erschraken sie und sprachen: «Gott hat verboten, dass der Vater seine Tochter heirate, aus der Sünde kann nichts Gutes entspringen, und das Reich wird mit ins Verderben gezogen.» Die Tochter erschrak noch mehr, als sie den Entschluss ihres Vaters vernahm, hoffte aber, ihn von seinem Vorhaben noch abzubringen. Da sagte sie zu ihm: «Eh' ich Euren Wunsch erfülle, muss ich erst drei Kleider haben, eins so golden wie die Sonne, eins so silbern wie der Mond und eins so glänzend wie die Sterne; ferner verlange ich einen Mantel von tausenderlei Pelz und

Rauhwerk zusammengesetzt, und ein jedes Tier in Eurem Reich muss ein Stück von seiner Haut dazu geben.» Die dachte aber: «Das anzuschaffen ist ganz unmöglich, und ich bringe damit meinen Vater von seinen bösen Gedanken ab.» Der König liess aber nicht ab, und die geschicktesten Jungfrauen in seinem Reich mussten die drei Kleider weben, eines so golden wie die Sonne, eins so silbern wie der Mond und eins so glänzend wie die Sterne; und seine Jäger mussten alle Tiere im ganzen Reich auffangen und ihnen ein Stück von ihrer Haut abziehen; daraus ward ein Mantel von tausenderlei Rauhwerk gemacht. Endlich, als alles fertig war, liess der König den Mantel herbeiholen, breitete ihn vor ihr aus und sprach: «Morgen soll die Hochzeit sein.»

Als nun die Königstochter sah, dass keine Hoffnung mehr war, ihres Vaters Herz umzuwenden, so fasste sie den Entschluss, zu entfliehen. In der Nacht, während alles schlief, stand sie auf und nahm von ihren Kostbarkeiten dreierlei, einen goldenen Ring, ein goldenes Spinnrädchen und ein goldenes Haspelchen; die drei Kleider von Sonne, Mond und Sternen tat sie in eine Nussschale, zog den Mantel von allerlei Rauhwerk an und machte sich Gesicht und Hände mit Russ schwarz. Dann befahl sie sich Gott und ging fort, und ging die ganze Nacht, bis sie in einen grossen Wald kam. Und weil sie müde war, setzte sie sich in einen hohlen Baum und schlief ein.

Die Sonne ging auf, und sie schlief fort und schlief noch immer, als es schon hoher Tag war. Da trug es sich zu, dass der König, dem dieser Wald gehörte, darin jagte. Als seine Hunde zu dem Baum kamen, schnupperten sie, liefen rings herum und bellten. Sprach der König zu den Jägern: «Seht doch, was dort für ein Wild sich versteckt hat.» Die Jäger folgten dem Befehl, und als die wiederkamen, sprachen sie: «In dem hohlen Baum liegt ein wunderliches Tier, wie wir noch niemals eins gesehen haben; an seiner Haut ist tausenderlei Pelz; es liegt aber und schläft.» Sprach der König: «Seht zu, ob ihr's lebendig fangen könnt, dann bindet's auf den Wagen und nehmt's mit.» Als die Jäger das Mädchen anfassten, erwachte es voll Schrecken und rief ihnen zu: «Ich bin ein armes Kind, von Vater und Mutter verlassen, erbarmt euch mein und nehmt mich mit.» Da sprachen sie: «Allerleirauh, du bist gut für die Küche, komm nur mit, da kannst du die Asche zusammenkehren.» Also setzten sie es auf den Wagen und fuhren heim in das königliche Schloss. Dort wiesen sie ihm ein Ställchen an unter der Treppe, wo kein Tageslicht hinkam, und sagten: «Rauhtierchen, da kannst du wohnen und schlafen.» Dann ward es in die Küche geschickt, da trug es Holz und Wasser, schürte das Feuer, rupfte das Federvieh, belas das Gemüse, kehrte die Asche und tat alle schlechte Arbeit.

Da lebte Allerleihrauh lange Zeit recht armselig. Ach, du schöne Königstochter, wie soll's mit dir noch werden! Es geschah aber einmal, dass ein Fest im Schloss gefeiert ward, da sprach sie zum Koch: «Darf ich ein wenig hinaufgehen und zusehen? Ich will mich aussen vor die Türe stellen.» Antwortete der Koch: «Ja, geh nur hin, aber in einer halben Stunde musst du wieder hier sein und die Asche zusammentragen.» Da nahm sie ihr Oellämpchen, ging in ihr Ställchen, zog den Pelzrock aus und wusch sich den Russ von dem Gesicht und den Händen ab, so dass ihre volle Schönheit wieder an den Tag kam. Dann machte sie die Nuss auf und holte ihr Kleid hervor, das wie die Sonne glänzte. Und wie das geschehen war, ging sie hinauf zum Fest, und alle traten ihr aus dem Weg, denn niemand kannte sie, und meinten nicht anders, als dass es eine Königstochter wäre. Der König aber kam ihr entgegen, reichte ihr die Hand und tanzte mit ihr, und dachte in seinem Herzen: «So schön haben meine Augen noch keine gesehen.» Als der Tanz zu Ende war, verneigte sie sich, und wie sich der König umsah, war sie verschwunden, und niemand wusste, wohin. Die Wächter, die vor dem Schlosse standen, wurden gerufen und ausgefragt, aber niemand hatte sie erblickt.

Sie war aber in ihr Ställchen gelaufen, hatte geschwind ihr Kleid ausgezogen, Gesicht und Hände schwarz gemacht und den Pelzmantel umgetan, und war wieder Allerleirauh. Als sie nun in die Küche kam und an ihre Arbeit gehen und die Asche zusammenkehren wollte, sprach der Koch: «Lass das gut sein bis morgen und koche mir da die Suppe für den König, ich will auch einmal ein bisschen oben zugucken: aber lass mir kein Haar hineinfallen, sonst

kriegst du in Zukunft nichts mehr zu essen.» Da ging der Koch fort, und Allerleirauh kochte die Suppe für den König, und kochte eine Brotsuppe, so gut es konnte und wie sie fertig war, holte es in dem Ställchen seinen goldenen Ring und legte ihn in die Schüssel, in welche die Suppe angerichtet ward. Als der Tanz zu Ende war, liess sich der König die Suppe bringen und ass sie, und sie schmeckte ihm so gut, dass er meinte, niemals eine bessere Suppe gegessen zu haben. Wie er aber auf den Grund kam, sah er da einen goldenen Ring liegen und konnte nicht begreifen, wie er dahingeraten war. Da befahl er, der Koch sollte vor ihn kommen. Der Koch erschrak, wie er den Befehl hörte, und sprach zu Allerleirauh: «Gewiss hast du ein Haar in die Suppe fallen lassen; wenn's wahr ist, so kriegst du Schläge.» Als er vor den König kam, fragte dieser, wer die Suppe gekocht hätte. Antwortete der Koch: «Ich hab' die gekocht.» Der König aber sprach: «Das ist nicht wahr, denn sie war auf andere Art und viel besser gekocht als sonst.» Antwortete er: «Ich muss es gestehen, dass ich sie nicht gekocht habe, sondern das Rauhtierchen.» Sprach der König: «Geh' und lass es heraufkommen.»
Als Allerleirauh kam, fragte der König: «Wer bist du?» «Ich bin ein armes Kind, das keinen Vater und keine Mutter mehr hat.» Fragte er weiter: «Wozu bist du in meinem Schloss?» Antwortete es: «Ich bin zu nichts gut, als dass mir die Stiefeln um den Kopf geworfen werden.» Fragte er weiter: «Wo hast du den Ring her, der in der Suppe war?» Antwortete es: «Von dem Ring weiss ich nichts.» Also konnte der König nichts erfahren und musste es wieder fortschikken.
Ueber eine Zeit war wieder ein Fest, da bat Allerleirauh den Koch wie vorigesmal um Erlaubnis, zusehen zu dürfen. Antwortete er: «Ja, aber komm in einer halben Stunde wieder und koch dem König die Brotsuppe, die er so gerne isst.» Da lief es in sein Ställchen, wusch sich geschwind und nahm aus der Nuss das Kleid, da so silbern war wie der Mond, und tat es an. Dann ging es hinauf, und glich einer Königstochter, und der König trat ihr entgegen und freute sich, dass er sie wiedersah, und weil eben der Tanz anhub, so tanzten sie zusammen. Als aber der Tanz zu Ende war, verschwand sie wieder so schnell, dass der König nicht bemerken konnte, wo sie hinging.

Sie sprang aber in ihr Ställchen, und machte sich wieder zum Rauhtierchen, und ging in die Küche, die Brotsuppe zu kochen. Als der Koch oben war, holte es das goldene Spinnrad und tat es in die Schüssel, so dass die Suppe darüber angerichtet wurde. Danach ward sie dem König gebracht, der ass sie, und sie schmeckte ihm so gut wie das vorigemal, und liess den Koch kommen, der musste auch diesmal gestehen, dass Allerleirauh die Suppe gekocht hätte. Allerleirauh kam da wieder vor den König, aber sie antwortete, dass sie nur dazu da wäre, dass ihr die Stiefeln an den Kopf geworfen würden und dass sie von dem goldenen Spinnrädchen gar nichts wüsste.

Als der König zum drittenmal ein Fest anstellte, da ging es nicht anders als die vorigen Male. Der Koch sprach zwar: «Du bist eine Hexe, Rauhtierchen, und tust immer etwas in die Suppe, davon sie so gut wird, und dem König besser schmeckt, als was ich koche», doch weil es so bat, so liess er es auf die bestimmte Zeit hingehen. Nun zog es ein Kleid an, das wie die Sterne glänzte, und trat damit in den Saal. Der König tanzte wieder mit der schönen Jungfrau und meinte, dass sie noch niemals so schön gewesen wäre. Und während er tanzte, steckte er ihr, ohne dass sie es merkte, einen goldenen Ring an den Finger, und hatte befohlen, dass der Tanz recht lang währen sollte. Wie er zu Ende war, wollte er sie an den Händen festhalten, aber sie riss sich los und sprang so geschwind unter die Leute, dass sie vor seinen Augen verschwand. Sie lief, was sie konnte, in ihr Ställchen unter der Treppe, weil sie aber zu lange und über eine halbe Stunde geblieben war, so konnte sie das schöne Kleid nicht ausziehen, sondern warf nur den Mantel von Pelz darüber, und in der Eile machte sie sich auch nicht ganz russig, sondern ein Finger blieb weiss. Allerleirauh lief nun in die Küche, kochte dem König die Brotsuppe und legte, wie der Koch fort war, den goldenen Haspel hinein. Der König, als er den Haspel auf dem Grunde fand, liess Allerleirauh rufen: Da erblickte er den weissen Finger und sah den Ring, den er im Tanze ihr angesteckt hatte. Da ergriff er sie an der Hand und hielt sie fest, und als sie sich losmachen wollte, tat sich der Pelzmantel ein wenig auf, und das Sternenkleid schimmerte hervor. Der König fasste den Mantel und riss ihn ab. Da kamen die goldenen Haare hervor und sie stand da in voller Pracht und konnte sich nicht länger verbergen. Und als sie Russ und Asche aus ihrem Gesicht gewischt hatte, da war sie schöner, als man noch jemand auf Erden gesehen hatte. Der König aber sprach: «Du bist meine liebe Braut, und wir scheiden nimmermehr voneinander.» Darauf ward die Hochzeit gefeiert, und sie lebten vergnügt bis an ihren Tod.

Die Braut als Katze

Zwei Mädchen gingen zur Spinnstube. Das eine, ein an sich sonderbares Wesen, sagte plötzlich: «Bleib hier stehen, ich habe was zu tun! Gehe aber nicht von den Spinnrädern weg!» Doch die andere war neugierig und wollte sehen, was geschah. Da bemerkte sie, wie ihre Freundin zum Hause ihres Liebsten ging, mit dem sie eben böse war. Nachdem das erste Mädchen sich geschüttelt hatte, fielen ihr die Kleider ab und eine Katze sprang am Weinstock in die Höhe. Von Schrecken ergriffen, lief das zusehende Mädchen nach Hause. Am andern Tag erzählte der Bursche, dass er die Nacht von einer Katze gedrückt worden wäre wie noch nie.

Musizierende Hexen

Ein Mann ging einmal mit seinem Knaben vom Rocken um Mitternacht nach Hause. Da sahen sie ganze Scharen von Hexen durch die Luft fliegen, die haben herrlich gesungen und Musik gemacht. Als sie dies das nächstemal beim Rocken den Leuten erzählten, hat niemand mehr wollen um zwölf Uhr nach Hause gehen, und alle sind entweder vorher weggegangen oder erst nach der Geisterstunde.

Rumpelstilzchen

Es war einmal ein Müller, der war arm, aber er hatte eine schöne Tochter. Nun traf es sich, dass er mit dem König zu sprechen kam, und um sich Geltung zu verschaffen, sagte er zu ihm: «Ich habe eine Tochter, die kann Stroh zu Gold spinnen.»
Der König sprach zum Müller: «Das ist eine Kunst, die mir gefällt. Wenn deine Tochter so geschickt ist, wie du sagst, so bringe sie morgen in mein Schloss, dort will ich sie auf die Probe stellen.»
Als nun das Mädchen zum König geführt wurde, geleitete er es in eine Kammer, die voll Stroh lag, gab ihr Rad und Haspel und sprach: «Jetzt mache dich an die Arbeit, und wenn du bis morgen früh dieses Stroh nicht zu Gold versponnen hast, so musst du sterben.» Darauf schloss er die Kammer selbst zu, und sie blieb allein darin. Da sass nun die arme Müllerstochter und wusste um ihr Leben keinen Rat. Sie verstand nichts davon, wie man Stroh zu Gold spinnen konnte, und ihre Angst wurde immer grösser, bis sie endlich zu weinen begann. Da ging auf einmal die Tür auf, und ein kleines Männlein trat herein und sprach: «Guten Abend, Jungfer Müllerin, warum weinst du so sehr?»
«Ach», antwortete das Mädchen, «ich soll Stroh zu Gold spinnen und kann das nicht.»
Da sprach das Männlein: «Was gibst du mir, wenn ich dir's spinne?»
«Mein Halsband», sagte das Mädchen.
Das Männchen nahm das Halsband, setzte sich vor das Rädchen, und schnurr, schnurr, schnurr, dreimal gezogen, war die Spule voll. Dann steckte es eine andere auf, und schnurr, schnurr, schnurr, dreimal gezogen, war auch die zweite voll. Und so ging's fort bis zum Morgen, da war alles Stroh versponnen, und alle Spulen waren voll Gold.
Schon bei Sonnenaufgang kam der König, und als er das Gold erblickte, staunte er und freute sich; aber sein Herz wurde nur noch goldgieriger. Er liess die Müllerstochter in eine andere Kammer voll Stroh bringen, die noch viel grösser war, und befahl ihr, auch das in einer Nacht zu spinnen, wenn ihr das Leben lieb wäre.

Das Mädchen wusste sich wieder nicht zu helfen und weinte; da ging abermals die Tür auf, und das kleine Männchen erschien und sprach: «Was gibst du mir, wenn ich dir das Stoh zu Gold spinne?»
«Meinen Ring vom Finger», antwortete das Mädchen.
Das Männchen nahm den Ring, fing wieder an zu schnurren mit dem Rad und hatte bis zum Morgen alles Stroh zu glänzendem Gold gesponnen.
Der König freute sich ungemein bei dem Anblick, war aber noch immer nach Gold gierig. Er liess die Müllerstochter in eine noch grössere Kammer voll Stroh bringen und sprach: «Dies musst du noch in dieser Nacht verspinnen; gelingt es dir wirklich, so sollst du meine Gemahlin werden.»
Wenn's auch nur eine Müllerstocher ist, dachte er, eine reichere Frau finde ich in der ganzen Welt nicht.
Als das Mädchen allein war, kam das Männchen zum drittenmal wieder und sprach: «Was gibst du mir, wenn ich dir noch einmal das Stroh spinne?»
«Ich habe nichts mehr, das ich dir geben könnte», antwortete das Mädchen.
«So versprich mir, wenn du Königin wirst, dein erstes Kind.» Wer weiss, wie das noch geht, dachte die Müllerstochter und wusste sich in der Not auch nicht anders zu helfen. Sie versprach also dem Männchen, was es verlangte, und das Männchen spann dafür noch einmal das Stroh zu Gold. Und als am Morgen der König kam und alles fand, wie er gewünscht hatte, hielt er Hochzeit mit ihr, und die schöne Müllerstochter wurde seine Königin.

Nach einem Jahr bekam sie ein schönes Kind und dachte gar nicht mehr an das Männchen. Da trat es plötzlich in ihre Kammer und sprach: «Nun gib mir, was du versprochen hast.»
Die Königin erschrak und bot dem Männchen alle Reichtümer des Königreichs an, wenn es ihr das Kind lassen wollte. Aber das Männchen erwiderte: «Nein, etwas Lebendes ist mir lieber als alle Schätze der Welt.»
Da fing die Königin so an zu jammern und zu weinen, dass das Männchen Mitleid mit ihr hatte: «Drei Tage will ich dir Zeit lassen»,

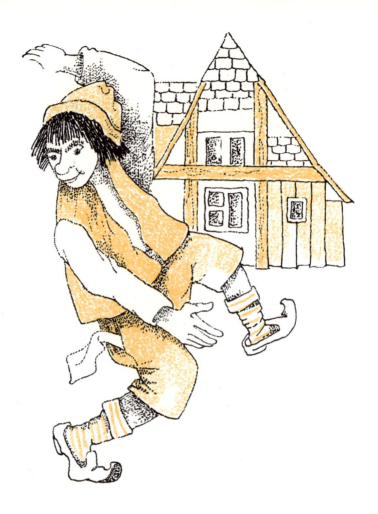

sprach es, «wenn du bis dahin meinen Namen weisst, so sollst du dein Kind behalten.»

Nun dachte die Königin die ganze Nacht über alle Namen nach, die sie jemals gehört hatte, und schickte einen Boten über Land, der sollte sich erkundigen weit und breit, was es noch für Namen gäbe. Als am andern Tag das Männchen kam, fing sie an mit Kaspar, Melchior, Balthasar und sagte alle Namen, die sie wusste, der Reihe nach her; aber bei jedem sprach das Männlein: «So heiss' ich nicht.» Den zweiten Tag liess sie in der Nachbarschaft herumfragen, wie die Leute dort genannt würden, und sagte dem Männlein die ungewöhnlichsten seltsamsten Namen vor: «Heisst du vielleicht Rippenbiest oder Hammelwade oder Schnürbein?» Aber es antwortete immer: «So heiss' ich nicht.»

Den dritten Tag kam der Bote wieder zurück und erzählte: «Neue Namen habe ich keinen einzigen finden können, aber wie ich an einen hohen Berg um die Waldecke kam, wo Fuchs und Hase sich gute Nacht sagen, sah ich ein kleines Haus, und vor dem Haus brannte ein Feuer, und um das Feuer sprang ein gar zu lächerliches Männchen, hüpfte auf einem Bein und schrie:

‹Heute back' ich, morgen brau' ich,
übermorgen hol' ich der Königin ihr Kind;
ach, wie gut, dass niemand weiss,
dass ich Rumpelstilzchen heiss'!›

Jetzt könnt ihr wohl denken, wie die Königin froh war, als sie den Namen hörte! Als bald hernach das Männlein hereintrat und fragte: «Nun, Frau Königin, wie heiss' ich?», da fragte sie erst: «Heisst du Kunz?» – «Nein.» – «Heisst du Hinz?» – «Nein.»

«Heisst du etwa Rumpelstilzchen?»

«Das hat dir der Teufel gesagt, das hat dir der Teufel gesagt!» schrie das Männlein und stiess mit dem rechten Fuss vor Zorn so tief in die Erde, dass es bis an den Leib hineinfuhr; dann packte es in seiner Wut den linken Fuss mit beiden Händen und riss sich selbst mitten entzwei.

Die Geisterzeit

Es gibt gewisse Zeiten, die gehören den Geistern allein; die haben sie sich vorbehalten, da wollen sie nicht von Menschen-Unruh und -Arbeit gestört sein. Da wollen sie das Reich allein haben. Das ist zunächst die Nacht.
Frauen, die stundenlang bis in die Nacht hinein gesponnen hatten, hörten in ihre Träume hinein, wenn sie endlich schlafen gegangen

waren, die Spindel in der Spinnstube noch weiter schnurren. Manche, die sich nicht genug tun konnten, nickten wohl gar über dem Spinnrad ein und bekamen dann Geisterbesuch.

Eine Bäuerin hatte die Gewohnheit, die Samstagnächte fleissig bei Mondschein zu spinnen. Da warf ihr der Mond einmal sechs Spindeln zu und gebot ihr, die binnen einer Stunde voll zu spinnen. Das Weib aber war klug und spann um jede Spindel nur einen Faden, und wie der Mond um zwölf Uhr wieder kam, lagen die Spindeln mit einem Faden auf dem Boden. Der Mond hob sie auf und sagte: «Das ist dein Glück, dass du auf den Gedanken kamst; aber lass es dir gesagt sein! Der Tag gehört dein, die Nacht ist mein.»

Katzen als Hexen

Es war einmal eine Witwe, die vom frühen Morgen bis in die späte Nacht gar fleissig das Spinnrädchen drehen musste, um von dem kargen Lohne, der für den feingesponnenen Flachs ausbezahlt wurde, ihr armes Dasein zu fristen. Die Witwe hatte keine Kinder, noch besass sie andere nahe Verwandte, die sie mit sorgender Liebe hätte umgeben können. Deshalb verschwendete sie all ihre Zärtlichkeit an eine alte schwarze Katze, die in ihrer Jugend recht zutraulich war, jedoch mit den Jahren ihrer Pflegerin gegenüber immer boshafter und widerhaariger wurde. Besonders wütend wurde die Katze, wenn die Frau fromme Lieder zu ihrer Arbeit sang. Die Witwe wurde wohl von den Nachbarn aufmerksam gemacht und wiederholt gedrängt, sich der Katze, die schon das vierzehnte Lebensjahr überschritten hatte und nun im Dienste des Teufels und seiner Schar stand, zu entledigen. Allein dazu konnte sich die gute Frau nicht entschliessen, das ihr trotz allem lieb gewordene Tier fortzugeben. Nun kam es seit einiger Zeit öfters vor, dass die Katze nicht nur tagelang fortblieb, sondern es vergingen sogar schon Wochen, ehe sie sich wieder einmal bei ihrer Pflegerin einfand.

Einmal zur Winterszeit war die Katze wieder lange Wochen weg. Die Witwe glaubte, das Tier sei irgendwo im Schnee stecken geblieben und erfroren. Eines Tages jedoch hörte die Frau eine Katze schreien. Von der Arbeit aufblickend, sah sie ihren schon längst tot geglaubten Liebling draussen vor dem Fenster stehen. Rasch erhob sich die Frau, um der Ausreisserin das Fester zu öffnen; doch kam sie zu spät, die Katze hatte sich bereits selbst das Schieberfensterchen aufgemacht und war in die Stube hereingesprungen. Voller Freude nahm die Frau ihren Liebling auf den Schoss und mit dem Finger drohend fragte sie: «Mietzi, Mietzi, wo hast du denn aber so lange gesteckt?» In demselben Augenblicke sprang jedoch die Katze mit wütendem Fauchen empor und biss der erschrockenen Frau die Kehle durch. Die Stubennachbarin, die durch ein heftiges Poltern in der Nebenstube aufmerksam wurde, eilte rasch hinein, und wie sie nun die Stubentür öffnete, sah sie eine feurige Katze zum geschlossenen Fenster in wilder Flucht hinausjagen. Die arme Witwe aber lag mit durchbissener Kehle sterbend neben dem Spinnrad.

Die sieben Raben

Um seine in Raben verwandelten Brüder zu erlösen, musste ein Mädchen sieben Jahre unverbrüchlich schweigen und sieben Hemden spinnen. Sechs Jahre wohnte es in einem hohlen Baum und spann sechs Hemden.
Ihr fielen die Kleider mit den Jahren ab, und das lange Haar hüllte ihren Körper ein. Da entdeckte der jagende Königssohn die Jungfrau, holte sie aus ihrem Versteck und führte sie in sein Schloss. Sie wurde seine Gattin, gebar Zwillinge, die aber als Raben zum Fenster hinausflogen. Als Hexe zum Feuertod verurteilt, vollendete sie im Kerker das letzte Hemd.
Als sie bereits auf dem Scheiterhaufen stand, kamen die erlösten Brüder und befreiten ihre Schwester. Eine gütige Fee brachte ihr die beiden Kinder wieder.

Das kleine alte Männlein

Da ist einmal spät am Abend ein fremdes altes Männlein durchs Dorf gekommen und hat bei einer Bäuerin angeklopft und Herberge gesucht. Da kam er aber an die Unrechte, die Frau hatte wohl ihr Pfännchen Fett, aber sie war ein Geizdrache. Erst tat sie, als ob sie das Klopfen gar nicht hörte, aber als das Männchen gar nicht nachliess und noch lauter klopfte, legte sie sich ins Fenster und fragte: «Wer ist denn da?» – «Ein armer Wanderer hätte gern ein Unterkommen für die Nacht, es ist so kalt, dass man draussen nicht schlafen kann», antwortete das Männchen. «Ich habe keinen Platz, sucht Euch anderswo ein Unterkommen», und damit schlug die Alte das Fenster zu und hörte nicht weiter auf das Männlein, soviel das auch betteln und flehen mochte. Zuletzt ging es ein Haus weiter, da wohnte eine arme Frau. Es klopfte, da tat sie das Fenster auf und fragte: «Was möchtet Ihr denn, Alterchen?» – «Ich hätte gern ein Unterkommen für die Nacht, es ist draussen so kalt.» Gleich kam die Frau an die Tür und führte ihn in das warme Kämmerchen, kochte ihm einen Brei von Milch und Mehl und brockte das letzte Stückchen Brot hinein, das sie noch im Schranke hatte. Dann ging sie und schüttelte ihren Strohsack tüchtig auf, damit das alte Kerlchen so gut läge wie möglich. Sie selbst schlief auf der Erde.
Am andern Morgen war das Männchen schon früh auf uns sprach, es müsste nun weiterziehen. Das litt aber die Frau nicht und kochte ihm erst noch einen Brei zum Frühstück. Als das Männchen den gegessen hatte, bedankte es sich freundlich und fragte nach seiner Schuldigkeit. «Ach», sprach die Frau, «dafür will ich nichts haben, und wenn Ihr ein andermal nicht wisst, wo Ihr bleiben sollt, kommt nur wieder zu mir.» – «Ich danke Euch vielmal von ganzem Herzen und wünsche Euch, dass das erste, was Ihr heute beginnt, so wohl gelingt, dass Ihr den ganzen Tag nichts anderes tun könnt.» Mit den Worten schied es von der Frau, und sie ging rasch wieder ins Haus zurück und an die Arbeit, auf den Wunsch des Männleins hatte sie gar nicht mehr gehört. Sie ging an ihren Kasten und wollte ein Stück Leinwand für ein Hemd abmessen; und sie mass Elle um Elle und

mass und mass immerzu bis zum Mittag und den ganzen Nachmittag, und das Leinen nahm gar kein Ende, und die ganze Stube wurde davon voll; das hörte nicht eher auf, als bis es stichdunkel wurde, da kam erst das Ende. Dieser reiche Segen blieb auch der Nachbarin nicht lange verborgen. «Herr Gott im Himmel», schrie sie und steckte den Kopf zum Fenster herein, «wo habt Ihr all das Leinen her? In meinem ganzen Leben habe ich ja noch nicht so viel Leinen beisammen gesehen!» Nun erzählte ihr die gute Frau von dem kleinen alten Männlein, und da wurde die Nachbarin ganz giftig und dachte bei sich: ‹Muss dem Bettelpack solches Glück in den Schoss fallen; das hättest du auch haben können›, und rannte fort, um das Männlein zu suchen; sie war erst ein paar Schritte weit gegangen, da sah sie es schon von ferne heransocken. Im Nu war sie bei ihm und knixte und verbeugte sich und sprach: «Ach, lieber Herr, nehmt es mir doch bloss nicht übel, dass ich Euch gestern abend nicht eingelassen und beherbergt habe. Tut mir doch den einzigen Gefallen und kehrt diesen Abend bei mir ein, Ihr macht mich zu dem glücklichsten Menschen auf der Welt!» Das kleine alte Männchen war's zufrieden und ging mit ihr; die Bäuerin tischte auf von dem Allerbesten und machte ihm hernach ein reiches Bett zurecht, worin es schlief wie ein Prinz. Und kaum hatte es sich am andern Morgen aus den Federn gemacht, da brachte ihm seine Wirtin schon Kaffee und Biskuit. Er dankte für alles recht höflich und fein. Und als er sein Frühstück verzehrt hatte, fragte er nach seiner Schuldigkeit. «Oh», antwortete die Frau, «meint Ihr denn, ich wollte etwas haben für die Bewirtung? Gott bewahre, daran habe ich nicht im mindesten gedacht; im Gegenteil, ich wünschte nur, Ihr machtet mir recht oft die Freude, bei mir einzukehren.» – «Das wird kaum möglich sein», sprach das Männlein, «aber ich danke Euch doch herzlich für Euren guten Willen und wünsche nur, dass das erste, was Ihr diesen Morgen tut, den ganzen Tag fortdauert und Ihr nichts anders tun könnt.» Damit empfahl sich das Männchen, und die Alte wünschte ihm glückliche Reise.

Kaum war der Gast zur Tür hinaus, da lief die Frau in die Kammer, sie wusste schon, was sie tun würde: Geld zählen! Aber gerade als sie zum Geldkasten gehen wollte, fingen die Ferkel an zu grunzen.

‹Warte›, dachte sie aus alter Gewohnheit, ‹denen willst du erst flink noch Wasser geben.› Aber nun pumpte und trug und schüttete sie Wasser den ganzen Tag in einem fort, bis es stichdunkel wurde und Ferkel und Stall und Haus und Bäuerin und alles fortgespült wurden und nicht mehr zu sehen und zu retten waren.

Die Schlickerlinge

Es war einmal ein Mädchen, das war schön, aber faul und nachlässig. Wenn es spinnen sollte, so war es so verdriesslich, dass, wenn ein kleiner Knoten im Flachs war, es gleich einen ganzen Haufen mit herausriss und neben sich zur Erde schlickerte. Nun hatte es ein Dienstmädchen, das war arbeitsam, suchte den weggeworfenen Flachs zusammen, reinigte ihn, spann ihn fein und liess sich ein hübsches Kleid daraus weben.
Ein junger Mann hatte um das faule Mädchen geworben, und die Hochzeit sollte gehalten werden. Auf dem Polterabend tanzte das fleissige in seinem schönen Kleide lustig herum, da sprach die Braut:

«Ach, wat kann dat Mäken springen
in minen Slickerlingen!»

Das hörte der Bräutigam und fragte die Braut, was sie damit sagen wollte. Da erzählte sie ihm, dass das Mädchen ein Kleid von dem Flachs trüge, den sie weggeworfen hätte. Wie der Bräutigam das hörte und ihre Faulheit bemerkte und den Fleiss des armen Mädchens, so liess er sie stehen, ging zu jener und wählte sie zu seiner Frau.

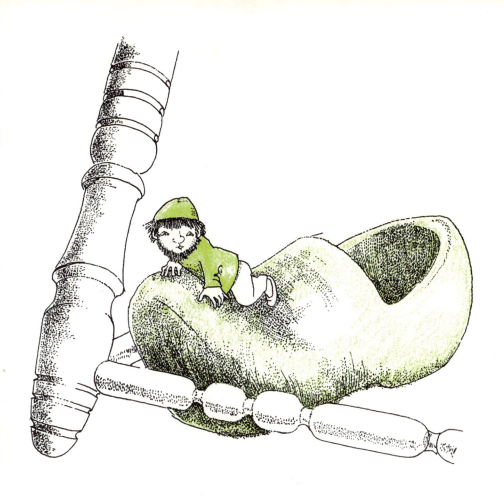

Der Kobold im Schuh

Mal hatte ein Mädchen einen Kobold. Der war ein kleines Männchen und hatte eine rote Mütze und rote Jacke. Er musste ihr immer beim Spinnen helfen und sass dann in dem Pantin (Holzschuh), den sie beim Spinnen auszog. Damals brannten sie noch Kien im Kamin. Wenn nun der Kobold im Pantin sass, so hat er gepfiffen, wollten sie ihn aber greifen, so war er schnell unter dem Kamin im Ofenloch. Wollten sie ihn da greifen, so war er wieder im Pantin, kurz, sie kriegten ihn nicht. Wenn das Mädchen abends nach Hause kam, zog es immer zwei Spulen auf, und morgens waren sie beide vollgesponnen.

Die zwei Königsfräulein

Es waren zwei Königstöchterlein,
Zwei herrliche Rosen, lieblich und fein;
Sie wurden gestohlen, als sie noch klein.
Doch als sie gross wurden und kriegten Verstand,
Da wollten sie kennen ihr Vaterland.

Die ält'ste sprach zum jüngern Schwesterlein:
«Nun wollen wir gehen zum Vater heim.
Wir wollen nehmen unsre Sachen in acht
Und zeitig reisen fort in der Nacht.»
Doch als sie kamen an Vaters Tor,
Zwei Edelknaben standen davor.

«Zur Königin wollen wir gehen hinein,
Fragen, ob sie braucht Dienstmägdelein.»
«Wohl kann ich brauchen zwei Dienstmägdlein,
Geht, heisst sie kommen zu mir herein!»
Die Jungfraun traten vor die Königin,
Bleich wurden sie und bange ihr Sinn.

Die Königin fragte die Jungfrauen nun:
«Was könnt ihr wohl für Arbeit tun?»
«Wir können brauen und wir können backen,
Und seidne und rotgoldne Teppiche machen,
Und wir können sticken und können näh'n,
Und säumen die neuen Kleider gar schön.»

Die Königin liess holen den goldenen Schrein,
Nahm Seide heraus und Nesteln fein;
Gab ihnen rot Gold und Silber weiss,
Und hiess sie weben mit Geschick und Fleiss.
Sie webten Himmel und Erde hinein
Und des Mondes und der Sonne Schein.

Sie webten die Webe mit Sternen besät,
Und die schönsten Rosen auf blumigem Beet.

Ihre eignen Namen dazwischen sich wanden,
Und die Stätte, wo die Räuber sie fanden.
Und aus dem Webstuhl die Webe sie nahmen,
Hinein damit zur Königin kamen.
«Nie sah ich fürwahr ein schöner Gewebe,
Was wollt ihr, dass ich zum Lohne euch gebe?»
«Wir wollen keine andre Belohnung haben,
Als dir zu dienen bis zum Grabe.»

«Die Aelt'ste will ich zur Schliesserin wählen,
Die Jüngste aber mit meinem Sohn vermählen.»
«Wohl darfst du mich zur Schliesserin wählen,
Doch nimmer die Schwester dem Bruder vermählen.»
Da war viel Freude und grosses Glück,
Als die Eltern hatten ihre Kinder zurück!

Die Seidenraupe und der sündhafte Job

Um den biblischen Vieldulder Job für seinen Hochmut zu strafen, sandte Gott den Erzengel Gabriel zu ihm mit dem Befehl, er solle seinen von Würmern bedeckten Körper in einer heissen Quelle baden.
Job gehorchte und siehe da: Sofort verschwanden alle Würmer; nur einem Wurm gelang die Flucht aus dem Wasser. Dieser siedelte sich auf einem Maulbeerbaume an, wo er sich später einpuppte. Hier fand ihn eine Bäuerin und warf den Kokon zurück in die heisse Quelle. Als ein Badender die Larvenpuppe aus dem Wasser wieder entfernen wollte, blieb ein Faden an seinen Fingern hängen, aus dem er ein Hemdchen für sein Kind anfertigte.

Die Nixe im Teich

Es war einmal ein Müller, der führte mit seiner Frau ein vergnügtes Leben. Sie hatten Geld und Gut, und ihr Wohlstand nahm von Jahr zu Jahr noch zu. Aber Unglück kommt über Nacht: wie ihr Reichtum gewachsen war, so schwand er von Jahr zu Jahr wieder hin, und zuletzt konnte der Müller kaum noch die Mühle, in der er sass, sein Eigentum nennen. Er war voll Kummer, und wenn er sich nach der Arbeit des Tages niederlegte, so fand er keine Ruhe, sondern wälzte sich voll Sorgen in seinem Bett. Eines Morgens stand er schon vor Tagesanbruch auf, ging hinaus ins Freie und dachte, es sollte ihm leichter ums Herz werden. Als er über dem Mühldamm dahinschritt, brach eben der erste Sonnenstrahl hervor, und er hörte in dem Weiher etwas rauschen. Er wendete sich um und erblickte ein schönes Weib, das sich langsam aus dem Wasser erhob. Ihre langen Haare, die sie über den Schultern mit ihren zarten Händen gefasst hatte, flossen an beiden Seiten herab und bedeckten ihren weissen Leib. Er sah wohl, dass es die Nixe des Teichs war, und wusste vor Furcht nicht, ob er davongehen oder stehen bleiben sollte. Aber die Nixe liess ihre sanfte Stimme hören, nannte ihn bei Namen und fragte, warum er so traurig wäre. Der Müller war anfangs verstummt, als er sie aber so freundlich sprechen hörte, fasste er sich ein Herz und erzählte ihr, dass er sonst in Glück und Reichtum gelebt hätte, aber jetzt so arm wäre, dass er sich nicht zu raten wüsste.
«Sei ruhig», antwortete die Nixe, «ich will dich reicher und glücklicher machen, als du je gewesen bist, nur musst du mir versprechen, dass du mir geben willst, was eben in deinem Hause jung geworden ist.»
«Was kann das anderes sein», dachte der Müller, «als ein junger Hund oder ein junges Kätzchen?» und sagte ihr zu, was sie verlangte. Die Nixe stieg wieder in das Wasser hinab, und er eilte getröstet und guten Mutes nach seiner Mühle. Noch hatte er sie nicht erreicht, da trat die Magd aus der Haustüre und rief ihm zu, er sollte sich freuen, seine Frau hätte ihm einen kleinen Knaben

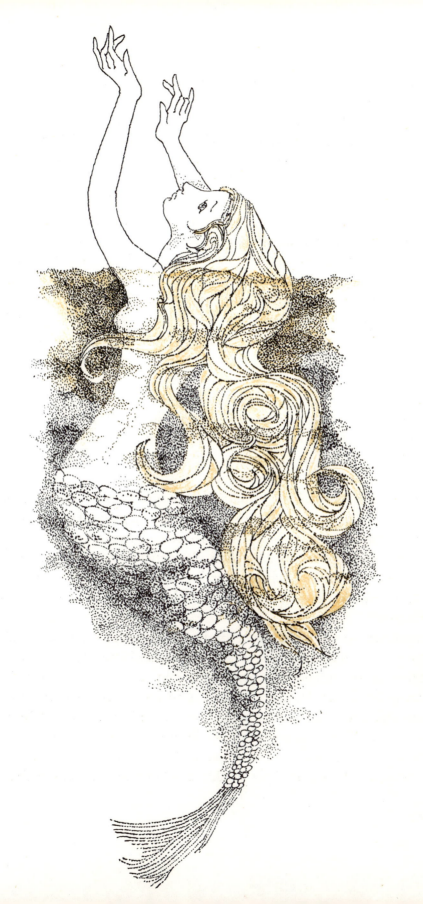

geboren. Der Müller stand wie vom Blitz gerührt, er sah wohl, dass die tückische Nixe das gewusst und ihn betrogen hatte. Mit gesenktem Haupt trat er zu dem Bett seiner Frau, und als sie ihn fragte «warum freust du dich nicht über den schönen Knaben?» so erzählte er ihr, was ihm begegnet war, und was für ein Versprechen er der Nixe gegeben hatte. «Was hilft mir Glück und Reichtum», fügte er hinzu, «wenn ich mein Kind verlieren soll? Aber was kann ich tun?» Auch die Verwandten, die herbeigekommen waren, Glück zu wünschen, wussten keinen Rat.

Indessen kehrte das Glück in das Haus des Müllers wieder ein. Was er unternahm, gelang, es war, als ob Kisten und Kasten von selbst sich füllten und das Geld im Schrank über Nacht sich mehrte. Es dauerte nicht lange, so war sein Reichtum grösser als je zuvor. Aber er konnte sich nicht ungestört darüber freuen: die Zusage, die er der Nixe getan hatte, quälte sein Herz. Sooft er an dem Teich vorbeikam, fürchtete er, sie möchte auftauchen und ihn an seine Schuld mahnen. Den Knaben selbst liess er nicht in die Nähe des Wassers. «Hüte dich», sagte er zu ihm, «wenn du das Wasser berührst, so kommt eine Hand heraus, hascht dich und zieht dich hinab.» Doch als Jahr auf Jahr verging und die Nixe sich nicht wieder zeigte, so fing der Müller an sich zu beruhigen.

Der Knabe wuchs zum Jüngling heran und kam bei einem Jäger in die Lehre. Als er ausgelernt hatte und ein tüchtiger Jäger geworden war, nahm ihn der Herr des Dorfes in seine Dienste. In dem Dorf war ein schönes und treues Mädchen, das gefiel dem Jäger, und als sein Herr das bemerkte, schenkte er ihm ein kleines Haus; die beiden hielten Hochzeit, lebten ruhig und glücklich und liebten sich von Herzen.

Einstmals verfolgte der Jäger ein Reh. Als das Tier aus dem Wald in das freie Feld ausbog, setzte er ihm nach und streckte es endlich mit einem Schuss nieder. Er bemerkte nicht, dass er sich in der Nähe des gefährlichen Weihers befand, und ging, nachdem er das Tier ausgeweidet hatte, zum Wasser, um seine blutbefleckten Hände zu waschen. Kaum aber hatte er sie hineingetaucht, als die Nixe emporstieg, lachend mit ihren nassen Armen ihn umschlang und so schnell hinabzog, dass die Wellen über ihm zusammenschlugen.

Als es Abend war und der Jäger nicht nach Haus kam, so geriet seine Frau in Angst. Sie ging aus, ihn zu suchen, und da er ihr oft erzählt hatte, dass er sich vor den Nachstellungen der Nixe in acht nehmen müsste und nicht in die Nähe des Weihers sich wagen dürfte, so ahnte sie schon, was geschehen war. Sie eilte zu dem Wasser, und als sie am Ufer seine Jägertasche liegen fand, da konnte sie nicht länger an dem Unglück zweifeln. Wehklagend und händeringend rief sie ihren Liebsten mit Namen, aber vergeblich: sie eilte hinüber auf die andere Seite des Weihers und rief aufs neue: sie schalt die Nixe mit harten Worten, aber keine Antwort erfolgte. Der Spiegel des Wassers blieb ruhig, nur das halbe Gesicht des Mondes blickte unbeweglich zu ihr herauf.

Die arme Frau verliess den Teich nicht. Mit schnellen Schritten, ohne Rast und Ruhe, umkreiste sie ihn immer von neuem, manchmal still, manchmal einen heftigen Schrei ausstossend, manchmal in leisem Wimmern. Endlich waren ihre Kräfte zu Ende: sie sank zur Erde nieder und verfiel in einen tiefen Schlaf. Bald überkam sie ein Traum.

Sie stieg zwischen grossen Felsblöcken angstvoll aufwärts; Dornen und Ranken hakten sich an ihre Füsse, der Regen schlug ihr ins Gesicht und der Wind zauste ihr langes Haar. Als sie die Anhöhe erreicht hatte, bot sich ein ganz anderer Anblick dar. Der Himmel war blau, die Luft mild, der Boden senkte sich sanft hinab und auf einer grünen, bunt beblümten Wiese stand eine reinliche Hütte. Sie ging darauf zu und öffnete die Türe, da sass eine Alte mit weissen Haaren, die ihr freundlich winkte. In dem Augenblick erwachte die arme Frau. Der Tag war schon angebrochen, und sie entschloss sich gleich, dem Traume Folge zu leisten. Sie stieg mühsam den Berg hinauf, und es war alles so, wie sie es in der Nacht gesehen hatte. Die Alte empfing sie freundlich und zeigte ihr einen Stuhl, auf den sie sich setzen sollte. «Du musst ein Unglück erlebt haben», sagte sie, «weil du meine einsame Hütte aufsuchst.» Die Frau erzählte ihr unter Tränen, was ihr begegnet war. «Tröste dich», sagte die Alte, «ich will dir helfen: da hast du einen goldenen Kamm. Harre, bis der Vollmond aufgestiegen ist, dann geh zu dem Weiher, setze dich am Rand nieder und strähle dein langes schwarzes Haar mit diesem

Kamm. Wenn du aber fertig bist, so lege ihn am Ufer nieder, und du wirst sehen, was geschieht.»

Die Frau kehrte zurück, aber die Zeit bis zum Vollmond verstrich ihr langsam. Endlich erschien die leuchtende Scheibe am Himmel, da ging sie hinaus an den Weiher, setzte sich nieder und kämmte ihre langen schwarzen Haare mit dem goldenen Kamm, und als sie fertig war, legte sie ihn an den Rand des Wassers nieder. Nicht lange, so brauste es aus der Tiefe, eine Welle erhob sich, rollte an das Ufer und führte den Kamm mit sich fort. Es dauerte nicht länger, als der Kamm nötig hatte, auf den Grund zu sinken, so teilte sich der Wasserspiegel, und der Kopf des Jägers stieg in die Höhe. Er sprach nicht, schaute aber seine Frau mit traurigen Blicken an. In demselben Augenblick kam eine zweite Welle herangerauscht und bedeckte das Haupt des Mannes. Alles war verschwunden, der Weiher lag so ruhig wie zuvor, und nur das Gesicht des Vollmondes glänzte darauf. Trostlos kehrte die Frau zurück, doch der Traum zeigte ihr die Hütte der Alten. Abermals machte sie sich am nächsten Morgen auf den Weg und klagte der weisen Frau ihr Leid. Die Alte gab ihr eine goldene Flöte und sprach: «Harre, bis der Vollmond wiederkommt, dann nimm diese Flöte, setze dich an das Ufer, blas ein schönes Lied darauf, und wenn du damit fertig bist, so lege sie auf den Sand; du wirst sehen, was geschieht.»

Die Frau tat, wie die Alte gesagt hatte. Kaum lag die Flöte auf dem Sand, so brauste es aus der Tiefe: eine Welle erhob sich, zog heran, und führte die Flöte mit sich fort. Bald darauf teilte sich das Wasser, und nicht bloss der Kopf, auch der Mann bis zur Hälfte des Leibes stieg hervor. Er breitete voll Verlangen seine Arme nach ihr aus, aber eine zweite Welle rauschte heran, bedeckte ihn und zog ihn wieder hinab.

«Ach, was hilft es mir», sagte die Unglückliche, «dass ich meinen Liebsten nur erblicke, um ihn wieder zu verlieren.» Der Gram erfüllte aufs neue ihr Herz, aber der Traum führte sie zum drittenmal in das Haus der Alten. Sie machte sich auf den Weg, und die weise Frau gab ihr ein goldenes Spinnrad, tröstete sie und sprach: «Es ist noch nicht alles vollbracht, harre bis der Vollmond kommt, dann nimm das Spinnrad, setze dich an das Ufer und spinn die Spule voll, und wenn du fertig bist, so stelle das Spinnrad nahe an das Wasser, und du wirst sehen, was geschieht.»

Die Frau befolgte alles genau. Sobald der Vollmond sich zeigte, trug sie das goldene Spinnrad an das Ufer und spann emsig, bis der Flachs zu Ende und die Spule mit dem Faden ganz angefüllt war. Kaum aber stand das Rad am Ufer, so brauste es noch heftiger als sonst in der Tiefe des Wassers, eine mächtige Welle eilte herbei und trug das Rad mit sich fort. Alsbald stieg mit einem Wasserstrahl der Kopf und der ganze Leib des Mannes in die Höhe. Schnell sprang er ans Ufer, fasste seine Frau an der Hand und entfloh. Aber kaum hatten sie sich eine kleine Strecke entfernt, so erhob sich mit entsetzlichem Brausen der ganze Weiher und strömte mit reissender Gewalt in das weite Feld hinein. Schon sahen die Fliehenden ihren Tod vor Augen, da rief die Frau in ihrer Angst die Hilfe der Alten an, und in dem Augenblick waren sie verwandelt, sie in eine Kröte, er in einen Frosch. Die Flut, die sie erreicht hatte, konnte sie nicht töten, aber sie riss beide voneinander und führte sie weit weg.

Als das Wasser sich verlaufen hatte und beide wieder den trocknen Boden berührten, so kam ihre menschliche Gestalt zurück. Aber keines wusste, wo das andere geblieben war; sie befanden sich unter fremden Menschen, die ihre Heimat nicht kannten. Hohe Berge und tiefe Täler lagen zwischen ihnen. Um sich das Leben zu erhalten, mussten beide die Schafe hüten. Sie trieben lange Jahre ihre Herden durch Feld und Wald und waren voll Trauer und Sehnsucht.

Als wieder einmal der Frühling aus der Erde hervorgebrochen war, zogen beide an einem Tag mit ihren Herden aus, und der Zufall wollte, dass sie einander entgegenzogen. Er erblickte an einem fernen Bergesabhang eine Herde und trieb seine Schafe nach der Gegend hin. Sie kamen in einem Tal zusammen, aber sie erkannten sich nicht, doch freuten sie sich, dass sie nicht mehr so einsam waren. Von nun an trieben sie jeden Tag ihre Herde nebeneinander. Sie sprachen nicht viel, aber sie fühlten sich getröstet. Eines Abends, als der Vollmond am Himmel schien und die Schafe schon ruhten, holte der Schäfer die Flöte aus seiner Tasche und blies ein schönes, aber trauriges Lied. Als er fertig war, bemerkte er, dass die

Schäferin bitterlich weinte. «Warum weinst du?» fragte er. «Ach», antwortete sie, «so schien auch der Vollmond, als ich zum letztenmal dieses Lied auf der Flöte blies und das Haupt meines Liebsten aus dem Wasser hervorkam.» Er sah sie an, und es war ihm, als fiele eine Decke von den Augen, er erkannte seine liebste Frau. Und als sie ihn anschaute und der Mond auf sein Gesicht schien, erkannte sie ihn auch. Sie umarmten und küssten sich, und ob sie glückselig waren, braucht keiner zu fragen.

Der Hahnenbalken

Es war einmal ein Zauberer, der stand mitten in einer grossen Menge Volks und vollbrachte seine Wunderdinge. Da liess er auch einen Hahn einherschreiten, der hob einen schweren Balken und trug ihn, als wäre er federleicht. Nun war aber ein Mädchen, das hatte eben ein vierblättriges Kleeblatt gefunden und war dadurch klug geworden, so dass kein Blendwerk vor ihm bestehen konnte, und sah, dass der Balken nichts war als ein Strohhalm. Da rief es: «Ihr Leute, seht ihr nicht, das ist ein blosser Strohhalm und kein Balken, was der Hahn da trägt.» Alsbald verschwand der Zauber, und die Leute sahen, was es war, und jagten den Hexenmeister mit Schimpf und Schande fort. Er aber, voll innerlichen Zornes, sprach: «Ich will mich schon rächen.» Nach einiger Zeit hielt das Mädchen Hochzeit, war geputzt und ging in einem grossen Zug über das Feld nach dem Ort, wo die Kirche stand. Auf einmal kamen sie an einen stark angeschwollenen Bach, und war keine Brücke und kein Steg, darüber zugehen. Da war die Braut flink, hob ihre Kleider auf und wollte durchwaten. Wie sie nun eben im Wasser so steht, ruft ein Mann, und das war der Zauberer, neben ihr ganz spöttisch: «Ei! Wo hast du deine Augen, dass du das für ein Wasser hältst?» Da gingen ihr die Augen auf, und sie sah, dass sie mit ihren aufgehobenen Kleidern mitten in einem blaublühenden Flachsfeld stand. Da sahen es auch die Leute und jagten sie mit Schimpf und Gelächter fort.

Die zwölf Jäger

Es war einmal ein Königssohn, der hatte eine Braut und hatte sie sehr lieb. Als er nun bei ihr sass und ganz vergnügt war, da kam die Nachricht, dass sein Vater todkrank läge und ihn noch vor seinem Ende zu sehen verlangte. Da sprach er zu seiner Liebsten: «Ich muss nun fort und muss dich verlassen, da geb' ich dir einen Ring zu meinem Andenken. Wann ich König bin, komm ich wieder und hol' dich heim.» Da ritt er fort, und als er bei seinem Vater anlangte, war dieser sterbenskrank und dem Tode nah. Er sprach zu ihm: «Liebster Sohn, ich habe dich vor meinem Ende noch einmal sehen wollen, versprich mir, nach meinem Willen dich zu verheiraten», und nannte ihm eine gewisse Königstochter, die sollte seine Gemahlin werden. Der Sohn war so betrübt, dass er sich gar nicht bedachte, sondern sprach: «Ja, lieber Vater, was Euer Wille ist, soll geschehen», und darauf schloss der König die Augen und starb.

Als nun der Sohn zum König ausgerufen und die Trauerzeit verflossen war, musste er das Versprechen halten, das er seinem Vater gegeben hatte, und liess um die Königstochter werben, und sie ward ihm auch zugesagt. Das hörte seine erste Braut und grämte sich über die Untreue so sehr, dass sie fast verging. Da sprach ihr Vater zu ihr: «Liebstes Kind, warum bist du so traurig? Was du dir wünschest, das sollst du haben.» Sie bedachte sich einen Augenblick, dann sprach sie: «Lieber Vater, ich wünsche mir elf Mädchen, von Angesicht, Gestalt und Wuchs mir völlig gleich.» Sprach der König: «Wenn's möglich ist, soll dein Wunsch erfüllt werden», und liess in seinem ganzen Reich so lange suchen, bis elf Jungfrauen gefunden waren, seiner Tochter von Angesicht, Gestalt und Wuchs völlig gleich.

Als sie zu der Königstochter kamen, liess diese zwölf Jägerkleider machen, eins wie das andere, und die elf Jungfrauen mussten die Jägerkleider anziehen, und sie selber zog das zwölfte an. Darauf nahm sie Abschied von ihrem Vater und ritt mit ihnen fort und ritt an den Hof ihres ehemaligen Bräutigams, den sie so sehr liebte. Da fragte sie an, ob er Jäger brauchte, und ob er sie nicht alle zusammen

in seinen Dienst nehmen wollte. Der König sah sie an und erkannte sie nicht; weil es aber so schöne Leute waren, sprach er ja, er wollte sie gerne nehmen; und da waren sie die zwölf Jäger des Königs.
Der König aber hatte einen Löwen, das war ein wunderliches Tier, denn er wusste alles Verborgene und Heimliche. Es trug sich zu, dass er eines Abends zum König sprach: «Du meinst, du hättest da zwölf Jäger?» «Ja», sagte der König, «zwölf Jäger sind's.» Sprach der Löwe weiter: «Du irrst dich, das sind zwölf Mädchen.» Antwortete der König: «Das ist nimmermehr wahr, wie willst du mir das beweisen?» «O, lass nur Erbsen in dein Vorzimmer streuen», antwortete der Löwe, «da wirst du es gleich sehen. Männer haben einen festen Tritt, wenn die über Erbsen hingehen, regt sich keine, aber Mädchen, die trippeln und trappeln und schlurfeln, und die Erbsen rollen.» Dem König gefiel der Rat wohl, und er liess die Erbsen streuen.
Es war aber ein Diener des Königs, der war den Jägern gut, und wie er hörte, dass sie sollten auf die Probe gestellt werden, ging er hin und erzählte ihnen alles wieder und sprach: «Der Löwe will dem König weismachen, ihr wärt Mädchen.» Da dankte ihm die Königstochter und sprach hernach zu ihren Jungfrauen: «Tut euch Gewalt an und tretet fest auf die Erbsen.» Als nun der König am andern Morgen die zwölf Jäger zu sich rufen liess, und sie ins Vorzimmer kamen, wo die Erbsen lagen, so traten sie so fest darauf und hatten einen so sichern starken Gang, dass auch nicht eine rollte oder sich bewegte. Da gingen sie wieder fort, und der König sprach zum Löwen: «Du hast mich belogen, sie gehen ja wie Männer.» Antwortete der Löwe: «Sie haben's gewusst, dass sie sollten auf die Probe gestellt werden, und haben sich Gewalt angetan. Lass nur einmal zwölf Spinnräder ins Vorzimmer bringen, so werden sie herzukommen und werden sich daran freuen, und das tut kein Mann.» Dem König gefiel der Rat, und er liess die Spinnräder ins Vorzimmer stellen.
Der Diener aber, der's redlich mit den Jägern meinte, ging hin und entdeckte ihnen den Anschlag. Da sprach die Königstochter, als sie allein waren, zu ihren elf Mädchen: «Tut euch Gewalt an und blickt euch nicht um nach den Spinnrädern.» Wie nun der König am andern

Morgen seine zwölf Jäger rufen liess, so kamen sie durch das Vorzimmer und sahen die Spinnräder gar nicht an. Da sprach der König wiederum zum Löwen: «Du hast mich belogen, es sind Männer, denn sie haben die Spinnräder nicht angesehen.» Der Löwe antwortete: «Sie haben's gewusst, dass sie sollten auf die Probe gestellt werden und haben sich Gewalt angetan.» Der König aber wollte dem Löwen nicht mehr glauben.

Die zwölf Jäger folgten dem König beständig zur Jagd, und er hatte sie je länger je lieber. Nun geschah es, dass, als sie einmal auf der Jagd waren, Nachricht kam, die Braut des Königs wäre im Anzug. Wie die rechte Braut das hörte, tat's ihr so weh, dass es ihr fast das Herz abstiess und sie ohnmächtig auf die Erde fiel. Der König meinte, seinem lieben Jäger sei etwas begegnet, lief hinzu und wollte ihm helfen und zog ihm den Handschuh aus. Da erblickte er den Ring, den er seiner ersten Braut gegeben, und als er ihr in das Gesicht sah, erkannte er sie. Da ward sein Herz so gerührt, dass er sie küsste, und als sie die Augen aufschlug, sprach er: «Du bist mein und ich bin dein, und kein Mensch auf der Welt kann das ändern.» Zu der andern Braut aber schickte er einen Boten und liess sie bitten, in ihr Reich zurückzukehren, denn er habe schon eine Gemahlin, und wer einen alten Schlüssel wiedergefunden habe, brauche den neuen nicht. Darauf ward die Hochzeit gefeiert, und der Löwe kam wieder in Gnade, weil er doch die Wahrheit gesagt hatte.

Das Märchen lässt seine erdichtete Welt sogleich als erdichtet erkennen und nimmt nur poetische Wahrheit in Anspruch, und diese Wahrheit kann und soll ethisch und ästhetisch befruchtend wirken.
             Theodor Waitz
             (Aus: «Allgemeine Pädagogik»)

Vom Schlangenbräutigam

Eine Kaiserin, die keine Kinder hatte, bat Gott, er möge ihr doch ein Kind schenken «und wäre es auch nur eine grimmige Schlange». Dieser Wunsch ward ihr erfüllt, und sie gebar eine Schlange. Als diese 22 Jahre alt geworden, begehrte sie zu heiraten. Ein armes, verlassenes Mädchen war zur Hochzeit mit der Schlange bereit. Und eines Tages sprach die kaiserliche Schwiegermutter: «Aber Tochter, wie ist es möglich, dass du mit einer Schlange lebend gesegnet gehst?» Daraufhin erzählte ihr die Tochter, dass ihr Schlangenbräutigam bei Nacht das Schlangenhemd abstreife und einer der schönsten Jünglinge dieser Welt sei. Eines Nachts stiehlt nun das Mädchen dem Jüngling die Schlangenhaut und die Mutter verbrennt sie. In diesem Moment entschwindet der Schlangenbräutigam. Das Mädchen geht ihn nun überall hin suchen, und als es zur Sonne kam, erhielt es beim Weggehen einen goldenen Spinnrocken mit einer Raufe goldenen Flachses und einer goldenen Spindel. Der Wind, dem sie ihr Missgeschick klagt, sagt ihr: «Ich habe deinen Mann gesehen, aber er ist gar fern in einem andern Reiche, dort hat er sich verheiratet und regiert nun. Meine Mutter wird dir aber einen goldenen Webstuhl samt goldenem Garn und einem goldenen Schiffchen schenken, und wenn du in jene Stadt kommst, stelle du vor dem königlichen Schlosse den Webestuhl auf und webe, und auch den goldenen Spinnrocken stelle neben dich.» Das Mädchen tat, wie ihr geheissen. Sie erregte mit ihren goldenen Sachen den Neid der Kaiserin, und als diese ihr Spindel und Webstuhl abkaufen wollte, lässt es ihr sagen, nur wenn die Kaiserin es eine ganze Nacht im Gemache des Königs schlafen lässt. Das Mädchen offenbart sich nun dem Kaiser, und dieser verlässt das Land und die Kaiserin, um mit seinem ersten Weibe und Kind zurück in sein Reich zu kehren.

Die Schneespinnerinnen

Nicht wahr, das wisst ihr alle,
Dass es im Winter Flocken schneit?
Doch keiner weiss, ich wette,
Wer diese Flocken macht bereit.

Da schaut mal auf dies Bildchen:
Drei Frau'n, 's ist jede eine Fee,
Den langen Winter spinnen
Sie nichts als Schnee und lauter Schnee.

Wenn dann die Welt im Winter
Im harten Frost erfrieren will,
Dann schneiden sie die Leinwand
In kleine Stücke schnell und still.

Die erste führt die Schere,
Die zweite mit geschäft'ger Hand
Streut all die weissen Flocken
Aufs kalte, nackte Winterland.

Was tut denn wohl die dritte?
Die spinnt und webt noch immerdar.
Ja spinne du nur immer!
Wir brauchen viel der weissen War'.

Hei! wie die Flocken fliegen!
Hei! wie doch unser Gartenland
So still und dicht sich schmieget
Ins weiche, warme Schneegewand.

Heinrich Rüegg

Die Erfindung der Seide

Vor 4000 Jahren ging die schöne Kaiserin Se-Lingh einmal in ihrem herrlichen, grossen Garten spazieren. Da sah sie, wie ein Vogel das kleine, weisse Nachtfalterchen Ti-sang verfolgte. Sie rettete das kleine Tier und hegte und pflegte es, bis es eines Tages seine Flügelchen nicht mehr erhob, sondern kalt und starr dalag. Die Kaiserin weinte heisse Tränen um Ti-sang, der ihr Liebling geworden war, und nahm seine kleine Leiche auf, um sie zu begraben. Da sah sie, dass Ti-sang ihr etwas zurückgelassen hatte, viele kleine, weisse Perlchen waren es, die neben dem toten Falter lagen. Se-Lingh barg die zarte Hülle ihres Schützlings in ein kostbares Teekästchen, bedeckte sie mit Blumenblättern, legte die Perlchen oben auf und band den kleinen Sarkophag um einen Zweig des Maulbeerbaumes, der, ein stummer Zeuge ihrer Zärtlichkeit für Ti-sang, das Zimmer traulich beschattete. In diesem Baume blieb der Sarg Ti-sangs hängen, und Se-Lingh schaute jeden Morgen nach, ob er noch da sei, und gedachte dabei ihres toten Lieblings. So kam der Frühling heran, und als Se-Lingh wieder eines Tages an das Fenster trat und das kleine hängende Grab betrachtete, da waren – Wunder! – die Perlchen verschwunden und statt ihrer sassen eine Menge kleiner, grüner Raupen auf den Blättern des Baumes. Niemand als ihr geliebter Ti-sang konnte ihr diese Raupen zur Unterhaltung in der Einsamkeit des Frauengemaches gesandt haben! Se-Lingh nahm vorsichtig alle Raupen zu sich ins Zimmer, tat sie in ein Kästchen und schützte sie vor Sturm und Regen. Dazu gab sie den gefrässigen Tierchen Blätter des Maulbeerbaumes, die ihnen am besten zu munden schienen. Die Tierchen wurden immer grösser und wechselten viermal ihr Kleid, natürlich nur, um ihrer erhabenen Pflegerin eine Freude zu machen.
Als die Kaiserin den Sendboten ihres toten Lieblings alle Blätter des Maulbeerbaumes geopfert hatte, waren etwa 40 Tage vergangen. Da bemerkte sie, dass die Tierchen ängstlich hin und her zu laufen anfingen. Dabei wurde ihr Kleid weissgelb und glich nun ganz der Farbe, die Ti-sangs Flügel einst gehabt hatten. Jetzt wusste die

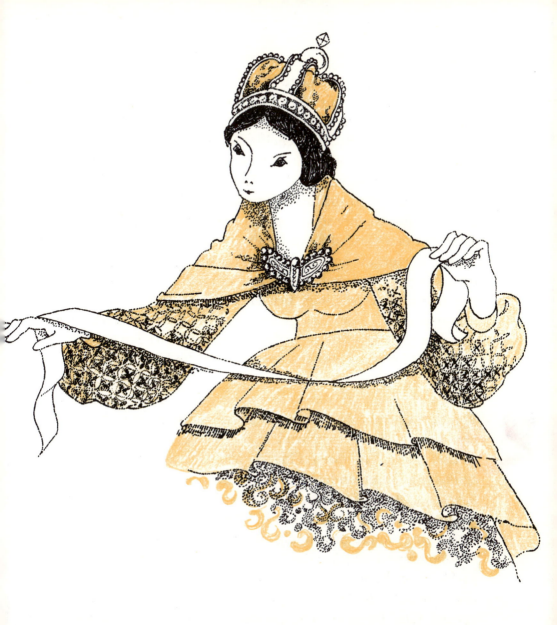

Kaiserin, dass Ti-sang in der Seelenwanderung mit ihr verkehrte. In der Freude über diese beglückende Gewissheit versäumte die schöne Se-Lingh, sich ihrem Gemahl, dem Sohne des Himmels, mit dem streng gebotenen heitern Antlitz zu zeigen. Sie erschien vielmehr in tiefes Sinnen verloren, auch später als sonst, an den Stufen des Thrones. Kai-Ti-Hoang-Schi, der die schöne Se-Lingh sehr liebte, entbrannte ob dieser Nachlässigkeit in wilder Eifersucht. Er stellte Späher aus und liess seine Gemahlin bewachen.

Nach zwei Tagen berichtete einer dieser Späher, dass Se-Lingh geheimen Verkehr mit dem Maulbeerbaum vor ihrem Fenster haben müsse. Er habe wundersame Reden der erhabenen Frau belauscht, der Baum aber scheine sich in heisser Leidenschaft für Se-Lingh zu verzehren, denn er habe schon kein einzige Blatt mehr. Ti-Hoang-Schi konnte sich diese Kunde nicht erklären. Unmöglich konnte ein Maulbeerbaum ihm die Liebe seiner Gemahlin rauben, und doch musste ihre so streng verpönte Zerstreutheit einen Grund haben. Er beschloss, das geheimnisvolle Treiben seiner Gemahlin in eigener Person zu untersuchen. Eines Morgens, als der Teekessel in Se-Linghs Gemach dampfte, trat Ti-Hoang-Schi unvermutet ein und überraschte Se-Lingh bei einer seltsamen Beschäftigung; sie nahm soeben eine Menge gelblich-weisser, länglich runder Eierchen von den Zweigen des Baumes ab. Ti-Hoang-Schi war empört. Also diese müssige Spielerei fesselte Se-Lingh und raubte ihm ihre Liebe. Er ergriff die Eierchen und warf sie in das siedende Teewasser. Se-Lingh aber verbannte er von seinem Angesichte.
Traurig sammelte Se-Lingh die schwimmenden Eierchen, trocknete sie und drang forschend in ihr Inneres. Da blieb ein feiner, weisser Faden an ihren Fingern hängen und wickelte sich fast endlos in schimmerndem Glanz aus dem Ei hervor.
Als Se-Lingh die Fäden aus allen Eiern beisammen hatte, wob sie in ihrer Verbannung ein glänzendes Band daraus, schrieb darauf die Geschichte ihrer unschuldigen Liebe zu Ti-sang und seinen Sendboten und schickte das Band ihrem Gemahl.
Ti-Hoang-Schi bereute wohl schon längst seine törichte Eifersucht, allein ein Sohn des Himmels hat niemals Unrecht, noch darf er Reue zeigen. Dies Band jedoch, aus den Leichenhüllen von Se-Linghs Lieblingen gewoben, versöhnte ihn völlig. Er nahm seine Gemahlin wieder an sein Herz, im ganzen Land aber liess er verkünden, dass die Gottheit seiner Gemahlin, der erhabenen Se-Lingh, zum Lohn für ihre Tugend das Geheimnis eines neuen, wunderbar schönen Gewebes anvertraut habe. Se-Lingh aber war nun doppelt beglückt, denn aus den noch hängengebliebenen Eierchen umflatterten sie bald neue Ti-sang-Vögelchen, die sie nun nach Gefallen hegen und pflegen durfte.

Die Seidenspinnerin

Es war einmal ein Bauer, der fuhr ins Holz und nahm seine älteste Tochter mit, dass sie ihm hülfe bei der Arbeit; da es nun aber sehr heiss war, hatte er seinen Rock ausgezogen und ihn aufs Gras gelegt; als er nun fertig war, sagte er seiner Tochter, sie solle ihn holen. Wie sie hinkommt, liegt auf dem Rock ein Würmchen, und das mag sie nicht aufheben, sondern läuft zurück zum Vater und fragt ihn, was sie tun solle; aber der Vater sagt, was sie sich doch vor einem kleinen Würmchen fürchte, sie soll es nur herunterwerfen und den Rock bringen. So tut sie denn auch, und sie fahren darauf heim. Anderntags fährt der Bauer wieder ins Holz und nimmt seine zweite Tochter mit, da geht alles ebenso, sie wirft zuletzt das Würmchen von dem Rock herunter, und dann fahren sie heim.
Am dritten Tag sollte die erste wieder mitfahren, da bat die dritte, der Vater möge sie doch mitnehmen, sie wolle ja alles ebenso gut machen wie die andern; die aber lachten sie aus und sagten, was sie doch wohl helfen wolle; denn sie achteten sie immer sehr gering und hielten sie im Haus als Aschenbrödel; aber sie bat den Vater doch so sehr, dass er endlich sagte, sie solle mitfahren. Als sie nun wieder heimwollten, sagte ihr Vater, sie solle ihm den Rock holen; da geht sie hin und findet das Würmchen wieder da; sie aber sagt zu ihm: «Liebes Würmchen, du möchtest wohl ein weiches Lager haben?» Und das Würmchen sieht sie mit so hellen und freundlichen Augen an, als wollte es «ja!» sagen. Drum trägt sie Moos zusammen und bereitet ihm ein schönes weiches Nest, und als sie es darauflegt, fängt das Würmchen an zu sprechen und fragt sie: «Möchtest du mir wohl dienen? Du brauchst mich nur alle Tage ein paar Stunden herumzutragen und hast weiter nichts zu tun, aber du bekommst dafür guten Lohn und Essen und Trinken vollauf, und wenn du es drei Jahre hintereinander getan hast, dann bin ich erlöst, denn ich bin ein verwünschter Prinz, und dann will ich dich heiraten!» Da sagte das Mädchen, das wolle es tun, und darauf sprach das Würmchen: «So komm morgen wieder um dieselbe Zeit hierher.» Darauf fuhr das Mädchen mit ihrem Vater nach Hause, und

als es dort ankam, sagte es: «Ich bin nun lange genug daheim gewesen, nun will ich mich auch einmal in der Welt versuchen.» Da lachten es die andern aus und sagten: «Du Aschenbrödel, wer kann dich wohl brauchen?» Aber das Mädchen sagte: «Ich habe schon einen Dienst» und bat seinen Vater, dass er es möge ziehen lassen; der wollte zwar seine Einwilligung nicht geben, denn wenn es auch nicht viel verstand, so konnte es doch gut arbeiten; aber endlich gab er seinem Bitten doch nach, und es machte sich am andern Tage auf. Als es nun in den Wald kam, fand es auch bald das Würmchen wieder, und das freute sich gar zu sehr, dass es gekommen war, und sagte ihm, nun solle es ihn nur noch etwas herumtragen. Das tut es denn auch, und wie die Zeit um ist, da steht auf einmal ein prächtiges Schloss da, und in dem Schlosse ist ein grosser Saal, darin steht eine grosse Tafel und Essen und Trinken darauf, so schön, wie das Mädchen es in seinem ganzen Leben noch nicht gehabt hat, und da isst und trinkt es sich recht satt und geht dann zu Bette. Und so ging es nun alle Tage, es trug das Würmchen ein paar Stunden herum, und nachher ging es ins Schloss, wo ihm alles aufwartete und es prächtig bewirtet wurde. Als nun ein Jahr um war, bat es das Würmchen, seinen Vater besuchen zu dürfen, und da erlaubte es ihm das Würmchen, sagte aber, es solle ja zur rechten Zeit wieder da sein. Da nahm es denn viel Gold und andere kostbare Dinge für seinen Vater und seine Geschwister mit und ging nach Hause; als es aber da mit seinen Schätzen ankam, wollten die Schwestern wissen, wo es das alles her habe und bei wem es diene; aber es sagte es ihnen nicht, denn das hatte ihm das Würmchen verboten, und soviel es auch Schelte und Schläge bekam, es verriet es nicht. Am andern Tage ging es darauf wieder zurück in den Wald zum Würmchen und trug es wieder alltäglich ein paar Stunden herum; als das zweite Jahr verstrichen war, besuchte es wieder seinen Vater und seine Schwestern, und ebenso im dritten Jahre; als es da aber vom Würmchen schied, befahl es ihm, nur ja auch dieses letztemal zur rechten Zeit wiederzukommen, und das versprach es ihm auch. Der Vater und die Schwestern aber verlangten wieder zu wissen, wo es diene, und wollten es gar nicht fortlassen, so dass es sich endlich mit Gewalt losmachte; und als es nun in den Wald kommt, da ist es doch etwas zu spät geworden und kein Würmchen mehr da. Traurig sieht es sich nach allen Seiten um, aber das Schloss ist verschwunden und das Würmchen auch, denn das war unterdes erlöst und wieder König geworden und war schon wieder daheim in seinem Königreich.

Da beschloss das Mädchen, in die weite Welt zu gehen und es zu suchen; und wie es so fortging, kam es im Walde zu einer Hütte, in der wohnte eine alte Frau, die bat es um ein Nachtlager. Die Alte nahm es freundlich auf, und als es des andern Morgens wieder aufbrach, schenkte sie ihm noch drei Aepfel und sagte ihm, in dem einen wäre eine goldene Spindel, in dem zweiten ein goldener Haspel, in dem dritten ein goldenes Spinnrad und verkündete ihm, was ihm begegnen würde und was es dann tun solle. Da bedankte sich das Mädchen schön bei der freundlichen Alten und zog weiter; und als es nun schon viele Tage und eine weite, weite Strecke gegangen war, kam es an den Glasberg. Nun wusste es gar nicht, wie es hinüberkommen solle, denn er war so glatt, dass es immer wieder hinabrutschte; aber endlich sah es nicht weit davon eine Schmiede, dahinein ging es, liess sich an beiden Händen und Knien beschlagen und kam nun glücklich über den Berg. Darauf gelangte es in eine grosse Stadt, da wohnte der König, der das Würmchen gewesen war, welches es alle Tage herumgetragen hatte, aber er war schon verheiratet und hatte eine sehr schöne Gemahlin und hatte das Mädchen lange vergessen.

Da machte es sich unkenntlich und ging ins Schloss und vermietete sich dort als Seidenspinnerin. Am ersten Tage öffnete es nun den ersten Apfel, welchen ihm die Alte im Walde geschenkt hatte, und nahm die goldene Spindel heraus; als die Königin die sah, gefiel sie ihr über die Massen, und sie wollte sie dem Mädchen abkaufen. «Nein», sagte das Mädchen, «zu verkaufen ist sie nicht, aber zu verdienen: lass mich eine Nacht bei dem König schlafen, so ist sie dein.» – «Das wird schon gehen», dachte die Königin und versprach es ihm. Als nun der Abend herankam, gab sie dem König einen Schlaftrunk ein, und als er nun ganz fest schlief, holte sie die Seidenspinnerin und führte sie in des Königs Kammer. Diese aber setzte sich an sein Bett und jammerte und klagte: «Nun sehe ich doch, dass Undank der Welt Lohn ist; drei Jahre lang habe ich dich als Würmchen herumgetragen, habe deinethalb vom Vater und von den Schwestern böse Scheltworte und Schläge ausgehalten, habe mich an Händen und Knien beschlagen lassen, um über den Glasberg zu kommen, und nun ist doch alles vergessen, und du hast eine andere Gemahlin.» Aber der König schlief so fest, dass er kein Wort von alledem vernahm, und als es Morgen wurde, kam die Königin und führte die Seidenspinnerin wieder hinaus. Da war sie gar betrübt und nahm den zweiten Apfel, brach ihn auf und holte den goldenen Haspel hervor; als den die Königin sah, gefiel er ihr wieder so über alle Massen, dass sie das Mädchen fragte, ob es ihn verkaufen wollte; aber es sagte wieder, zu verkaufen sei er nicht, aber wohl zu verdienen: wenn es noch eine Nacht bei dem Könige schlafen dürfe, sollte sie den Haspel haben. Da versprach's ihr die Königin, und es ging alles wie in der ersten Nacht: der König lag in knietiefem Schlaf und war durch kein Jammern und Klagen aufzuwecken; aber einer von des Königs Dienern hatte gesehen, wie die Königin die Spinnerin in des Königs Schlafkammer gebracht hatte, und da war er neugierig geworden und hatte gehorcht und alles gehört, was die Seidenspinnerin gesprochen, und das erzählte er am andern Tage dem Könige.

Die Königin hatte die Seidenspinnerin aber am andern Morgen wieder aus des Königs Schlafkammer geführt, und das Mädchen hatte ganz verzagt ihren letzten Apfel mit dem goldenen Spinnrade geöffnet, und als die Königin das gesehen, hatte sie ihr erlaubt, noch eine Nacht bei dem Könige zu schlafen, wenn sie ihr das goldene Spinnrad schenken wolle. Das tat sie gern, und als es Abend wurde, ging die Königin wieder hin und brachte ihrem Gemahl den Schlaftrunk, der tat aber nur, als tränke er davon, und goss ihn heimlich aus, legte sich darauf nieder und stellte sich, als schliefe er. Darauf ging die Königin hin, holte die Seidenspinnerin und führte sie in des Königs Schlafkammer; da setzte sich das Mädchen traurig an des Königs Bett und jammerte und klagte: «Nun sehe ich doch, dass Undank der Welt Lohn ist; ich habe dich als Würmchen drei Jahre lang herumgetragen, habe deinethalb vom Vater und von den Schwestern böse Scheltworte und Schläge ausgehalten, habe mich

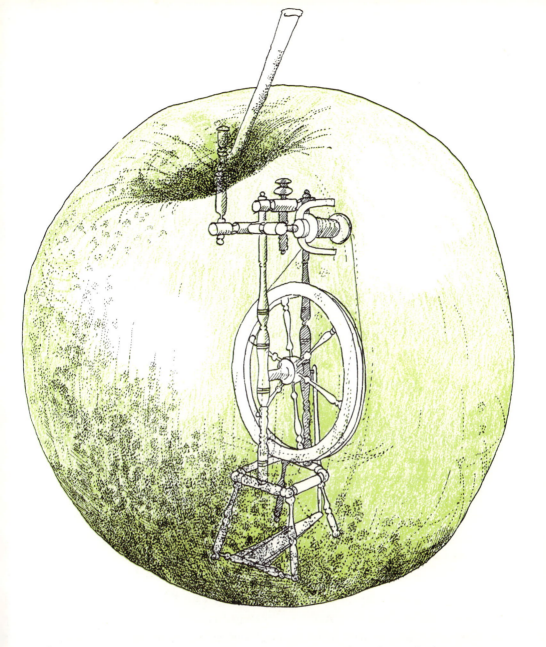

an Händen und Knien beschlagen lassen, um über den Glasberg zu kommen und nun ist doch alles vergessen, und du hast eine andere Gemahlin.» Das hörte der König alles still mit an und tat, als wenn er weiterschliefe; am andern Tage aber liess er ein grosses Gastmahl anrichten, und die Seidenspinnerin musste auch herbeikommen und sich ihm zur Rechten setzen. Als nun alles bei Tafel sass, sagte er: «Ich will euch eine Frage vorlegen, darauf gebt mir frei und offen

Antwort. Vor Jahren habe ich den Schlüssel zu meinem Spinde verloren und liess mir deshalb einen neuen machen; jetzt aber habe ich den alten wiedergefunden, welchen soll ich nun gebrauchen?» – «Den alten», sagten alle wie aus einem Munde, «denn der passt doch immer besser.» – «Nun», sagte der König, «die Seidenspinnerin, welche hier zu meiner Rechten sitzt, die hat mich, als ich verwünscht und ein Würmchen war, drei Jahre lang täglich gewartet und gepflegt und viel Leid und Elend um mich erduldet, drum will ich mich von meiner Gemahlin so lange scheiden, als jene lebt, und sie heiraten.» Und das tat er denn auch, und so ward die Seidenspinnerin Königin.

Spindel, Weberschiffchen und Nadel

Es war einmal ein Mädchen, dem starb Vater und Mutter als es noch ein kleines Kind war. Am Ende des Dorfes wohnte in einem Häuschen ganz allein seine Pate, die sich vom Spinnen, Weben und Nähen ernährte. Die Alte nahm das verlassene Kind zu sich, hielt es zur Arbeit an und erzog es in aller Frömmigkeit. Als das Mädchen fünfzehn Jahre alt war, erkrankte sie, rief das Kind an ihr Bett und sagte: «Liebe Tochter, ich fühle, dass mein Ende herannaht, ich hinterlasse dir das Häuschen, darin bist du vor Wind und Wetter geschützt, dazu Spindel, Weberschiffchen und Nadel, damit kannst du dir dein Brot verdienen.» Sie legte noch die Hände auf seinen Kopf, segnete es und sprach: «Behalt nur Gott im Herzen, so wird dir's wohlergehn.» Darauf schloss sie die Augen, und als sie zur Erde bestattet wurde, ging das Mädchen bitterlich weinend hinter dem Sarg und erwies ihr die letzte Ehre.
Das Mädchen lebte nun in dem kleinen Haus ganz allein, war fleissig, spann, webte und nähte, und auf allem, was sie tat, ruhte der Segen der guten Alten. Es war, als ob sich der Flachs in der Kammer von selbst mehrte, und wenn sie ein Stück Tuch oder einen

Teppich gewebt, oder ein Hemd genäht hatte, so fand sich gleich ein Käufer, der es reichlich bezahlte, so dass sie keine Not empfand und andern noch etwas mitteilen konnte.

Um diese Zeit zog der Sohn des Königs im Land umher und wollte sich eine Braut suchen. Eine arme sollte er nicht wählen, und eine reiche wollte er nicht. Da sprach er: «Die soll meine Frau werden, die zugleich die ärmste und die reichste ist.» Als er in das Dorf kam, wo das Mädchen lebte, fragte er, wie er überall tat, wer in dem Dorfe die reichste und ärmste wäre. Sie nannten ihm die reichste zuerst; die ärmste, sagten sie, wäre das Mädchen, das in dem kleinen Haus ganz am Ende wohnte.

Die Reiche sass vor der Haustür in vollem Putz, und als der Königssohn sich näherte, stand sie auf, ging ihm entgegen und neigte sich vor ihm. Er sah sie an, sprach kein Wort und ritt weiter. Als er zu dem Haus der Armen kam, stand das Mädchen nicht an der Türe, sondern sass in seinem Stübchen. Er hielt das Pferd an und sah durch das Fenster, durch das die helle Sonne schien, das Mädchen an dem Spinnrad sitzen und emsig spinnen. Es blickte auf, und als es bemerkte, dass der Königssohn hereinschaute, ward es über und über rot, schlug die Augen nieder und spann weiter; ob der Faden diesmal ganz gleich ward, weiss ich nicht, aber es spann so lange, bis der Königssohn wieder weggeritten war. Dann trat es ans Fenster, öffnete es uns sagte: «Es ist so heiss in der Stube», aber es blickte ihm nach, solange es noch die weissen Federn an seinem Hut erkennen konnte.

Das Mädchen setzte sich wieder in seine Stube zur Arbeit und spann weiter. Da kam ihm ein Spruch in den Sinn, den die Alte manchmal gesagt hatte, wenn es bei der Arbeit sass, und es sang so vor sich hin:

«Spindel, Spindel, geh du aus,
bring den Freier in mein Haus.»

Was geschah? Die Spindel sprang ihm augenblicklich aus der Hand und zur Türe hinaus; und als es vor Verwunderung aufstand und ihr nachblickte, so sah es, dass sie lustig in das Feld hineintanzte und

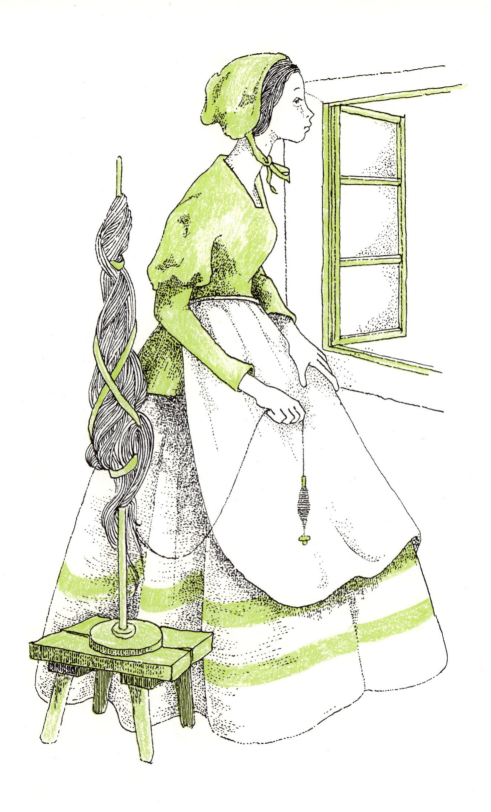

einen glänzenden goldenen Faden hinter sich her zog. Nicht lange, so war sie ihm aus den Augen verschwunden. Das Mädchen, da es keine Spindel mehr hatte, nahm das Weberschiffchen in die Hand, setzte sich an den Webstuhl und fing an zu weben.
Die Spindel aber tanzte immer weiter, und eben, als der Faden zu Ende war, hatte sie den Königssohn erreicht. «Was sehe ich» rief er, «die Spindel will mir wohl den Weg zeigen?», drehte sein Pferd um und ritt an dem goldenen Faden zurück. Das Mädchen aber sass an seiner Arbeit und sang:

«Schiffchen, Schiffchen, webe fein,
führ' den Freier mir herein.»

Alsbald sprang ihr das Schiffchen aus der Hand und sprang zur Türe hinaus. Vor der Türschwelle aber fing es an, einen Teppich zu weben, schöner als man je einen gesehen hat. Auf beiden Seiten blühten Rosen und Lilien, und in der Mitte auf goldenem Grund stiegen grüne Ranken herauf, darin sprangen Hasen und Kaninchen; Hirsche und Rehe streckten die Köpfe dazwischen; oben in den Zweigen sassen bunte Vögel; es fehlte nichts, als dass sie gesungen hätten. Das Schiffchen sprang hin und her, und es war, als wüchse alles von selber.
Weil das Schiffchen fortgelaufen war, hatte sich das Mädchen zum Nähen hingesetzt: es hielt die Nadel in der Hand und sang:

«Nadel, Nadel, spitz und fein,
mach das Haus dem Freier rein.»

Da sprang ihr die Nadel aus den Fingern und flog in der Stube hin und her, so schnell wie der Blitz. Es war nicht anders, als wenn unsichtbare Geister arbeiteten, alsbald überzogen sich Tisch und Bänke mit grünem Tuch, die Stühle mit Sammet, und an den Fenstern hingen seidene Vorhänge herab. Kaum hatte die Nadel den letzten Stich getan, so sah das Mädchen schon durch das Fenster die weissen Federn von dem Hut des Königssohnes, den die Spindel an dem goldenen Faden herbeigeholt hatte. Er stieg ab, schritt über den Teppich in das Haus herein, und als er in die Stube trat, stand das Mädchen da in seinem ärmlichen Kleid, aber es glühte darin wie eine Rose im Busch. «Du bist die Aermste und auch die Reichste», sprach er zu ihr, «komm mit mir, du sollst meine Braut sein.» Sie schwieg, aber sie reichte ihm die Hand. Da gab er ihr einen Kuss, führte sie hinaus, hob sie auf sein Pferd und brachte sie in das königliche Schloss, wo die Hochzeit mit grosser Freude gefeiert ward. Spindel, Weberschiffchen und Nadel wurden in der Schatzkammer verwahrt und in grossen Ehren gehalten.

Die böse Stiefmutter

Es war einmal eine Frau, die hatte zwei Töchter, eine echte Tochter und eine Stieftochter. Die Mutter liebte ihre Tochter so sehr, wie sie die Stieftochter hasste. Die Tochter wuchs, von der Mutter liebkost und gehätschelt, auf, und weil sie so verwöhnt war, wurde sie faul, böse und frech. Trotzdem blieb sie immer die Lieblingstochter der Mutter. Die Stieftochter jedoch, der die Mutter übel gesinnt war, wuchs zu einem guten, gehorsamen, freundlichen und fleissigen Mädchen heran. Die Stiefmutter hasste sie jedoch noch mehr, gerade wegen ihrer guten Eigenschaften. Sie gab ihr die härtesten Arbeiten auf, schlug sie unbarmherzig wegen des geringsten Fehlers, verhängte grausame Strafen, auch wenn das Mädchen eine Arbeit nur deshalb nicht tun konnte, weil diese weit über ihre Kräfte ging.
Eines Morgens füllte die Stiefmutter einen riesigen Korb mit Werg, band die Kuh von der Krippe los und sagte zur Stieftochter: «Du führst die Kuh auf die Weide, und während sie grast, wirst du spinnen, ununterbrochen spinnen wirst du, bis das alles aufgesponnen ist. Hast du bis heute abend nicht das ganze Werg zu Wolle gesponnen, so werde ich dir, wenn du zurückkommst, den Kopf abschlagen. Da ist etwas zu essen», und sie warf ihr ein Stück

Roggenbrot hin. Das Kind lud den grossen Korb auf die Schultern und machte sich auf den Weg, ihm folgte die Kuh wie ein treuer Hund. Es kam zur Weide, und die Kuh begann zu grasen; das Mädchen setzte den Tragkorb ab und begann weinend mit dem Spinnen. Zwischen einem Schluchzer und dem nächsten sagte es: «Bis heute abend, bis heute abend! Wie soll ich bis heute abend alles spinnen? Oh, es ist unmöglich, unmöglich! Dazu brauche ich ein ganzes Jahr. Liebe Madonna, hilf mir, heute ist der letzte Tag, den ich lebe!»
Zu Mittag wollte es zählen, wieviel es gearbeitet hatte: «Drei Spindeln, nur drei Spindeln! Und ich sollte tausend Spindeln gesponnen haben! Jetzt bin ich müde und hungrig und will schnell essen und mich dann gleich wieder an die Arbeit machen.» Und schluchzend knabberte es an dem kleinen Schwarzbrot, das ihm die Mutter hingeworfen hatte wie einem Hund.
Als es gegessen hatte, kam eine alte Frau – es war die Madonna – und sagte: «Liebes Kind, seit acht Tagen habe ich mich nicht mehr gekämmt, komm her und entwirre und kämme mein Haar!» – «Es tut mir leid, gute Frau, aber ich kann nicht», antwortete das Mädchen, «seht her! All dieses Werg zu spinnen, hat mir meine Mutter aufgetragen, und wenn es mir nicht gelingt, bis heute abend alles zu spinnen, wird sie mir den Kopf abschlagen. Ich weiss ja, dass ich nur den hundertsten Teil davon spinnen kann, aber ich will trotzdem bis Abend ohne Pause arbeiten!» – «Hör mir zu, mein Kind, gib das Werg der Kuh, und sie wird es dir fertigspinnen; und bevor es Abend ist, wirst du deinen Faden schön aufgespult haben.»
Das Mädchen gehorchte: Es trug den Korb mit dem Werg zur Kuh und leerte ihn vor sie hin ins Gras. Die Kuh, geschickt, als wäre sie ein Spinnrad, zog das Werg durch das Maul, bei den Nasenlöchern kam der Faden wieder hervor und spulte sich auf die Hörner. Das Mädchen, ganz glücklich, lief und kämmte der Alten das Haar. Doch wisst ihr, was es anstelle von Schuppen fand? Schöne Juwelen, Ringe, Ohrringe, Ketten, Spangen, alles aus Silber und Gold. Als die Alte gekämmt war, sagte sie: «Braves Mädchen, weil du so gut, gehorsam und hilfsbereit warst, schenke ich dir alle diese Juwelen. Schau, auch die Kuh ist mit der Arbeit fertig, der ganze Faden ist

aufgespult. Jetzt lege ihn in den Korb und gehe nach Hause. Nun sage ich dir aber noch etwas: Wenn du auf dem Weg einen Esel schreien hörst, wende dich nicht um; hörst du aber einen Hahn krähen, so wende dich um.»
Das Mädchen versprach, so zu tun und machte sich fröhlich auf den Heimweg, und die brave Kuh ging hinter ihm her. Es war kaum hundert Schritte gegangen, da hörte es einen Esel schreien, es dachte jedoch an die Worte der Alten und ging geradeaus weiter, ohne sich umzuwenden. Da hörte es plötzlich das laute, kräftige Krähen eines Hahnes; es drehte sich um, und siehe da, ein Stern fällt vom Himmel, kommt näher und bleibt über seiner Stirn stehen. Ausser sich vor Freude läuft es nach Hause, erzählt alles der Stiefmutter und zeigt ihr die Juwelen und den gesponnenen Faden. Als die Stiefmutter das alles gehört hatte, geriet sie ausser sich vor Zorn darüber, dass nicht ihre echte Tochter dieses Glück gemacht hatte; sie stiess das Mädchen in eine Kammer, warf ihm ein Stück Brot hin und sperrte es ein. Als die Tochter erfuhr, was die Schwester erlebt hatte, sagte sie zur Mutter: «Morgen früh werde ich mit der Kuh gehen; auch ich will einen schönen Stern auf der Stirn und so viele Juwelen haben.» – «Ja», sagte die Mutter, «morgen gehst du und wirst mit einem schönen Stern auf der Stirn heimkommen, sonst werde ich diese andere töten, ich will nicht, dass sie schöner ist als meine Tochter.»
Bei Tagesanbruch weckt also die Mutter die Tochter; anstelle des riesigen Korbes mit Werg wirft sie ihr nur eine Handvoll in ein Körbchen, gibt ihr ein feines Stück Weissbrot und Käse und sagt: «Geh nur schnell und komm heute abend mit dem Stern auf der Stirn und mit vielen Juwelen nach Hause!» Weil es zu früh hatte aufstehen müssen, ist das Mädchen schlechter Laune, missmutig nimmt es den Korb auf den Rücken und macht sich mit der Kuh auf den Weg. Auf der Weide angelangt, schüttete es den Inhalt des Korbes vor der Kuh aus, denn es wollte sich gleich gar nicht die Mühe machen zu spinnen. Die Kuh aber schnupperte ein bisschen am Werg, dann rümpfte sie die Nase, zerstreute alles mit den Hufen und den Hörnern auf der Wiese und ging weidend davon. Das Mädchen setzte sich brummend zu seinem Essen.

Als Mittag vorbei war, erschien vor ihm ein hässlicher Alter – es war der Teufel –, er setzte sich nieder und bat es, ihm die Haare zu kämmen. Das Mädchen machte sich ganz zufrieden daran, weil es dachte, es werde nun dasselbe Glück machen wie die Schwester am Tag zuvor. Aber zwischen den spiessigen Haaren des hässlichen Alten fand es nur widerliche Insekten, Kröten, Schlangen, Molche und andere abscheuliche Tiere. Es fing an zu weinen und zu klagen, da sagte der Alte zu ihm: «Geh nach Hause, und wenn du unterwegs einen Esel schreien hörst, so wende dich um, hörst du aber einen Hahn krähen, so wende dich nicht um.»
Das Mädchen nahm schnell den Korb auf, die Kuh war auch wieder zurückgekehrt und hatte das Werg noch vollends über die Wiese verstreut, und sie machten sich auf den Heimweg. Unterwegs hörte es einen Esel schreien und wendete sich sofort nach ihm um. Welch ein Unglück! Denn eine dicke Schlange sprang herzu, es spürte einen heftigen Schmerz, und schon war der Kopf der Schlange auf seiner Stirn, und der Leib ringelte sich um seine Mitte. Das Mädchen versuchte, die Bestie von sich wegzureissen, diese aber, als sie Gewalt verspürte, presste sich noch enger um das Kind, welches ausser sich vor Schrecken und Schmerz die Kuh stehenliess und wie wahnsinnig nach Hause lief, wo es mehr tot als lebendig anlangte. Welche Ueberraschung und welcher Schmerz das für die Mutter war, als sie es so heimkommen sah, völlig erschöpft und keuchend, in grösster Angst und weinend, mit der Schlange um den Leib, das kann man sich vorstellen! Sie packte die Bestie beim Schwanz, diese aber, statt sich zu lösen, schlang sich um ihre Hand so fest, dass auch die Mutter begann, um Hilfe zu schreien. Die Nachbarn liefen herbei, was sie aber auch taten, sie konnten die beiden nicht befreien.
Da hörte man an der Tür eines Zimmers klopfen und schlagen; die Leute sperrten auf, und heraus trat die andere Tochter mit dem schönen Stern auf der Stirn. Sie warf sich auf die Mutter und die Schwester, und mit wenig Anstrengung gelang es ihr, die beiden zu befreien. Nun bat die Mutter sie, ihr zu verzeihen, dass sie immer so böse gegen sie gewesen war, und die Schwester umarmte und küsste sie und bat sie auch um Verzeihung. Das gute Mädchen aber

trug, solange es lebte, den Stern auf seiner Stirn, das böse Mädchen behielt die Narbe des Schlangenbisses, und die Stiefmutter hatte einen blauen Fleck rund um ihre rechte Hand, der sie zeitlebens an die Schlange erinnerte.

Frau Holle

Schneeflocken wirbeln um und um,
Im Garten blüht die Weihnachtsblum',
Frau Holle fährt im Dorf herum . . .
Schnurre, Rädchen, schnurre!

Der Mond blickt aus dem Wolkengraus,
Weist ihr den Weg zu jedem Haus,
Dass sie die Flinksten findet aus . . .
Schnurre, Rädchen, schnurre!

Bemerkt sie wo noch einen Schein,
Frau Holle hält und schaut hinein,
Die munter drehn, belohnt sie fein . . .
Schnurre, Rädchen, schnurre!

Martin Greif

Aus alten Märchen winkt es
hervor mit weisser Hand,
da singt es und da klingt es
von einem Zauberland.

      Heinrich Heine
      (Aus: «Dichterliebe»)

Der junge Wolf

Es ist einmal ein Weber gewesen, der hat elf Kinder gehabt und hat nicht gewusst, wo aus und wo ein vor lauter Elend und Not. Und jetzt ist dazu noch ein zwölftes auf der Reise gewesen; sein Gevatter, der bisher die Weberkinder aus der Taufe gehoben hatte, ist schon beim elften Kind mürrisch gewesen, und wie jetzt der Weber ums christliche Werk bitten kommen ist, hat der bisherige Gevatter ihm's abgeschlagen; bei elf Kindern sei es schon genug, er müsse nicht von einem Dutzend Gevatter sein; nach der Kirche solle der Vater lieber zur reichen Kaufmannsfrau bitten gehen, die hätte mehr Geld als er.
Und so ist denn der arme Weber zuerst in die Kirche gegangen und hat fleissig gebetet, dann ist er zur Kaufmannsfrau gegangen, um sie ums christliche Werk zu bitten. Doch die Kaufmannsfrau hat ein Herz gehabt, das härter gewesen ist als ihre Taler, und hat den armen Weber mit bitterem Spott abgewiesen. «Dein Weib wird einen Wolf gebären», hat sie gesagt, «und der wird sich schon selbst ernähren.»
Da ist der Weber traurig heimgegangen; mehr als die Abweisung hatte ihn die harte Rede geschmerzt. Und die Galle ist ihm über die Kehle gestiegen, und ingrimmig hat er den grausamen Spruch verwünscht und hat allen Ernstes die Faust aus dem Fenster hinüber gegen das Kaufmannshaus gezeigt und gerufen: «Soll's dir zurückkommen, weil du die Armen so verspottest.»
Nun hat in ein paar Tagen die Weberfrau ein Kinderl gekriegt, ein herziges Schatzerl, und die Krämerfrau, die auch in gesegneten Umständen war, hat ihrem Mann einen jungen Wolf zur Welt gebracht.
Das Entsetzen der Krämerleute war freilich gross, aber noch ärger, als er gleich nachher unter das Bett seiner Mutter lief und die Stätte nicht mehr verliess. So blieb er sieben Jahre ohne Speise und ohne Trank unter dem Bette sitzen und war durch kein Mittel hervorzubringen.
Als nun sieben Jahre um waren, eilte er hinter dem Bette hervor und

hinter den Ofen, wo er wieder sieben Jahre sitzen blieb. Dann aber rief er seinen Eltern zu, er wolle heiraten; sie sollten ihm eine Braut suchen. Umsonst war alles Reden der Kaufmannsfrau, er bestand darauf; er sitze schon lange genug hinter dem Ofen und verlange zu heiraten. Da ging denn der Vater bei den Bürgershäusern und bei den Bauernhöfen herum bitten, die heiratsfähige Tochter möge seinen Sohn heiraten, der als junger Wolf hinter dem Ofen sitze; aber wie man sich denken kann, wurde er überall abgewiesen. Denn niemand wollte einen Wolf heiraten.

Und der Wolf wurde immer grimmiger und drohte, wenn er nicht bald seinen Willen bekäme, werde er das Haus und seine Eltern vernichten.

Da ging denn die Kaufmannsfrau in die Kirche und betete inbrünstig zu Gott und dabei schlief sie vor Müdigkeit ein; da träumte ihr, das erste Mädchen, dem ihre Diener begegneten, würde die richtige Braut für ihren Sohn sein. Und wie sie kaum heimgekommen war von der Kirche, schickte sie die zwei Diener aus, das erste Mädchen, das sie antrafen, sollten sie ins Krämerhaus bringen.

Die zwei Diener gingen nun gemächlich in die Vorstadt, wo die armen Leute wohnten, da trafen sie zuerst ein hübsches, aber sehr armes Mädchen an, das war des Webers zwölftes Kind. Sie hiessen es mit ins Kaufmannshaus gehen, und weil sie ohnehin einkaufen ging, so lag ihr dieses Haus nicht ab dem Wege. Sie wunderte sich wohl, was sie da sollte, denn ihr Vater hatte immer auf die stolze und hartherzige Kaufmannsfrau geschimpft. Wie staunte sie aber, als die Frau ihr einen Sessel im Zimmer anwies und sie mit dem freundlichsten Gesichte fragte, wie es ihr und den Ihrigen gehe. Zuletzt staunte sie freilich noch mehr, als die Alte sie bat, sie möchte den jungen Sohn, den Wolf hinter dem Ofen, heiraten.

Da sagte sie nicht «Ja» und nicht «Nein» und meinte nur, das müsse sie erst bedenken, und sie wolle ihre Eltern fragen. Als sie es nun ihrem Vater sagte, riet der ihr, sie solle nur «Ja» sagen und dann den Pfarrer zu Rate ziehen.

So tat sie auch, und der Pfarrer sprach dem Mädchen Mut zu, es werde alles gut werden, wenn sie nur getreulich befolge, was er ihr jetzt sage; sie solle neun Kittel anziehen und in der Stube, in der sich der Wolf hinter dem Ofen aufhalte, neun Kerzen anzünden und neun Rosenkränze beten; nach jedem Rosenkranz aber solle sie einen Kittel ausziehen und eine Kerze auslöschen. Nach dem letzten Rosenkranze aber werde es einen Klöscher tun, und etwas werde zur Tür hinfallen, das solle sie nehmen und in den stark geheizten Ofen werfen, darauf aber hinter den Ofen sehen.

Das Mädchen erfüllte nun alles ganz genau, wie es ihr der Pfarrer vorgeschrieben. Sie zog neun Kittel an, heizte den Ofen ein, dass die Kacheln glühten, und zündete neun Kerzen an. Dann begann sie zu beten, und nach jedem Rosenkranz zog sie einen Kittel aus, bis sie nach dem letzten Rosenkranze im Hemde dastand; als sie nun die neunte Kerze löschte, da machte es einen solchen Kracher, als ob das ganze Haus zusammengehen würde, und etwas Schweres fiel an die Tür.

Rasch riss sie die Türe auf, packte das wimmernde Bündel, ohne zu schauen, was es sei, von der Türschwelle in ihr Hemde und schob es in den Ofen. Dann aber sah sie nach dem Wolfe, und da sass hinter dem Ofen ein wunderschöner Jüngling. Der dankte voller Freude seiner Erlöserin, und als er sich auch seinen Eltern gezeigt hatte, feierte er mit der jüngsten Webertochter ein grosses, fröhliches Hochzeitsfest.

Ziegenböcke als Weber

Da war einmal ein Weber, der immer vollauf zu tun hatte, und wenn er die Arbeit des Abends unvollendet liess, so war sie gleichwohl frühmorgens immer fertig, ohne dass irgendeiner wusste, wie das zuging. Einmal jedoch lugte eine Magd durch den Spalt der Stubentür hinein und sah zwei Ziegenböcke in voller Arbeit am Webstuhl sitzen.

Mut über Gut

Es war einmal ein armer Handwerksmann, der sass täglich schon in aller Frühe in seiner Werkstatt und arbeitete. Und, wie er denn allzeit fröhlichen Mutes war, so sang er zum Zeitvertreib nebenbei manch schönes weltliches oder geistliches Liedlein, je nachdem es ihm just ums Herz war; und er hatte eine so klare und volle Stimme, dass die Nachbarn keines Haushahns bedurften, der sie aufweckte. Dies war aber eben dem reichen Kaufherrn nicht recht, der neben ihm wohnte; denn wenn der vor Mitternacht nicht schlafen konnte wegen Geldsorgen, so musste er nach Mitternacht noch wach bleiben wegen des vermaledeiten Singsangs des Nachbarn. Er dachte daher ernstlich darauf, dem Unfug ein Ende zu machen. Verbieten konnte er's ihm nicht, denn das Singen gehört wie das Beten und Arbeiten zum Hausrecht, darin niemand gestört werden kann. Also musste er ein anderes Mittel gebrauchen.
Er liess den Handwerker kommen und fragte ihn, wie hoch er sein Singen anschlage? Der meinte, einen Taglohn sei es sicherlich wert, da es ihm das Tagewerk selbst sehr leicht mache. Jener fragte weiter: wieviel das betrage? Der antwortete: so und so viel. Darauf sagte der Kaufherr, er wolle ihn einen Monat lang zum voraus bezahlen, nicht für das Singen, sondern dass er still sei und das Maul halte. Und er legte ihm das Geld hin. Der Leinweber dachte bei sich: leichter könne man sich's nicht verdienen, und er nahm das Geld und versprach, dass er stille sein wollte wie ein Mäuschen in seiner Werkstatt. Als er mit dem Geld nach Hause gekommen, überzählte er es voller Freuden, und es waren lauter gute Münzen, und so viel, als er noch niemals zugleich beisammen hatte. Abends, ehe er schlafen ging, liebäugelte er noch ein gutes Stündchen mit seinem Schatze, und nachts legte er es unter sein Kissen, damit es ihm nicht etwa ein Dieb rauben könnte; und um Mitternacht hatte er es noch im Kopfe und sann nach, was er damit anfangen und wieviel er gewinnen könne an Kapital und Zinsen; und morgens, wie er aufstand, lag es ihm in allen Gliedern wie Blei; sein Kopf war wüst von Nachtwachen und Sorgen, seine Hand schwer und lässig und

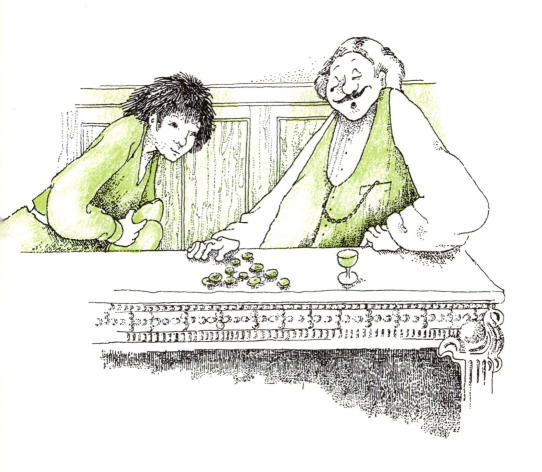

versagte ihm den Dienst; und er durfte nicht singen. Die Zeit ging langsam und träg vorüber, so dass er den Tag kaum erwarten konnte. Inzwischen hatte er es bei sich bedacht und er war kurz entschlossen. Wer schon um acht Uhr in des Kaufherrn Laden stand, das war unser Leinweber.

«Herr, mit Vergunst», sagte er und warf das Geld hin, «da habt Ihr Euren Plunder wieder; der Kobold lässt mich nicht schlafen.» Und ehe noch der Kaufherr eine Widerrede tun konnte, war der Weber schon vor der Tür und sang:

«Ein frischer, froher Mut
Geht über Geld und Gut.
Trilirum, tralarum!»

Der Weber als Wolkenschieber

Viele Leute glauben, dass manche Gewitter nur dann entstehen, wenn Zauberer die Wolken zusammenschieben und dann an einem beliebigen Orte niederlassen. Es soll ein recht lustiges Geschäft sein, wenn nicht ein Gegenzauber das Schieben erschwert, so dass ihnen oft das Blut unter den Nägeln hervorspritzt.
Einst sass ein Weber bei seiner Arbeit. Als er eine Wolke sah, überkam ihn die Lust, ebenfalls Wolken zu schieben. Er konnte nicht widerstehen und sprach die Zauberformel: «Auf und davon und ninderscht on.» Gleich erhob er sich samt dem Webestuhl in die Luft und tut jetzt Wolkenschieben.

Der stumme Ochse

Ein Gutsbesitzer und ein Tuchmacher lagen miteinander in Klage. «Se sind all holl in'n Liew», dachte der Landwirt und schenkte dem Richter einen fetten Ochsen. Im ersten Termin zeigte es sich nun, dass der Gutsbesitzer bedeutend im Recht war; doch wurde die Sache noch nicht endgültig entschieden.
Der Tuchmacher aber hatte Lunte gerochen und schenkte dem Richter ein grosses Stück feinen Tuches, das an Wert viel höher stand, als der fette Ochse. Während des zweiten Termins gestaltete sich die Sache auch ganz anders. Der Richter gestand, dass er sich zuerst geirrt habe, und der Gutsbesitzer merkte, dass es um seine Sache schief stehe. Da bekam er Angst und rief mit lauter Stimme: «Oss, bröll! Oss bröll!» Der Tuchmacher aber drehte sich um und entgegnete mit spöttischem Lächeln: «He kann nich, he hett'n Stück Dook in'n Hals!»

Die drei Gaben

Es war einmal ein armer Leinweber, zu dem kamen drei reiche Studenten, und da sie sahen, dass der Mann sehr arm war, so schenkten sie ihm in seine Wirtschaft hundert Taler. Der Leinweber freute sich sehr über diese Gabe, gedachte sie gut anzuwenden, wollte aber noch eine Zeitlang seine Augen an den blanken Talern weiden, sagte daher seiner Frau, die nicht zu Hause gewesen war, nichts von seinem Glück und versteckte das Geld dahin, wo niemand Geld sucht, nämlich in die Lumpen.

Als er einmal auswärts war, kam ein Lumpensammler, und die Frau verkaufte ihm den ganzen Vorrat für einige Kreuzer. Da war gross Herzeleid, wie der Leinweber heimkam und seine Frau ihm erfreut das für die Lumpen gelöste wenige Geld zeigte.

Ueber ein Jahr, so kamen die drei Studenten wieder, hofften, den Leinweber nun in guten Umständen zu treffen, fanden ihn aber noch ärmer wie zuvor, da er ihnen sein Missgeschick klagte. Mit der Ermahnung, vorsichtiger zu sein, schenkten ihm die Studenten abermals hundert Taler; nun wollte er's recht klug machen, sagte seiner Frau wieder nichts und steckte das Geld in den Aschentopf. Und da ging's gerade wieder so wie das vorige Mal; die Frau vertauschte die Asche an einen Aschensammler gegen ein paar Stückchen Seife, als gerade ihr Mann wieder abwesend war, irgendeinem Kunden bestellte Leinwand abzuliefern. Als er wiederkam und den Aschenhandel erfuhr, wurde er so böse, dass er seine Frau mit ungebrannter Asche laugte.

Ueber ein Jahr kamen die Studenten zum dritten Male, fanden den Leinweber fast als Lumpen und sagten ihm, indem sie ihm ein Stück Blei vor die Füsse warfen: «Was nutzt der Kuh Muskate? Dir, Tropf, Geld zu schenken, wäre dümmer als du selbst bist. Zu dir kommen wir auch nicht wieder.» Damit gingen sie ganz ärgerlich fort, und der Leinweber hob das Stück Blei vom Boden auf und legte es aufs Fensterbrett. Bald darauf kam sein Nachbar herein, der war ein Fischer, bot guten Tag und sprach: «Lieber Nachbar, habt Ihr nicht etwa ein Stückchen Blei oder sonst was Schweres, das ich an mein

Netz brauchen könnte? Ich habe nichts mehr von dergleichen.» Da gab ihm der Leinweber das Stückchen Blei, und der Nachbar bedankte sich gar schön und sagte: «Den ersten grossen Fisch, den ich fange, den sollt Ihr zum Lohne haben!» – «Schon gut, es ist nicht darum», sprach der zufriedene Leinweber.
Bald darauf brachte der Nachbar wirklich einen hübschen Fisch von ein Pfund vier bis fünfe und der Leinweber musste ihn annehmen. Dieser schlachtete alsbald den Fisch, da hatte derselbe einen grossen Stein im Magen. Den Stein legte der Leinweber auch auf das Fensterbrett. Abends, als es dunkel wurde, fing der Stein an zu glänzen, und je dunkler es wurde, je heller leuchtete der Stein, wie ein Licht. «Das ist eine wohlfeile Lampe», sagte der Leinweber zu seiner Frau. «Willst du sie nicht vermöbelieren, wie du die zweihundert Taler vermöbeliert hast?» Und legte den Stein so, dass er die ganze Stube erhellte.
Am folgenden Abend ritt ein Herr am Haus vorbei, erblickte den Glanzstein, stieg ab und trat in die Stube, besah den Stein und bot zehn Taler dafür. Der Weber sagte: «Dieser Stein ist mir nicht feil!» – «Auch nicht für zwanzig Taler?» fragte der Herr. «Auch nicht», antwortete der Leinweber. Jener aber fuhr fort zu bieten und zu bieten, bis er tausend Taler bot, denn der Stein war ein kostbarer Diamant und noch viel mehr wert. Jetzt schlug der Weber ein und war der reichste Mann im Dorfe. Nun hatte die Frau das letzte Wort und sagte: «Siehst du, Mann! Wenn ich das Geld nicht zweimal mit fortgegeben hätte! Das hast du doch nur mir zu danken!»

Der Weber und der Ratsherr

Es wollten einmal zwei in den Himmel. Der eine war ein Ratsherr, der andere ein Weber. Am Himmelstor fragte sie Petrus nach ihren guten Taten. Da sagte der Ratsherr:
«Siehst du, Petrus, da habe ich einen ganzen Wagen voll Bücher

mitgebracht. Es sind die Gesetze, die ich gemacht habe. Ich habe die Aufrührer darniedergehalten und die Gottlosigkeit bekämpft.»
Da antwortete Petrus:
«Guter Mann, dich kann ich im Himmel nicht brauchen. Du hast wohl zu viel Gesetze gemacht. Gesetze machen den Menschen schlecht. Du hast kein gutes Werk getan. Bevor du wieder an die Himmelpforte anklopfen darfst, musst du hundert Jahre durch das läuternde Fegfeuer hindurch.»
Nachher trat der Weber vor und sagte:
«Lieber Petrus! Ich kann dir leider keine guten Taten nennen. Ich hatte keine Zeit, solche zu üben. Tag und Nacht musste ich weben, immer nur weben, dass ich und die Meinen nicht verhungerten.»
Da sagte Petrus zu ihm:
«Ja, wenn du Weber bist, dann glaub' ich das schon. Weber sein ist mehr als hundert Jahre Fegfeuer. Du kannst eintreten.»

Der fromme Weber und der Geizhals

Ein blutarmer Weber kehrte einmal gerade um die Mitternachtsstunde aus der nahen Stadt heim. Wie er an dem Grenzsteine vorüberging, sah er einen grossen Fruchtsack voll blinkenden Geldes stehen, lauter gute Golddukaten. Auf dem Grenzsteine aber sass eine freundliche weisse Frau, die ihm gutmütig zunickte und mit der rechten Hand einlud, zuzulangen. Und weil der Weber wohl ein frommes und redliches Herz hatte, aber nicht wusste, wie er seine zehn lebendigen Kinder durchbringen sollte, die sich Jahr um Jahr in seinem kleinen Häuschen eingefunden hatten, jedesmal im Sommer, wenn der Storch die Wiesen absuchte, so fasste er sich Mut, griff beherzt zu und füllte alle Taschen mit dem schönen Gelde; zuletzt nahm er auch noch den Hut voll, bedankte sich schön bei der guten Frau und kam glücklich heim zu den Seinen. Fortan war in dem kleinen Weberhäuschen keine Not und Sorge mehr.

Das grosse Glück des armen Webers wurde bald ruchbar und liess seinem geizigen Nachbarn, einem reichen, kinderlosen Bauern, keine Ruhe mehr. Der machte sich eines Tages heimlich aus dem Dorfe hinaus und begab sich gerade um Mitternacht an die verwunschene Stelle. Richtig war der Sack wieder da, aber auf dem Steine sass eine fürchterliche, riesengrosse Gestalt. Der Geizhals sah nur den Sack und die glänzenden Dukaten. Gierig griff er zu, aber es wahr ihm, als ob er in glühend flüssiges Gold fasste, und er konnte seine Hand nicht zurückholen. Eine geschlagene Stunde musste er so in den entsetzlichsten Qualen stehen, bis Punkt eins der Spuk verschwand. Als am andern Morgen die Hüttenleute zur Arbeit gingen, fanden sie den Mann tot bei dem Grenzsteine liegen, und sein Gesicht stand ihm nach dem Rücken.

Der schlaue Leineweber

«Man muss nur sehen, dass man sich ihn vom Leibe hält, und wenn man ihm selbst seine Seele gegen viel Geld verschrieben hat», sagte der Leineweber, als er gerade den Vertrag mit dem Teufel in die Tasche steckte. Es war ihm, seine Lage überdenkend, doch nicht gerade gut zu Mut, und sein sonst so frohes Singen war verstummt. Wenn das letzte Stück im Webstuhl fertig gewebt war, was sollte ihm dann für die paar Jahre seines Lebens noch das viele Geld?! Und schon kam der Teufel und nötigte wieder zu schnellerer Arbeit. Wenn er auch noch öfter kommen musste und immer wieder abzog, schimpfend und verstimmt, und ob auch der Leineweber immer langsamer schaffte und zuletzt den Ausweg fand, dass er noch die Längenkordeln machen müsse und jeden Tag nur ein oder zwei Schuss dazu fertig brächte: *Einmal*, und da konnte er zögern wie er wollte, musste auch *diese* Arbeit fertig werden: «Die letzte dann!» Das war ein schweres Wort für einen, der all sein Leben gern gelebt hatte und immer lustig war. Wer aber gern gelebt

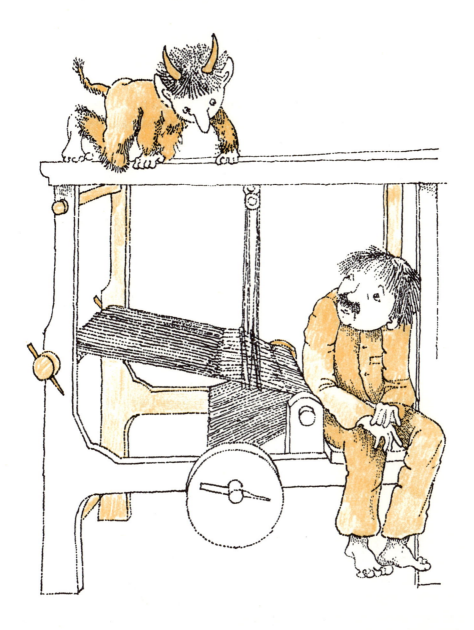

hatte und lustig war, gibt sich so schnell und eigentlich wohl nie auf. Hatte er bis jetzt den Teufel immer noch recht menschlich hinters Licht geführt, so dachte er, konnte er es jetzt auch mal teuflisch tun. Beim letzten Stück bricht ihm der Tempel, das Gerät, das die Fäden auseinanderspannt, entzwei. Da er nun gerade so sehr jammerte, kam, er hatte ihn ja längst gesehen, der Teufel an, erregt und wild ... und war doch ganz erstaunt, den armen Leineweber so im

Leid zu sehen. «Ach, lieber Herr», so sprach der Arme, «nun dachte ich, dass ich heute fertig würde. Könntet Ihr mir ein paar starke Teufel schicken, dass sie mit ihren Zähnen den Tempel auseinanderhalten, damit ich das letzte Stück noch weben kann?» Gewiss – in wenigen Minuten waren die ersten da, aber auch in wenigen Minuten wieder fort. Der Leineweber hatte ihnen die Lade so fest vor das Maul geschlagen, dass ihre Zähne rasselnd auf die Erde fielen. Doch war dem Teufel an der Seele viel gelegen. Weil er glaubte, dass die Teufel nur zu dumm gewesen seien, schickte er deshalb neue und immer wieder neue. Aber allen erging es nicht viel anders. Schliesslich kam er selber, doch ging er auch gleich wieder: «Ich *will* deine Seele nicht», war das einzige Wort, das er dem Weber sagte. Dieser lachte: «Ich weiss schon; heulen mögen sie noch können in der Hölle, vielleicht besser als je zuvor. Aber eines hat ganz sicher aufgehört: das Zähneklappern!»

Ja, er lachte, denn er hatte den Teufel angeführt, so lange, bis er mürbe war. Das war der eine Spass, und der andere war noch der, dass er sein Leben lang Geld genug hatte und nicht mehr zu weben brauchte.

Schwester und Braut

Ein junger König hatte eine schöne Schwester und wollte auch gerne heiraten, konnte aber keine Prinzessin finden, die so schön gewesen wäre wie seine Schwester. Da erbot sich die Schwester, für ihn eine schöne Braut zu suchen, und machte sich auf und reiste im Lande umher.

Als sie schon lange unterwegs war und viele andere Länder durchreist hatte, kam sie in einem Wald an ein kleines Hüttchen, da sass ein sehr schönes Mädchen am Fenster und webte. Die Schwester des jungen Königs merkte nun sogleich, dass dieses Mädchen und kein anderes ihrem Bruder zur Frau bestimmt sei. Sie ging in die Hütte hinein und machte mit dem Mädchen Bekanntschaft. Beide gewannen einander sehr lieb. Die Prinzessin erzählte dem fremden Mädchen, zu welchem Zwecke sie umherreise, und sagte ihr dann, dass sie jetzt die Braut für ihren Bruder gefunden habe, nämlich sie selbst, und sie müsste auch gleich sie zu ihrem Bruder begleiten.

Das junge Mädchen war darüber sehr erfreut und sagte: «Ja, ich will sehr gerne die Frau deines Bruders werden; aber erstens muss ich zuvor noch die Leinwand ausweben, die auf dem Webstuhl ist, und das wird einige Zeit dauern, und zweitens ist meine Mutter eine Hexe und wird mich nicht gehen lassen wollen, da werden wir viel aushalten müssen. Jetzt ist sie nicht zu Hause; aber ich merke, dass sie nur noch dreissig Meilen von hier entfernt ist, und wenn sie dich hier findet, so bringt sie dich um. Ich will dich in eine Kohle verwandeln, dann findet sie dich nicht.»

Das tat sie denn auch und legte sie unter die anderen Kohlen in den Ofen. Als die Mutter ankam, roch sie gleich, dass sich ein Mensch in ihrem Hause befände, aber die Tochter versicherte, dies sei nicht der Fall; auch sei es ja unmöglich, dass in diese Wildnis je ein Mensch kommen könne. Und so beruhigte sie sich.

Als sie am andern Tag das Haus verliess, ihren Geschäften nachzugehen, verwandelte ihre Tochter die Kohle wieder in die Prinzessin, und sie webten fleissig, um bald fertig zu werden. Als aber die Hexe dem Hause sich wieder näherte und die Tochter dies merkte, verwandelte sie die Prinzessin in eine Erbse und legte diese unter die anderen Erbsen in ein Gefäss. Die Alte kam und fragte wieder: «Es riecht mir hier nach Menschenfleisch?»

Aber die Tochter versicherte, dass dies nicht möglich sei.

«Hast du für mich nicht etwas zu essen?» fragte die Alte.

«Nichts weiter als jene rohen Erbsen», antwortete die Tochter. Nun setzt sich die Hexe an die Erbsen und isst fast alle auf, nur drei bleiben übrig, aber darunter auch die Prinzessin.

Den dritten Tag, als die Alte wieder weggegangen war, entzauberte das Mädchen die Prinzessin wieder. Sie arbeiteten eifrig fort und webten die Leinwand zu Ende und machten sich auf den Weg in die Heimat der Prinzessin. Die Tochter der Hexe nahm aber zur Vorsicht einen Kamm, eine Bürste und ein Ei mit. Die alte Hexe kam mittlerweile nach Hause, und als sie die Tochter nicht zu Hause fand, merkte sie gleich, was geschehen war, rüstete sich aus und setzte ihnen nach.

Die beiden jungen Mädchen sehen sich, weil sie das fürchten mussten, alle Augenblicke ängstlich um und erkennen zu ihrem Schrecken, dass sie ihnen wirklich nachfolgt und sich ihnen mehr und mehr nähert.

Als sie ihnen schon ganz nahe ist, wirft die Tochter die Bürste hinter sich, und es entsteht ein dichter, wild verwachsener Wald, in den niemand einzudringen vermag. Nun kann die Alte nicht weiter und muss erst zurück und von zu Hause eine Axt holen, um sich einen Weg durchzuhauen. Wie sie damit fertig ist, will sie die Axt unter einen Strauch legen, da hört sie aber einen Vogel singen: «Ich will aufpassen, wo die Axt hingelegt wird, da werde ich sie mir dann holen!»

«Oh, das sollst du nicht», antwortet die Alte und läuft wieder zurück, um die Axt zu Hause zu verwahren.

Nun läuft sie wieder den Mädchen nach, und da sie viel grössere Schritte nehmen kann als irgendein Mensch, so ist sie ihnen bald so nahe, dass sie fürchten müssen, jeden Augenblick von ihr ergriffen zu werden. In ihrer Angst wirft die Tochter der Hexe den Kamm hinter sich, und es entstehen Schluchten und Berge und Felsen, dass kein Mensch imstande ist, hinüberzukommen.

Nun muss die Alte wieder nach Hause, einen Spaten zu holen. Als sie endlich einen schmalen Weg geebnet hat, will sie, um schneller weiterzukommen, den Spaten nur unter einem Strauch verstecken. Da singt derselbe Vogel wieder: «Ich will aufpassen, wo der Spaten hingelegt wird, da werde ich ihn mir dann holen!» Die Hexe muss also wieder nach Hause, um den Spaten dort zu verwahren. Als sie darauf den Mädchen zum dritten Male schon ganz nahe gekommen war, wirft ihre Tochter das Ei hinter sich. Und es entsteht ein grosser zugefrorener See, und das Eis darauf ist spiegelglatt. Wie die Alte hinüber will, fällt sie hin und bricht sich Hals und Bein.

Nun können die Mädchen ruhig weiterziehen. Als sie in das Land gekommen waren, wo die Prinzessin zu Hause war, und sich schon dem Schlosse näherten, wo der Bruder der Prinzessin wohnte, da verwandelte die Tochter der Hexe sich und die Prinzessin in zwei Tauben. In dieser Gestalt nährten sie sich eine Zeitlang in des Königs Hirsefeld. Eines Tages geht der Diener des Königs durch das Feld und hört, wie eine Taube singt: «Ich bin die Schwester des Königs, habe Länder durchreist, um ihm eine Braut zu suchen, und nun ist sie hier.»

Das erzählt der Diener dem König, der schickte einen anderen Diener in das Feld, zu erforschen, ob es auch wahr wäre, was jener erzählt hatte. Als dieser es bestätigte, ging er selbst hin, um sich zu überzeugen. Er hört dieselben Worte der Taube und ist sehr betrübt darüber, dass die Mädchen Vögel geworden sind, beschliesst aber, sie zu fangen. Dies gelang endlich nach vieler Mühe.

In demselben Augenblick wurden die Tauben wieder zu Mädchen. Aber die beiden Mädchen waren einander in allen Stücken so vollständig gleich, dass der König nicht erkennen konnte, welches die Schwester und welches die Braut sei. So wurde vorerst aus der Heirat noch nichts.

Der König war hierüber sehr traurig. Als er eines Tages so recht betrübt durch die Strassen der Stadt ging, begegnete ihm eine Fleischersfrau und fragte ihn, warum er so betrübt sei. Er klagte ihr seine ganze Not, und dass er nach so langem Warten, da die Braut in seinem Schlosse wäre, Schwester und Braut nicht unterscheiden könne.

«Oh, dafür weiss ich Rat», sagte die Frau; «nimm nur von uns Blut in einer Schweinsblase und befestige dir diese irgendwie auf der Brust; dann stelle dich so recht traurig und verzagt, nimm ein Messer aus der Tasche und tu so, als ob du dich erstichst. Wenn dann die Mädchen das Blut sehen, werden sie zu dir hinstürzen, und die Schwester wird am Kopfende und die Braut am Fussende sein.»

Der König befolgte den Rat, und als nun die Braut zu seinen Füssen um ihn beschäftigt war, da stand er auf und hielt sie fest und erklärte, warum er sie so erschreckt hätte. Die Mädchen aber nahmen fortan jede ihre wirkliche Gestalt an. Da waren sie einander wohl sehr ähnlich, aber doch voneinander zu unterscheiden. Nun feierte der König die Hochzeit mit seiner Braut, und sie lebten miteinander glücklich viele Jahre.

Ali der Teppichweber

Es lebte einmal vor langer, langer Zeit in einem fernen Land ein armer Mann namens Ali. Er verdiente sein Brot durch Teppichweben, doch ging es ihm aus vielerlei Gründen sehr schlecht. Vor allem besass er nur einen alten zerbrochenen Webstuhl, den er von seinem Vater geerbt hatte, und die Teppiche, die auf diesem Webstuhl verfertigt wurden, hatten alle Fehler und Mängel, so dass niemand sie recht kaufen wollte. Der arme Ali war äusserst fleissig und arbeitete den ganzen Tag. Hätte er nur für sich selbst sorgen müssen, so wäre er vielleicht mit seinem spärlichen Verdienst ausgekommen, aber ach, er hatte sieben Kinder mit ewig hungrigem Magen, und Fatma, seine Frau, war immer krank und konnte nichts verdienen.
Die Familie war so arm, dass sie nicht einmal in einem Hause wohnte. Sie lebte in einer grossen Höhle am Meeresstrand, hatte weder Betten noch Stühle, ja nicht einmal einen Herd; freilich brauchte sie auch keinen, denn sie war schon zufrieden, wenn es trockenes Brot gab.
Eines Abends schlenderte der arme Ali trauriger denn je den Meeresstrand entlang. Seine jüngste Tochter Aischa war krank und sollte täglich frische Milch trinken. «Wo nehme ich nur die Milch her?» stöhnte Ali kläglich. «Mein Nachbar hat zehn Kühe, doch schenkt er uns auch nicht ein Tröpfchen Milch. Weil ich arm bin, muss vielleicht mein liebes Kind sterben.» Und grosse Tränen flossen ihm über die Wangen.
Er wagte nicht heimzugehen, denn es schmerzte ihn allzusehr, die kleine Aischa ganz blass und schwach auf einem alten Teppich liegen zu sehen und ihr nicht helfen zu können. Wie er so betrübt dahinschritt, sah er auf dem Sand einen riesengrossen Fisch liegen, der jämmerlich die Kiemen bewegte und vergeblich versuchte, wieder ins Wasser zu gelangen.
«Armer Fisch», sprach Ali, «ich weiss, wie dir zumute ist. Warte, ich bringe dich ins Wasser zurück.» Und er hob den Fisch sanft auf und trug ihn ins Wasser. Der Fisch verschwand unter der Oberfläche des

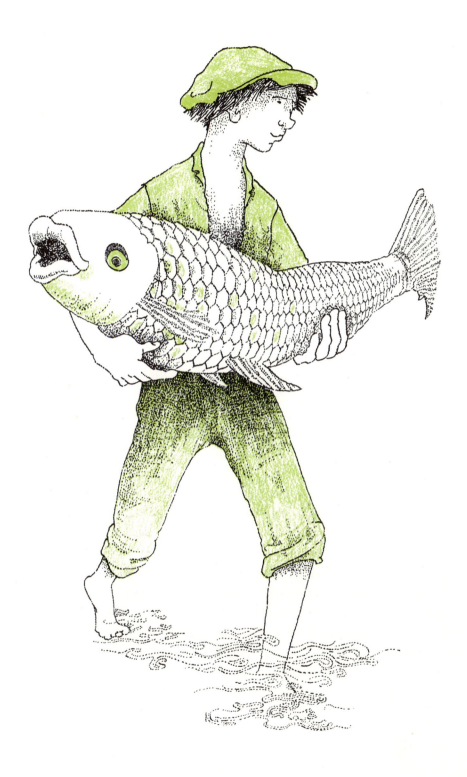

Wassers, das hoch aufspritzte und Alis nackte Füsse benetzte. Es begann bereits dunkel zu werden und Ali entschloss sich schweren Herzens, heimzukehren. Als er sich vom Meer abwandte, vernahm er plötzlich eine gewaltige Stimme, die aus den Wolken zu kommen schien. Die Stimme sprach: «Bleibe stehen, Sterblicher, ich bin dir Dank schuldig.»

Ali blickte sich erschrocken um, doch vermochte er niemanden zu sehen. Aengstlich stammelte er: «Wer spricht zu mir, und wer könnte mir, dem armen, hilflosen Manne, Dank schuldig sein?»

«Trotz deiner Sorgen und Traurigkeit hast du noch an andere gedacht, hast mit dem armen Fisch Mitleid gehabt. Wisse, Sterblicher, ich bin ein guter Geist, der im Kampf mit einem bösen Geist besiegt und als Fisch aufs trockene Land geschleudert wurde. Du hast mir das Leben gerettet. Zum Dank sollst du dein ganzes Leben lang so viel haben, wie deine redliche Arbeit verdient.»

Der arme Ali seufzte tief: «Ach, guter Geist, dann wird ja mein ganzes Dasein immer ein Jammerleben sein. Ich arbeite von morgens früh bis abends spät und verdiene nicht so viel, um meine lieben Kinder vor dem Hunger zu bewahren.»

«Du hast mich missverstanden, Sterblicher, ich sagte nicht, so viel, wie deine ehrliche Arbeit jetzt erwirbt, sondern so viel, wie sie verdient. Geh heim, du wirst dort alles finden, was jedem zukommt, der ehrlich arbeitet.»

Ali war es ganz wirr im Kopf. Er wusste nicht, ob er geträumt habe, oder ob ihm die vielen Sorgen am Ende den Verstand verwirrt hatten. Er begann zu laufen, hatte es gar eilig, seiner Frau den seltsamen Vorfall zu erzählen. Als er jedoch vor der Höhle anlangte, wurde er noch verwirrter, denn was sahen seine Augen? Die Höhle war verschwunden, an ihrer Stelle stand ein schönes kleines Haus, um das sich ein Garten zog, im Garten aber war ein Rasenplatz, und auf dem Rasenplatz weidete eine schneeweisse Kuh. Ali blieb wie angewurzelt stehen und wagte nicht sich zu rühren. Da trat seine Frau aus dem Haus, und abermals erfasste Ali grosses Staunen. Fatma war nicht mehr in Lumpen gehüllt, sondern trug ein hübsches buntes Gewand, und ihr stets kummervolles Gesicht strahlte vor Freude.

«Komm rasch ins Haus, mein lieber Mann!» rief sie mit froher Stimme. «Ein grosses Wunder hat sich ereignet. Ich sass ganz verzweifelt bei unserem kranken Kinde, da erdröhnte plötzlich ein furchtbarer Donnerschlag, und ich verlor die Besinnung. Als ich wieder zu mir kam, war unsere elende Höhle verschwunden, ich sass in einer sauberen schönen Stube, und unser krankes Kind lag in einem weichen Bettchen.»
«Das hat der gute Geist getan», sprach Ali dankbaren Herzens und berichtete seiner Frau, was sich ereignet hatte. Sie traten ins Haus, und Ali fand nicht nur schöne saubere Stuben, eine Küche mit Schüsseln und Pfannen und eine volle Speisekammer; auch in seiner Stube stand anstelle des alten schadhaften Webstuhles ein nagelneuer prächtiger Webstuhl.
«Es ist zuviel des Glücks!» rief Fatma, als sie am Herd stand und kochte. «Wir haben es nicht verdient.»
«Doch», erwiderte Ali, an die Worte des guten Geistes denkend, «vergiss nicht, dass ich nun schon fünfzehn Jahre lang Tag für Tag arbeite; ist nur recht und billig, dass wir vom Ertrage meiner Arbeit wie Menschen leben können. Nun will ich doppelt fleissig sein.»
Am folgenden Morgen stand Ali früh auf und setzte sich an den neuen Webstuhl. Wie herrlich leicht ging ihm die Arbeit von der Hand. Ali sang leise vor sich hin, ihm war gar froh ums Herz. Die kleine Aischa hatte ein Glas frische Milch getrunken, und ihr blasses Gesichtchen begann sich bereits ein wenig rosig zu färben. In einem Schrank hatte Fatma auch für die andern Kinder Kleider gefunden, so dass jetzt die ganze Familie sauber und nett aussah.
Als Ali auf dem neuen Webstuhl den ersten Teppich gewebt hatte, lachte er laut vor Freude; noch nie war ihm ein so schöner Teppich gelungen. Am gleichen Tage suchte auch der reiche Hassan den Teppichweber auf, und als er den Teppich sah, lobte er ihn sehr, kaufte ihn und bestellte noch drei andere Teppiche, denn seine älteste Tochter sollte bald Hochzeit feiern, und er wollte ihr die Teppiche schenken. Von dieser Zeit an ging es Ali gut; er arbeitete fleissig und verdiente so viel, dass die ganze Familie gut leben konnte. Fatma war ein sparsames Weib und legte manches Geldstück beiseite.

Eines Tages sagte sie zu ihrem Mann: «Es bestellen jetzt so viele Leute Teppiche bei dir, dass du die Arbeit nicht bewältigen kannst. Ich habe Geld erspart, wir wollen dafür einen zweiten Webstuhl kaufen, und du kannst den lahmen Jussuf anstellen; der wird froh sein, Arbeit zu finden.»
Ali behagte dieser Gedanke, und der zweite Webstuhl wurde gekauft. Doch gab es zwischen Ali und seiner Frau einen kleinen Streit.
«Wieviel Lohn wirst du Jussuf geben?» fragte Fatma.
«Das, was ich für seine Arbeit erhalte.»
«Die ganze Summe!» rief entsetzt die Frau. «Da bleibt doch dann für dich nichts übrig.»
«Jussuf wird gerade soviel arbeiten wie ich, es ist daher nur gerecht, dass er auch das gleiche verdiene.»
«Auf diese Art wirst du nie reich werden», seufzte die Frau und fragte dann noch: «Wo soll Jussuf wohnen?»
«In der Stube, die auf den Garten führt.»
«Wie, in dieser guten Stube? Neben dem Keller ist ein kleiner Raum, in dem kann er leben.»
«Jussuf wird gerade soviel arbeiten wie ich, es ist daher nur gerecht, dass er ebenso gut wohne wie ich», antwortete Ali streng. Die Frau schwieg, aber in ihrem Herzen war Zorn, denn sie liebte das Geld. Der lahme Jussuf kam, und eine Weile ging alles gut. Dann aber sprach Fatma eines Tages zu Ali: «Sliman, der Sohn des reichen Hassan, hat um unsere älteste Tochter geworben. Dies ist für uns eine grosse Ehre, denn Hassan ist der reichste Mann in der ganzen Stadt. Aber der Vater will Sliman nur dann gestatten, unsere Tochter zu heiraten, wenn sie eine grosse Mitgift hat.»
Ali kratzte sich den Kopf. «Woher soll ich die grosse Mitgift nehmen?»
«Wenn du Jussuf nicht den ganzen Ertrag seiner Arbeit geben, etwa ein Viertel für dich behalten wolltest», sprach schmeichelnd die Frau, «dann wäre die Mitgift bald beisammen.»
Ali dachte nach und sagte schliesslich: «Du hast recht. Jussuf hat weder Weib noch Kind, ihm werden auch drei Viertel des Ertrages genügen.»

Und so erhielt Jussuf, der ein fleissiger Arbeiter war, von nun an nur noch drei Viertel von dem, was er erarbeitete.
Nach etlichen Monaten sprach Fatma abermals zu ihrem Mann: «Wir sind nun vornehme Leute geworden, sind mit dem reichen Hassan verschwägert, es geziemt sich nicht, dass wir in einem so armseligen kleinen Hause wohnen. Du solltest in der Stadt ein schönes grosses Haus erbauen.»
Ali schüttelte missmutig den Kopf. «Wir haben nicht soviel Geld.»
«Du verkaufst doch so viele Teppiche.»
«Ja, aber ich webe sie nicht allein. Du vergisst, dass Jussuf drei Viertel vom Gewinn einsteckt.»
«Ich sagte doch immer, dies sei zuviel!» rief zornig das Weib. «Gib ihm nur die Hälfte, dann können wir das Haus bauen.»
«Das wäre ungerecht», erwiderte Ali, «denn er arbeitet ebenso viel wie ich.»
«Aber der Webstuhl gehört dir. Hätte Jussuf den Webstuhl nicht, er könnte überhaupt nicht arbeiten. Den Webstuhl bekommt er ganz umsonst, du hast also wirklich ein Recht auf die Hälfte seines Verdienstes.»
«Das klingt ganz vernünftig», meinte Ali nachdenklich. Von nun an quälte ihn Fatma jeden Tag vom Morgen bis zum Abend, bis er, des Streitens müde, nachgab.
Und so erhielt Jussuf, obschon er genauso viel wie früher arbeitete, nur noch die Hälfte von dem, was er erarbeitete.
Ali liess sich ein schönes Haus bauen, und die ganze Familie zog ein. Nun herrschte eine Zeitlang eitel Freude und Frohsinn. Ali hatte sein altes Häuschen ebenfalls behalten, ging jeden Morgen hin und webte dort bis zum Abend. Doch fing er nicht mehr so frühzeitig an, kam um acht, statt um sechs, forderte aber von Jussuf, dass dieser schon um sechs Uhr zu arbeiten beginne.
Nach etlichen Monaten wurde Fatma wieder einmal missgestimmt und mürrisch. Ali ahnte schon, dass sie einen neuen Wunsch auf dem Herzen habe, und richtig, eines Abends hub sie an:
«Mein lieber Mann, ich muss dir etwas sagen. Deine Tochter und ihr reicher Gatte kamen unlängst zu Besuch und sprachen zu mir: ‹Es ist doch recht peinlich, dass der Vater den ganzen Tag an seinem

Webstuhl sitzt, wie ein gewöhnlicher Arbeiter. Die ganze Stadt lacht über ihn, und wir müssen uns schämen. Andere reiche Leute schlendern schön gekleidet in der Stadt umher, sitzen im Kaffeehaus, reiten auf prächtigen Rossen durch die Strassen. Sage doch dem Vater, liebe Mutter, er möge ein Leben führen, wie sich dies für einen reichen und vornehmen Mann geziemt.›»

Ali schwieg einen Augenblick, meinte dann: «Du hast recht, Fatma, auch ich bin der vielen Arbeit schon überdrüssig, aber soll denn der Webstuhl leerstehen? Ausserdem muss ich doch auch verdienen, denn das Leben im neuen Hause kostet viel Geld.»

«Du könntest ja einen andern an den Webstuhl setzen; wenn du ihm nur ein Viertel vom Ertrag seiner Arbeit gibst, so wirst du einen schönen Gewinn erzielen und dich selbst nicht mehr plagen müssen.»

Ali nickte, sprach dann bekümmert: «Für diesen geringen Lohn werde ich keinen Arbeiter finden.»

«Doch», entgegnete eifrig die Frau. «In einem Nebengässchen wohnt der arme Raschid; er hat ein krankes Weib und neun Kinder. Sein Elend zwingt ihn, um jeden Lohn zu arbeiten, und er ist ein geschickter Weber.»

«Wie klug du bist!» rief Ali erfreut. «Morgen werde ich diesen Raschid aufsuchen.»

«Warte», sagte Fatma, «wenn Raschid erfährt, dass Jussuf mehr Lohn hat als er, so wird er unzufrieden sein. Du darfst also Jussuf von nun an auch nur ein Viertel vom Ertrag geben.»

«Dafür wird er nicht arbeiten.»

«Doch, denn jetzt sind schlechte Zeiten, und er würde nirgends Arbeit finden.»

Schon am folgenden Tag arbeiteten Raschid und Jussuf an den Webstühlen, und beide erhielten nur ein Viertel vom Ertrag ihrer Arbeit.

Und wieder lebten Ali und die Seinen herrlich und in Freuden.

Eines Tages aber sprach Fatma zu ihrem Mann:

«Mohammed, der Goldschmied, hat eine herrliche Perlenkette; du musst sie mir kaufen, denn alle reichen, vornehmen Frauen tragen

Perlenketten, nur ich laufe armselig mit nacktem Hals herum. Kaufe mir die Perlenkette, lieber Mann.»

«Nein», sprach Ali zornig, «du verlangst zuviel.»

Fatma begann zu weinen. «Ich habe um deinetwillen gehungert und gelitten, bin dir stets ein treues Weib gewesen, und nun willst du mir nicht einmal diese kleine Freude bereiten.»

«Ich habe für derlei unnütze Dinge kein Geld.»

«Wenn ich dir sage, woher das Geld dafür kommen soll, wirst du mir dann die Perlenkette kaufen?»

«Ja.»

«Höre, Jussuf und Raschid arbeiten bis sechs Uhr abends, und mittags rasten sie zwei Stunden, die faulen Kerle. Dadurch entgeht dir viel Geld. Befiehl ihnen, bis acht Uhr abends zu arbeiten und nur eine Stunde zu rasten, dann wirst du bald das Geld für die Perlenkette beisammen haben.»

«Glaubst du nicht, dass die beiden zu müde werden, wenn sie so lange arbeiten?»

«Was geht das dich an? Die Webstühle gehören dir, die beiden müssen froh sein, wenn sie überhaupt Arbeit finden. Was ist ein Weber, ohne Webstuhl? Ausserdem sind diese gemeinen Leute stark und werden nicht leicht müde.»

Ali befolgte den Rat seines Weibes: von nun an arbeiteten Jussuf und Raschid von sechs Uhr morgens bis acht Uhr abends und durften mittags bloss eine Stunde rasten.

In diesem Jahre hatte es eine Missernte gegeben, und als der Winter kam, wurden die Lebensmittel schrecklich teuer. Jussuf konnte mit seinem kärglichen Lohn gar nicht auskommen, und der arme Raschid mit seinen neun Kindern erst recht nicht. Die beiden beschlossen, Ali ihr Elend zu schildern und einen besseren Lohn zu fordern.

Des Abends erschien Ali stets, um nachzusehen, was tagsüber gearbeitet worden war. Er kam auf einem prächtigen Ross geritten, war in Seide und Samt gekleidet und trug in der Hand eine Reitpeitsche, deren Knauf mit Edelsteinen besetzt war.

Jussuf und Raschid schilderten ihm ihre traurige Lage und baten höflich um eine Lohnerhöhung.

Ali aber wurde sehr zornig und schrie sie an: «Was ist das für eine Frechheit! Ihr wollt wohl üppig leben und nichts tun? Das würde euch gefallen! Solche Kerle wie ihr finde ich dutzendweise auf der Strasse, ihr aber seid ohne meine Webstühle verlorene Menschen. Zur Strafe für eure Frechheit werdet ihr von morgen an nur mehr ein Achtel des Lohnes erhalten.»

«Dann muss ich mit meinen Kindern verhungern», sprach Raschid traurig.

«Wir arbeiten doch den ganzen Tag», warf Jussuf ein, «und erhalten so wenig Lohn, dass wir davon nicht leben können. Du aber tust den ganzen Tag nichts und lebst herrlich und in Freuden. Ist dies etwa gerecht?»

Da übermannte Ali die Wut; er schlug mit der Reitpeitsche auf den lahmen Jussuf ein und brüllte: «Ich werde euch vor den Richter führen, der soll euch hängen lassen, weil ihr solche Dinge zu sagen wagt.»

Damit eilte er hinaus, bestieg sein Pferd und wollte heimreiten. Doch kam er nicht weit. Plötzlich blieb das Pferd stehen und zitterte am ganzen Körper. Und in diesem Augenblick rief aus den Wolken eine furchtbare Stimme: «Ali! Ali!»

Ali erkannte die Stimme des guten Geistes und sprach: «Was willst du von mir?»

«Was hast du mit meinem Geschenk getan, Elender?» donnerte die Stimme.

«Es hat mir geholfen, durch weise Sparsamkeit ein reicher, angesehener Mann zu werden.»

«Du bist ein Räuber geworden, ein Ausbeuter: beutest Jussuf und Raschid aus, lebst von ihrer Arbeit, bist schlechter als ein Mörder.»

«Die Webstühle gehören mir, aus Gnade lasse ich Raschid und Jussuf daran arbeiten.»

«Lügner, Mörder!» donnerte der Geist. «Ich habe dein Treiben lange geduldig mit angesehen, glaubte immer, einmal werde in dir dennoch das Gewissen erwachen. Jetzt aber habe ich deine ganze Schlechtigkeit erkannt. Du musst die gerechte Strafe erleiden, musst sterben!»

Ein furchtbarer Blitzstrahl zuckte nieder und traf Ali mitten ins Herz,

so dass er tot zu Boden fiel. Im gleichen Augenblick stürzte in der Stadt Alis prächtiges Haus ein und begrub Fatma unter den Trümmern. Doch entkamen Alis Kinder. Sie gerieten den Eltern nach und wurden ebenfalls böse Menschen, Räuber und Ausbeuter, und da sie wiederum viele Kinder und Kindeskinder hatten, ist ihr Geschlecht auch heute noch nicht ausgestorben.
Von dem guten Geist hörte man lange Zeit nichts; er mochte in eine andere Welt gezogen sein. Heute aber, da Tausende und Millionen das Los Jussufs teilen, vernimmt man bisweilen aus der Ferne das Grollen seiner Donnerstimme. Nun wird er bald auf unserer Erde erscheinen und über Alis Nachkommen zu Gericht sitzen.

Pfitzauf

Weiss der Herr Vetter, was das ist, ein Pfitzauf? Es ist ein grosses Stück Kuchen, sieht gediegen und ehrlich aus und erregt freudige Erwartungen. Wenn aber der Herr Vetter hineinbeisst, so merkt er zu seinem Schmerz: ein Pfitzauf ist ein grosses Loch und recht wenig Essbares drum herum. Ja ein Pfitzauf ist ein rechtes Beispiel von Hohlheit und Aufgeblasenheit. Die Frau Base versteht's, was ich meine, und wird's dem Herrn Vetter nochmals exklusieren.
Ich hab' einmal einen Weber gekannt so in den achtziger Jahren, als das Handwerk arg darniederlag und die Not und der Kummer mit den Leuten aufstanden und der Hunger und die Sorge mit ihnen zu Bett gingen. Am schlimmsten aber ging es den Handwebern auf den kleinen Dörfern, denn die Fabriken nahmen ihnen den kärglichen Verdienst vollends weg.
Auch unserm Weber ging's miserabel, und er empfand das doppelt, weil er von Natur ein gar hochmütiger Geselle war. Er liebte es, sich über andere zu erheben und sich zu blähen wie ein rechter Pfitzauf, und es fehlte ihm seinem Wesen nach zu einem reichen Manne nichts als das Geld. Es war der grosse Schmerz seines Lebens, dass

ihn seine ärmlichen, äusseren Verhältnisse tagtäglich demütigten und am Zwickel nahmen und ihn nie zum Genuss seines Wertes kommen liessen.

Aber die Verhältnisse mögen sein wie sie wollen, der Hochmütige findet immer einen Grund zur Ueberhebung.

Es geschah, dass der Weber an einer Augenentzündung erkrankte und dass ihm der Doktor eine Brille verschrieb. Sie kostete freilich ein Sündengeld. Aber als sie ankam und er sich im Schmuck derselben in dem halberblindeten Spiegelscherben an der Wand beschaute, da staunte er über das Aussehen, das ihm die Brille verlieh. Und da er nun auf die Brille schaute und dabei seinen unschönen Riebeleskopf übersah, so erwuchs ihm in dieser Stunde aus der Brille das Glück seines Lebens. Wer im Dorf hatte eine solche Brille? Wer konnte sich damit ein Ansehen geben wie ein Stadtschreiber?

Von nun an sah man den Weber an Sonn- und Feiertagen wohl über drei Oberämter gehen, die liebe Brille auf der Nase. In allen Dörfern schaute er an den Häusern hinauf und liess sich von jung und alt begucken, bestaunen und belachen. Gottlob, der Pfitzauf hat's nicht gemerkt.

Der unsichtbare Turban

Es gab einst einen grossen König. Eines Tages kam zu ihm ein Mann und sprach: «König, ich will einen Turban weben, welcher dem legitimen Sohne sichtbar, dem illegitimen aber nicht sichtbar sein soll.» Der König wunderte sich sehr über diese Rede und liess sich von ihm den Turban weben. Der junge Mann bezog nun vom König zur Bestreitung der Kosten das nötige Geld, ging in einen Laden und hielt sich da einige Zeit auf. Eines Tages faltete er die eine und die andere Seite eines Papiers zusammen, nahm es und brachte es vor den König. Er sprach: «O König, siehe, ich habe dir den Turban gewebt.»

Der König öffnete das Papier und sah, dass nichts darin war. Alle Veziere und Fürsten, welche zugegen waren, erblickten ebenfalls in dem Papiere nichts. Da sprach der König zu sich: «Siehst du, da muss ich wohl ein Bastard sein.» Alle Veziere und Fürsten waren sehr bestürzt, dass sie auch Bastarde sein sollten. Der König sprach nun zu sich: «Ich kann mir nicht anders helfen, als dass ich sage: Ein schöner Turban, er gefällt mir.»
Darauf sprach der König: «Alle Wetter, Meister, das hast du sehr schön gewebt.» Der Weber sagte: «O König, befiehl, dass man eine Mütze bringe, ich will den Turban darum wickeln.» Man brachte eine Mütze herbei: Der junge Mann nahm das Papier vor sich, tat so, als ob er den Zipfel der Kopfbinde nehmen und sie darum wickeln wollte, und bewegte seine Hand hin und her. Er hatte aber gar nichts in der Hand. Als er fertig war, setzte er sie dem König auf. Alle umstehenden Veziere und Fürsten sagten: «Alle Wetter, o König, was für ein schöner, feiner Turban ist das!» und lobten und priesen den jungen Mann. Dann stand der König auf, ging mit seinen Vezieren in ein Nebenzimmer und sprach: «O meine Veziere, bin ich ein Bastard, dass ich den Turban nicht sehe?» Die Veziere erwiderten: «O König, bei Gott, wir sehen auch nichts und wissen nicht, was das ist.» Endlich sahen sie aber ein, dass es nichts war und dass jener junge Mann ihnen nur irdischen Vorteils wegen einen Streich gespielt hatte.

Die Woche

Es war einmal ein Bursche, grad gewachsen, gesund und kräftig, aber ein rechter Taugenichts und Tagedieb. Als er einmal in arge Verzweiflung geriet und laut in das Dunkel hinausschrie: «Was tu' ich eigentlich hier? Wozu bin ich da? Was soll mir dieses nichtsnutze Leben?!», da begegnete ihm Frau Woche.
«Ich bin die Woche», sagte sie, «und will mich deiner annehmen. Ich habe sieben Söhne, tüchtige Kerle, die fest im Leben stehen. Die

will ich dir schicken, und die mögen dir einmal das Leben zeigen, mit dem du nichts anzufangen weisst, du loses Blatt, das der Wind hin und her weht!»
Und am andern Morgen stand ein hässlicher Mann im Arbeitsanzug vor ihm, in der Hand ein Blechkännchen und etwas Eingewickeltes, und meinte, man müsse sich beeilen, denn der Werkmeister schreibe jeden auf, der zu spät komme, und zöge es dann vom Lohne ab. Mit einer Schar ähnlicher Männer traten sie in die weiten, hellen Säle der Weberei ein. Wenig Worte wurden gewechselt, dann stand jeder an seinem Platze. Die Maschinen stampften, Räder rollten, surrend rasten die starken Treibriemen über den Häuptern, und mit Klick und Klack schob sich der Webstuhl hin und her. Ein leises, unaufhörliches Schütteln bewegte jeden Gegenstand, und die Luft war erfüllt von feinen, unsichtbaren Stäubchen, die sich heiss und trocken auf die Brust legten. Hunderte von Männern, Frauen und Kindern waren an der Arbeit. Er sah sie mechanisch im rechten Augenblick den rechten Handgriff machen, stumm und gleichmässig, als seien sie selbst Maschinen. Gar die Kinder kamen ihm vor wie gefangene Vögelchen.
Frieder, so hiess der Bursche, tat es weh im Herzen. Lohnt es sich, so zu leben? sann er und war froh, als die Feierabendglocke läutete. Wie eine Entzauberung kam es da über die Arbeiter. Die stumpfen Augen blickten heller, Scherzworte flogen hin und wider, ein Lachen verirrte sich in die kahlen Säle und huschte schnell wieder davon, und alles strömte den Ausgängen zu. Der brave Dienstag nahm Abschied von Frieder:
«Es ist ein hartes Dasein», sagte er müde, «und doch, wenn man heimkommt und hat ein Dach über dem Kopf und einen warmen Herd, so ist man froh und freut sich seines Lebens.»
«Freut sich seines Lebens?» sann Frieder zweifelnd, und dieses Wort verfolgte ihn bis in seine Träume; aber die Treibriemen wanden sich gleich Schlangen um seine Brust, und er stöhnte laut auf im Schlafe.

Der Weber und der Igel

Es kam einmal ein Weberknecht zu einem Meister und wollte bei ihm arbeiten. Der Meister aber hatte einen Igel, weshalb der Weberknecht zu ihm sprach:
«Meister, wenn ihr wollt, dass ich bei euch bleibe, dann tut das Tier aus dem Haus.»
Der Meister aber tat dies nicht, und so wanderte der Knecht weiter und kam in ein anderes Dorf zu einem Meister, der hatte drei Igel. Dem Weberknecht gefiel dies nicht und so ging er weiter und kam zu einem Meister, der hatte vier Igel.
Da dachte der Weber: lieber gehe ich wieder zum ersten Meister, denn der hat nur einen Igel.

Die Geschichte vom törichten Weber

Einst lebte in einer Stadt ein Weber, der schwer arbeitete, doch seinen Lebensunterhalt nur dann verdienen konnte, wenn er sich überarbeitete. Nun begab es sich, dass einer der Reichen der Nachbarschaft eine Hochzeit abhielt und alles Volk dazu einlud; auch der Weber war zugegen, und er sah, wie die Gäste, die reiche Gewänder trugen, mit feinen Gerichten bedient und von dem Hausherrn vorgezogen wurden, weil ihre Kleidung ihn bestach. Da sprach er in seiner Seele: «Wenn ich dieses mein Gewerbe mit einem anderen Gewerbe vertausche, das leichter zu betreiben ist und mehr geachtet und höher bezahlt wird, so werde ich grossen Reichtum häufen und mir prunkvolle Kleidung kaufen können. Dann steige ich im Rang und werde erhöht in den Augen der Menschen und diesen gleich.»
Nun erblickte er einen der Gaukler, die auf dem Feste anwesend waren; der kletterte auf eine hochragende Mauer und warf sich von

dort hinab auf den Boden, wo er auf den Füssen landete. Da sagte der Weber bei sich selber: «Ich muss tun, was dieser getan hat, denn sicherlich, es kann mir nicht misslingen.»
So stand er auf, erklomm die Mauer und warf sich hinab; doch er brach sich den Hals und starb auf der Stelle.
Ich erzähle dir dies, damit du dir den Unterhalt verdienst durch die Dinge, die du kennst und gründlich verstehst, sonst dringt gar die Gier in dich ein, und du wirst lüstern nach allem, was deinem Stande nicht entspricht.

Der Weber

Als Jesus ans Kreuz geschlagen werden sollte, fehlte ein Nagel. Man suchte überall, aber nirgendwo konnte man einen Nagel finden.
Da kam ein Weber des Wegs. Als der sah, dass der Henker mit seiner Arbeit nicht fertig werden konnte, riss er aus seinem Handwerkszeug einen Nagel und brachte ihn den Juden.
Als Jesus nun ans Kreuz geschlagen war, wandte er sein Haupt dahin, wo der Weber stand, und sagte zu ihm:
«Weber, Weber, was hast du getan? Ich sage dir: Nie wirst du glücklich sein auf Erden.»
Seitdem ist der Weber der unglücklichste und ärmste aller Menschen.

Die Spindel ist's nicht, die Spindel ist's nicht,
Was glaubst du, solch ein Tod käm' vom Spinnen?
Wer stirbt denn schon dran, den solch Spindelein sticht?
Solch Sterben und Tod kommt von innen!

Sylia Walter
(Aus: «Gesammelte Spiele»)

Ein Lebensmärchen

Jimmy:
Hört ihr Märchen gerne, Kinder?

Zweiter Junge:
Was ist das «Märchen», Herr?

Jimmy:
Geschichten, sonderbare, von fernen Wunderländern.
Von bunten Wiesen, drinnen Kinder spielen.

Zweites Mädchen:
Ach! spielen! . . .

Zweiter Junge:
Erzählt uns eines, Herr.

Jimmy:
Ein reicher Mann, mit Namen Goldbauch,
Der viele Schlösser sich erbaut . . . wisst ihr,
So schöne Schlösser, wie Herr Ure hat . . .
Besass ein einzig Kind, er nannt es Sorgenlos.
Das trug ein goldnes Röcklein, spielte Tag um Tag
Mit goldnem Spielzeug in einem goldnen Garten.

Erster Junge:
Mit goldnem Spielzeug?

Erstes Mädchen:
Stand nie am Webstuhl?

Jimmy:
Stand nie am Webstuhl. Ich sag es ja,
Der Mann war reich. Sein Kind hiess Sorgenlos.
Und nah dem Schlosse wohnt ein Baumwollweber,
Der auch ein Kind sein eigen nannte,
Das hiess er Immerelend. War nur ein schmächtiges Kind
Mit dürren Aermchen und schmaler Brust, und Beinchen
Dünn wie Weidenruten ... ein Knirps wie du ...
Und eines Tages kam der kleine Immerelend
Mit einem Korb voll Leinwand, der ihn schier erdrückte,
Ins Haus des Kindes Sorgenlos. Er sah das goldne Spielzeug,
Sah den goldnen Garten ...

Dritter Junge,
der sich während der letzten Worte zur Seite geschlichen hatte, um einen Rinnstein zu suchen:
«Hurra, ich hab' ein Stückchen Brot gefunden!»

Erstes Mädchen:
Gib mir 'nen Bissen ab.

Erster Junge:
Betrüger du! Wir hören zu und du suchst Brot. Das ist nicht schön von dir. Gib her, wir teilen es.

Die Kinder balgen sich mit dem dritten Jungen, und dieser spricht: «Ich geb' nichts her ... ich beisse ... au ...!»

Unter den Kindern entsteht eine Prügelei; sie raufen sich um das Brot aus dem Rinnstein.

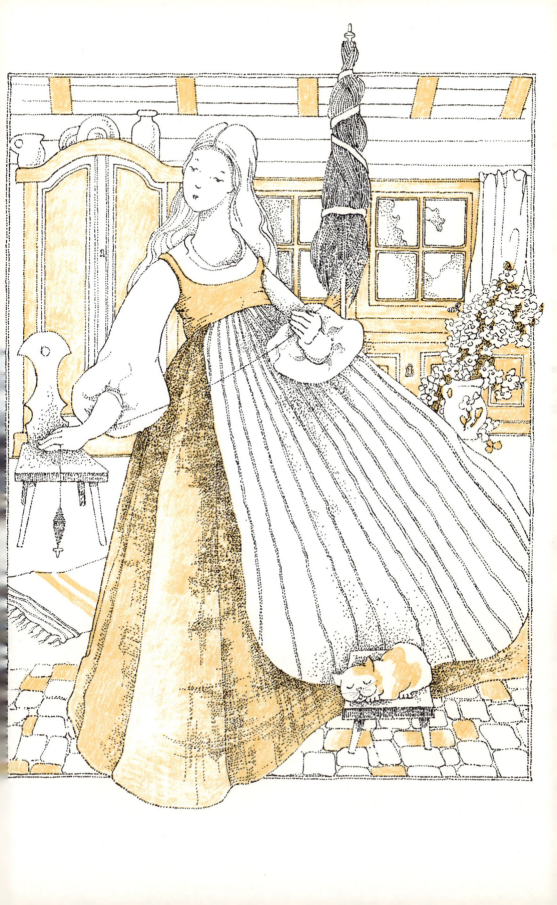

Literaturhinweise

Die Seitenzahlen beziehen sich auf die betreffenden Märchen

Andersen, Hans Christian: «Märchen und Geschichten», 1861, Seite 12

Auerbach, Berthold: «Schwarzwälder Dorfgeschichten», 1871, Seite 54

Aurbach, Ludwig: «Ein Volksbüchlein», Verlag J. Habbel, Regensburg, 1914, Seite 114

Bechstein, Ludwig: «Märchenbuch», Verlag Hesse & Becker, Leipzig, 1920, Seite 117

Blüthgen, Viktor: «Der Märchenquell», Verlag Abel & Müller, Leipzig, 1920, Seite 9

Böehm, M. und Specht, F.: «Lettisch-litauische Volksmärchen», Verlag Eugen Diederichs, Jena, 1924, Seite 19

Bratschi, Peter: «Der kommende Tag», Genossenschaftsbuchhandlung, Zürich, 1932, Seite 118

Bundi, Gian: «Märchen aus dem Bündnerland», Verlag Helbing & Lichtenhahn, Basel, Seite 49

Erzählungen aus «Tausend und eine Nacht», Insel-Verlag, Leipzig, 1913, Seite 139

Giese, Fr.: «Türkische Märchen», Verlag Eugen Diederichs, Jena, 1925, Seite 136

Gnielczyk, Hugo: «Am Sagenborn der Heimat», Verlag Ad. Rölle, Leobschütz, 1922, Seite 29

Goyert, Georg und Wolter, Konrad: «Vlämische Sagen», Verlag Eugen Diederichs, Jena, 1917, Seiten 36, 140

Graber, Georg: «Sagen aus Kärnten», Verlag Eugen Diederichs, Leipzig, 1914, Seite 116

Greif, Martin: «Der deutsche Spielmann», Seite 110

Grimm, Brüder: «Kinder- und Hausmärchen», Verlag N. G. Elwert, Marburg, 1922, Seiten 23, 25, 26, 39, 41, 60, 63, 64, 70, 78, 82, 88, 89, 102

Haas, A.: «Rügensche Sagen», Verlag Arthur Schuster, Stettin, 1922, Seite 24

Haas, A.: «Pommersche Sagen», Eichblatt-Verlag, Leipzig, 1926, Seite 22

Hepner, Clara: «Neue Märchen», Verlag Seyfried & Co., München, Seite 137

Jegerlehner, Johannes:	«Sagen und Märchen aus dem Oberwallis», Verlag Schweiz. Gesellschaft für Volkskunde, Basel, 1913, Seite 33
Jungbauer, Gustav:	«Märchen aus Turkestan und Tibet», Verlag Eugen Diederichs, Jena, 1923, Seite 81
Karadschitsch, Vuk Stefanovič:	«Volksmärchen der Serben», Verlag G. Reimer, Berlin, 1854, Seiten 59, 92
Koppe, Karlheinz:	«Märchen kennen keine Grenzen», Europa Union Verlag, Köln, Seite 122
Kretschmer, Paul:	«Neugriechische Märchen», Verlag Eugen Diederichs, Jena, 1917, Seite 31
Kühnau, Richard:	«Schlesische Sagen», Verlag Teubner, Leipzig, 1913, Seiten 69, 74
Künzig, Johann:	«Badische Sagen», Eichblatt-Verlag, Leipzig, 1923, Seite 50
Lämmle, August:	«Spinnstubengeschichten», Verlag Eugen Salzer, Heilbronn, 1917, Seite 135
Lore, H.:	«Märkische Sagen», Eichblatt-Verlag, Leipzig, 1921, Seiten 79, 116
Mailly, Anton:	«Niederösterreichische Sagen», Eichblatt-Verlag, Leipzig, 1926, Seite 22
Meyer-Holzapfel, Monika:	«Mosaiksteine», Benteli-Verlag, Bern, Seite 6
Müllenhoff, Karl:	«Sagen, Märchen und Lieder» der Herzogtümer Schleswig, Holstein und Lauenburg, Verlag Julius Bergas, Schleswig, 1921, Seiten 33, 57
Seifart, Karl:	«Sagen, Märchen, Schwänke und Gebräuche aus Stadt und Stift Hildesheim», 1914, Seite 51
Schönwerth, Franz Xaver:	«Seelen und Geister», Volkssagen aus der Oberpfalz, Verlag Michael Lassleben, Kallmünz, 1923, Seite 53
Schwedische Ballade:	Seite 80
Silvanus, Ludolf:	«Sagenkranz des Bayrisch-Böhmischen Waldes», Verlag H. Hugendubel, München, 1909, Seite 17
Sturm, Hans:	«Märkische Sagen», Oldenburg-Verlag, Oldenburg, 1923, Seite 113
Stutz, Jakob:	«Der Brand von Uster», Verlag A. Sigrist, Nachf. J. Wirz, Grüningen, 1910, Seite 52
Tegethoff, Ernst:	«Französische Volksmärchen», Verlag Eugen Diederichs, Jena, 1923, Seite 37
Toller, Ernst:	«Die Maschinenstürmer», Verlag E. P. Tal & Co., Leipzig, 1922, Seite 141

Wehrlan, Karl:	«Sagen aus Hessen und Nassau», Eichblatt-Verlag, Leipzig, 1922, Seiten 69, 119
Wildhaber, Robert & Uffer, Leza:	«Schweizer Volksmärchen», Eugen Diederichs Verlag, Düsseldorf, 1971, Seite 106
Zaunert, Paul:	«Deutsche Märchen seit Grimm», Verlag Eugen Diederichs, Jena, 1912, Seiten 34, 76, 97
Zaunert, Paul:	«Deutsche Märchen aus dem Donaulande», Verlag Eugen Diederichs, Jena, 1926, Seite 111
Zaunert, Paul:	«Deutsche Natursagen», Verlag Eugen Diederichs, Jena, 1921, Seite 73
Zur Mühlen, Hermynia:	Seite 126

Vom gleichen Verfasser sind ferner erschienen:
«Das Spinnen und Weben in Sprichwort und Redensart», eine hochinteressante Sammlung von Redensarten über das Spinnen und Weben. Dichter, Künstler, Gelehrte und Kulturhistoriker loben und ehren seit Jahrtausenden diese Tätigkeit.
«Goethe und die textile Arbeit», «Flachs und Leinen in der Bibel», «Die alte Volkskunst des Klöppelns», «Weberkämpfe von hundert Jahren», «Der Maschinensturm von Uster» und «Geschichte der Textilarbeiter der Schweiz».
In Vorbereitung ist eine Anthologie von Textil-Gedichten von der Antike bis zur Gegenwart, «Der Sagenschatz der Spinnerinnen und Weber» sowie «Das textile Handwerk in Kunst, Musik und Poesie».

Inhalt

	Seite		Seite
Ali der Teppichweber	126	Die Schneespinnerinnen	93
Allerleirauh	64	Die Seidenraupe	
Aschenzuttel	59	und der sündhafte Job	81
		Die Seidenspinnerin	97
Das Fronfastenweib droht		Die sieben Raben	75
den späten Spinnerinnen	50	Die Spinnerin im Monde	22
Das kleine alte Männlein	76	Die Spinnstube im Brunnen	37
Das Märchen vom Flachse	9	Die ungleichen Kinder Evas	23
Das Nothemd	63	Die Woche	137
Der Flachs	12	Die zwei Königsfräulein	80
Der fromme Weber		Die zwölf Jäger	89
und der Geizhals	119	Dornröschen	60
Der Hahnenbalken	88		
Der junge Wolf	111	Ein Lebensmärchen	141
Der Klapperer	53	Eine fromme Spinnerin	52
Der Kobold im Schuh	79	Es war einmal	6
Der Spindelknopf	31		
Der schlaue Leineweber	120	Frau Holle	26
Der stumme Ochse	116	Frau Holle	110
Der Tolpatsch	54	Frau Holle zieht umher	25
Der unsichtbare Turban	136		
Der Ursprung		Gebhart	57
des Altweibersommers	22		
Der Weber	140	Katzen als Hexen	74
Der Weber als Wolkenschieber	116		
Der Weber und der Igel	139	Maria als Spinnerin	30
Der Weber und der Ratsherr	118	Musizierende Hexen	69
Die alte Spinnerin	36	Mut über Gut	114
Die ausgelachte Jungfrau	21		
Die böse Stiefmutter	106	Pfitzauf	135
Die Braut als Katze	69		
Die diebische Spinnstube	34	Rumpelstilzchen	70
Die drei Gaben	117		
Die drei Spinnerinnen	41	Samstagabend darf	
Die drei Spinnerinnen	49	nicht gesponnen werden	33
Die Erfindung der Seide	94	Schwester und Braut	122
Die falsche Spinnerin	33	Spindel, Weberschiffchen	
Die faule Spinnerin	39	und Nadel	102
Die faule Grete	43		
Die Frau in der Sonne	24	Unsagbar	51
Die Geisterzeit	73		
Die Geschichte		Vom Leiden des Flachses	19
vom törichten Weber	139	Vom Schlangenbräutigam	92
Die goldenen Spindeln	29		
Die Nixe im Teich	82	Ziegenböcke als Weber	113
Die Schlickerlinge	78	Zweierlei Flachs	17

Ruth Kerner

Die Lurlinger

Die köstliche überlieferte Erzählung von den schlauen Lurlingern, die den Mond einfangen wollten, um ein Wunder zu haben und berühmt zu werden. Nur wenig Text, dafür grosse, klare Schrift. Die zwölf Bilder strahlen eine ungewöhnlich frohe und pfiffige Heiterkeit aus.
Format 24x21 cm, 28 Seiten, Paperback, Fr. 17.80.

Ursula Lehmann-Gugolz

Hans und Anneli

Ein Bilderbuch, das in der Schule entstanden ist und heute von vielen Lehrkräften als Unterrichtslektüre verwendet wird. Herrliche Collage-Bilder, Text speziell für Leseschwache (Legastheniker), sorgfältig aus der Praxis heraus aufgebaut. Die Handlung ist spannend und zieht die Kinder in ihren Bann.
Format 29x21 cm, 44 Seiten, 25 Farbbilder, solider Deckel mit Leinenrücken, 2. Auflage, Fr. 19.80.

Ursula Lehmann-Gugolz

Ottos Ferien bei Hans und Anneli

Otto, das Negerbübchen, darf zu Hans und Anneli in die Ferien aufs Land. Aber Otto wird von den neuen Freunden der beiden nicht angenommen. Sie wollen nicht mit ihm spielen. Trotzdem stürzt sich Otto beim Flossunglück mutig ins Wasser, um die Kinder zu retten. Dabei hat er ein wunderbares Erlebnis.
Format 29x21 cm, 32 Seiten, 16 Farbbilder, solider Deckel mit Leinenrücken, Fr. 18.50.

Ursula Lehmann-Gugolz

Warum?

Warum dürfen wir keine Blumen pflücken? Es hat doch so viele! Auf diese Frage gibt die Autorin den Kindern und Erwachsenen mit farbenprächtigen, kindertümlichen Zeichnungen eine klare Antwort. Ein sehr wertvolles und eindrückliches Bilderheft für Schule und Elternhaus. Grosse Lesebuchschrift.
Format A4 quer, 16 Seiten, 6 Farbbilder, Fr. 9.80.

Buchverlag Fischer Druck AG 3110 Münsingen